JN450449

100가지 질병에 관한

DOCTOR'S ADVICE 1

저자 · YOSUKE ADACHI / 책임감수 · 김예진

MEP 의학교육

NURSE NI SHITTEHOSHII 100 NO BYOUKI
© YOSUKE ADACHI 2009
Originally published in Japan in 2009 by Medical Review Co., Ltd., TOKYO,
Korean translation rights arranged with Medical Review Co., Ltd., TOKYO,
through TOHAN CORPORATION, TOKYO, and Eric Yang Agency, Inc., SEOUL.

머리말

본서는 전국의 진료소나 병원에서 일하는 간호사와 간호학생을 위해서 현역의 임상의가 '일반적으로 많이 볼 수 있는 질환'에 대해서 쓴 책이다.

실제로 매뉴얼이나 전문서는 많이 나와 있지만 모든 진료과에서 읽을 수 있는 가벼운 느낌의 책이 적은 실정에서 이 책은 의료, 간호, 보건에 종사하는 사람들에게도 큰 도움이 되리라 생각한다.

필자는 다음의 3가지 점에 중점을 두고 이 책을 만들었다.

첫째, 간호 · 보건계열 학생들이 읽어서 쉽게 이해할 수 있게 만들었다.
(난해하고 딱딱한 전문서가 아니다)

둘째, 일반적으로 발생률이 높은 질환 100가지에 대해서 다루었다.
(희귀한 질환이나 특수한 질환이 아니다)

셋째, 임상의가 자신이 직접 하고 있는 의료행위의 범위 내에서 썼다.
(자신이 직접 다루지 않는 일은 쓰지 않았다)

필자도 나이 오십을 넘겨 이제는 자신도 언제 간호사의 신세를 지게 될지 모르는 나이가 되었다.

본서는 각 질환별로 크게 '질환', '검사', '치료', '간호'의 4가지로 구성되어 있는데 '간호의 요령'이나 'Doctor의 한마디'에는 이러한 상황에 있는 필자의 뜨거운 염원이 담겨 있다.

모쪼록 이 책이 의료, 간호, 보건 계열의 현장에 종사하는 여러분들에게 큰 도움이 되기를 바라는 바이다.

저자

contens 목차 1

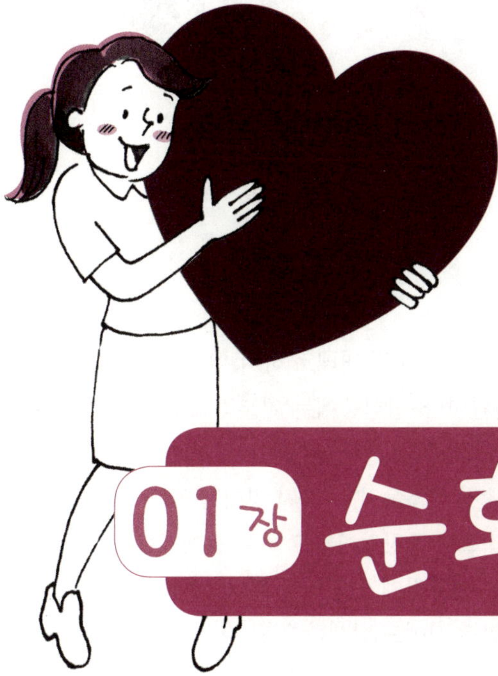

01 장 순환기

01. 협심증
angina pectoris

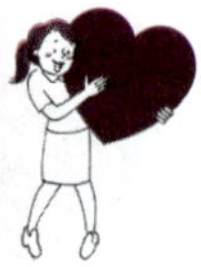

질환의 개요

✚ 어떠한 병인가?

협심증은 심장동맥경화를 기본적 병태로 하며, 우리나라에서도 증가하고 있는 질환이다. 협심증에는 기본적으로 기질적 협심증(임상상은 운동협심증)과 혈관연축에 의해 발생하는 협심증(임상상은 혈관연축성 협심증)의 두 가지 병태가 있다. 대부분은 전자로서 병리적으로 죽상경화라고 하는 동맥경화에 의한 협착으로 발생하는 혈류장애가 원인이 된다. 그러나 운동협심증이 악화되어 안정 시에도 발생하게 된 것은 같은 협심증이라도 급성 심근경색으로 이행할 확률이 높아 안정·운동성 협심증과는 구별해서 불안정 협심증이라고 한다. 이것은 최근 매우 위험한 병태로서 급성 심근경색과 함께 급성 관상동맥증후군으로 다루고 있다.

✚ 어떠한 증상이 나타나는가?

협심증은 수분 단위로 발작이 나타나는 발작성 질환이라는 점이 특징이다. 가슴통증을 나타내는 질환은 많지만 통증의 부위, 성상, 유발인자나 약효가 나타나는 형태 등이 감별의 참고가 된다. 협심증의 통증 부위는 가슴중앙부분과 그 왼쪽이 대부분인데, 그중에는 방산통 때문에 목부분이나 어깨에도 통증이 퍼지는 경우가 있다. 환자는 넓은 면적의 통증부위를 나타내는 것이 특징이며 핀포인트로 나타내는 경우는 드

Memo
허혈성 심질환(ischemic heart disease)이나 관상동맥질환(coronary artery disease)이라는 병명은 심근경색(myocardial infarction)과 협심증(angina pectoris)을 합친 것을 가리킨다. 기본적인 발생원인은 동일하지만 협심증은 발작성으로 허혈(심근에 혈액공급이 부족한 상태)상태와 정상상태를 반복하기 때문에 약이나 관상동맥형성술, 관상동맥우회술로 정상화할 수 있다.

물다[*1].

통증의 형태는 둔통이나 조이는 느낌이 많고 따끔따끔 쑤신다는 호소는 적은 편이다. 운동협심증의 유발요인은 일정한 운동량인데 동일한 운동량이라도 아침 등 교감신경의 긴장이 강할 때 일어나기 쉽다고 알려져 있다. 혈관연축성 협심증에서는 한밤중에서 새벽 등의 취침 시, 또는 과호흡이나 한랭자극에 의해서도 일어나기 쉬워진다.

발작 시의 특효약은 운동협심증, 혈관연축성 협심증 모두 니트로글리세린이다. 불안정 협심증에서는 그때까지 일어났던 운동량보다 더 가벼운 운동으로 발작이 발생할 수 있으며 마지막에는 안정하고 있어도 발작이 일어난다. 안정 시에 발생한다는 점은 혈관연축성 협심증과 비슷하지만 혈관연축성 협심증은 운동 등으로 발작이 일어나지는 않는다.

*1
핀포인트로 나타낸 경우는 골격근통이나 신경통일 가능성이 높다.

✚ 어떠한 징후가 있는가?

일반적으로 협심증으로 인해 타각적인 징후는 나타나지 않는다. 특히 비발작 시에는 협심증에 의한 징후는 나타나지 않는다. 발작 시에는 드물게 통증에 동반되는 냉한(피부습윤)이나 좌심실기능 저하에 의한 혈압저하, 심장기능상실(심부전) 징후가 나타날 가능성이 있지만 협심증 특유의 타각적 징후는 없다고 이해하는 것이 좋다.

검사의 포인트

1. 심전도(electrocardiogram)

안정 시 심전도와 운동부하 심전도가 있으며 협심증의 진단에서 가장 중요한 검사의 하나이다. 안정 시 심전도에서 파악된 발작은 병 존재의 객관적 증거가 된다. 발작 시에는 ST 부분의 저하나 상승이 나타난다. 심전도에서는 PQ 부분을 등전점(0점)으로 생각하기 때문에 이 선과 비교해서 저하와 상승을 판단한다. ST 상승은 100% 협착, 즉 폐쇄(관상동맥연축성 협심증이나 급성 심근경색, 그림 1) 시에 발생하기 쉽고, ST 저하는 불완전폐쇄(75% 인상의 협착)에 지나친 운동(수요)이 중복되면 발생한다고 알려져 있다. 즉, 운동협심증에 의한 일반적 협심증 발작은 ST 저하를 동반하는 것이다(그림 2).

ST 저하에는 오른쪽이 내려가는 sagging형, 수평형, 오른쪽이 올라가는 J형의 3종류의 저하형이 있다. 오른쪽이 내려가는 sagging형과 수평형은 중증형이며, 운동부하심전도에서는 1mm의 저하로 유의한 변화(협심증 있음)로 판단한다. 오른쪽이 올라가는 형은 생리적으로도 발생하는 저하이기 때문에 2mm의 저하를 유의한 변화로 판단한다. 검사가 아닌 발작으로 발생한 ST 저하는 정상(비발작 시)적인 심전도와 비교해서 유의한 변화인지 아닌지 판단한다.

그림1 **ST 상승**

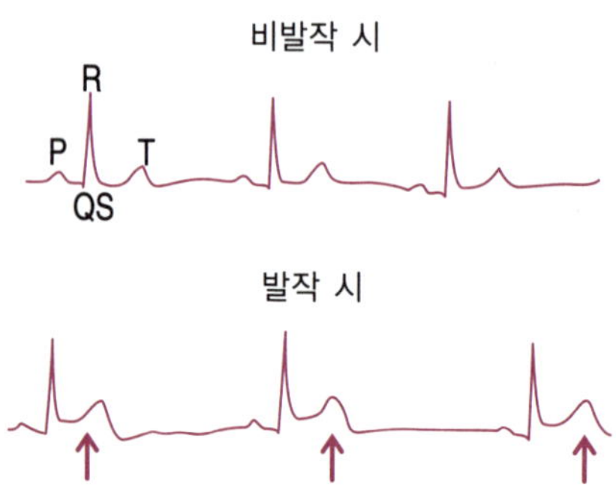

그림2 ST 저하

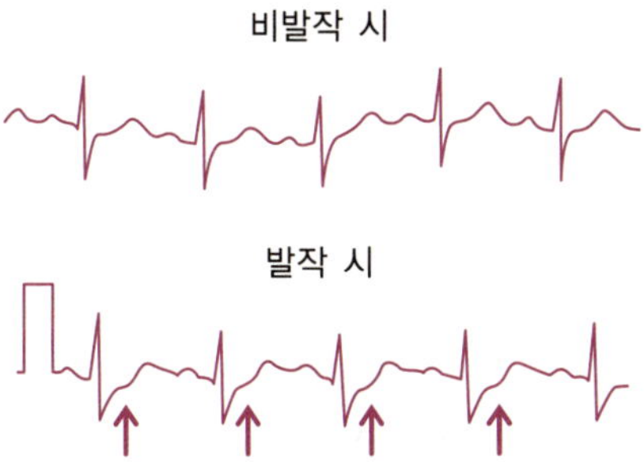

2. 심근 신티그래피 · CT

신티그래피(scintigraphy)에 의한 검사도 대표적인 비침습적 검사이다. 심장에 관해서도 허혈의 유무를 검사하는 부하 T1(탈륨201)신티그래피나 관상동맥연축성 협심증의 잔상을 보는 MIBG 신티그래피, 지방산대사의 이상을 보는 BMIPP 신티그래피와 혈류를 보는 심장풀 신티그래피 등이 있다. 협심증의 진단에서 주로 사용되는 것은 부하 T1 심근신티그래피이다. 정상에서 T1은 심근 내에 흡수되지만 운동이나 약물에 의한 부하에서 상대적인 허혈이 발생하면, 정상 심근에 비해 허혈심근에서는 흡수가 저하된다. 그것을 촬영해서 허혈 부분을 판정한다.

3. 관상동맥조영(coronary arteriography)

협착병변의 진단을 가장 정확하게 하기 위해서, 그리고 치료인 관상동맥성형술과 직접 연결되어 있기 때문에 협심증에서 가장 중요한 검사이다. 관상동맥에 기질적인 협착(동맥경화)이 있으면 조영제가 압배되어 그 부분은 가늘게 보인다. AHA[*2]의 분류에서는 육안으로 본 협착도에서 75% 이상을 유의한 협착, 허혈을 유발하는 협착으로 간주한다. 관상동맥은 오른관상동맥과 왼관상동맥의 두 줄기로 이루어져 있

Memo
최근, 64열 MDCT의 등장에 의해 협착 부분의 해석을 쉽게 할 수 있게 되었으며, 특히 협착병변이 없는 경우에는 정확한 진단을 할 수 있기 때문에 초진 시의 선별검사(screening)나 관상동맥 우회로(bypass)의 개존 등에 사용되고 있다. 협착 정도의 판정이나 석회화 병변, 스텐트 유치 병변 등에 대해서 약점을 해결할 수 있을 것으로 보여, 앞으로 사용빈도가 증가하여 외래나 입원환자의 진단에 대해서 중심적인 역할을 할 것으로 생각되고 있다.

*2
AHA : American Heart association

지만 왼관상동맥은 다시 아래앞내림가지(전하행지)와 휘돌이가지(회선지)로 분류되기 때문에 세 줄기가 된다. 유의한 협착이 있는 가지를 세어서 1지 병변, 2지 병변, 3지 병변으로 진단한다. 또 왼관상동맥의 분지 전의 주간부는 가장 중요한 부분이기 때문에 50% 이상에서 유의 병변으로 간주하여 주간부(LMT*3) 병변으로서 구별한다.

검사의 시기는 안정 · 운동협심증이라면 대기적 검사를 실시한다. 불안정 협심증은 급성 관상동맥증후군(acute coronary syndrome)으로서 급성 심근경색에 준해 다루기 때문에 당일부터 다음 날 등 24시간 이내에 검사하는 것을 목표로 하고 있다. 혈관연축성 협심증이 의심되는 경우, 우선 통상의 관상동맥조영에 의해 유의 협착병변이 없다는 것을 확인한다(있다면 운동성 협심증으로 진단한다). 이어서 아세틸콜린 등을 관상동맥 내에 주입하여 spasm(혈관평활근의 연축)의 유발을 조사한다.

*3
LMT : left main trunk

치료의 포인트

1. 관상동맥형성술(PCI)

경피관상동맥형성술(Percutaneous Coronary Intervention)은 침습이 적고 관상동맥조영 검사에 이어서 할 수 있으며, 또 입원기간이 짧아도 되기 때문에 유의 협착이 보이면 우선, PCI*4를 할 수 있는지의 여부를 생각한다. 형성술의 기본은 풍선(balloon)에 의한 동맥확장과 스텐트에 의한 확장의 유지이다.

특히 스텐트에 의해 재협착률은 10~20%까지 감소되고 또 1999년에 등장한 약제용출성 스텐트에 의해 재협착률은 수 % 이하까지 감소되었다. 오히려 현재는 약제용출성 스텐트에

*4
PCI : Percutaneous Coronary Intervention

의한 혈전성 증가의 예방 등에 주목이 집중되고 있다. 앞으로는 PCI에 의한 치료 적응이 더욱 확대될 것으로 생각된다.

2. 관상동맥우회술(coronary artery bypass graft)

PCI를 할 수 없는 환자의 경우는 심장수술에 의한 관상동맥재건술이 실시된다. 구체적으로는 LMT병변이나 3지 병변을 생각할 수 있는데 그에 준한 중증례*5도 적응이 된다. 우회술(bypass surgery)은 왼심실기능이 저하된 예에서는 유용성이 높다고 알려져 있다. 또 수술 방법도 인공심폐를 사용해서 심폐정지하에 실시하는 방법과 인공심폐를 사용하지 않고 off-pump로 실시하는 방법이 있다.

3. 약물치료

협심증발작에 대한 치료와 허혈개선을 위한 치료, 관상동맥 위험인자 치료로 나누어진다. 협심증 발작에 대해서는 어떤 형태의 협심증이라도 니트로글리세린의 설하 투여가 실시된다. 허혈개선을 위한 치료에는 β차단제*6, 칼슘길항제*7와 항혈소판제(혈소판응집억제작용) 등을 병용한다. 관상동맥 위험인자의 치료도 동시에 실시하는데 최근에는 재발예방에 대한 당뇨병 치료의 중요성이 인식되고 있다.

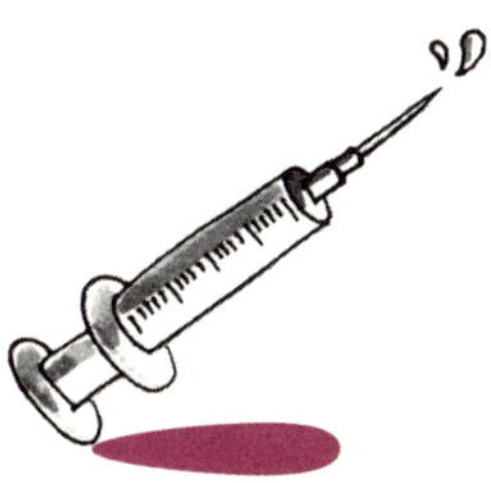

*5
앞내림가지(전하행지)와 휘돌이가지(회선지)의 근위에 유의 병변이 있는 경우 등.

*6
교감신경활동을 감소시킴으로써 심박수 저하, 혈압 저하 효과를 발휘해서 그 double product(심박수×수축기혈압)가 나타내는 심근산소수요량을 저하시킨다.

*7
평활근을 이완시킴으로써 관상동맥, 체동맥의 확장을 초래한다. 또 심근세포에서는 음성변력작용이 있다.

02. 심근경색

myocardial infarction

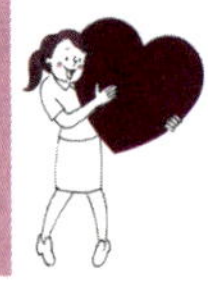

질환의 개요

어떠한 병인가?

심근경색은 허혈[*1]이 지속된 상태로 보통은 발작성이었던 협심증이 폐쇄성 병변으로 악화됨으로써 발생한다. 즉, 허혈성 심장질환은 안정 · 운동성 협심증 → 불안정 협심증 → 급성 심근경색 → 진구성 심근경색[*2]이라는 일련의 질환군이 된다. 심근경색은 치사율이 높고 또한 심장기능상실, 판막증, 부정맥 등을 합병하는 질환이기 때문에 순환기질환에서 가장 중요한 질환에 위치하고 있다. 매우 광범위한 질환이기 때문에 여기에서는 급성 심근경색을 중심으로 설명하겠다.

급성 심근경색은 협심증이 진행되어 심근허혈로 인해 심근의 괴사가 발생하는 병태로 정의된다. 현재, 우리나라의 발병률은 십만 명당 50명 이상으로 추측되고 치사율은 20~30%로 추정되고 있다. 급성 관상동맥증후군의 병태가 널리 알려지고 있는데, 동맥경화혈전[*3]의 파괴에 의한 혈전형성에 의해 유발된다고 생각된다.

어떠한 증상이 나타나는가?

보통 20분 이상 앞가슴 부분의 강한 가슴통증이나 교액감이 계속되어 공포나 불안감을 동반한다. 식은땀, 호흡곤란, 실신, 구토, 심와부통을 동반하는 경우도 많다. 특히 하벽경색에

*1
심근으로의 혈액공급이 부족한 상태

*2
진구성 심근경색은 협심증의 재발과 심장기능상실의 발병이라는 이면성을 가진 질환이기 때문에 '협심증'과 '심장기능상실'부분을 참고하기 바란다.

*3
혈전(plaque)이란 동맥경화병소에 있는 내막이 비후된 것으로, 죽종(atheroma)을 가리킨다.

서는 구토나 심와부통이 강해 소화기질환과의 감별이 필요한 경우가 있다. 몇 분간의 짧은 발작이 아니라는 점, 또 안정하고 있어도 개선되지 않는다는 점이 협심증과의 차이이다. 그러나 협심증과 마찬가지로 전혀 증상이 나타나지 않는 환자도 있다. 고령이나 당뇨병, 뇌혈관질환의 병력과 관계가 있다고 알려져 있다.

✚ 어떠한 징후가 있는가?

처음 발병했을 때부터 강한 급성 심장기능상실(심부전)이 있다면 기좌호흡이나 사지냉감, 청색증, 의식장애가 나타나기도 한다. 오른관상동맥의 폐쇄로 발병 초기부터 차단(block)에 의한 느린맥이나 저혈압이 나타나는 경우도 있다.

검사의 포인트

1. 심전도

발병 초기부터 만성기에 이르기까지 시간적으로 변화가 나타난다. 급성 심근경색은 심전도 변화, 가슴통증, 트로포닌 상승 중, 몇 가지에 의해 진단이 내려진다. 중증형인 관벽성 급성 심근경색에서는 발병 초기에 ST 부분의 상승을 동반하는 T파의 상승*4이 나타난다(수일에서 수주면 정상화). 이어서 ST 저하와 함께 관성 T파가 나타난다(수 개월에서 1년 정도 지나면 회복). 마지막으로 수 시간 지나면 Q파가 나타난다(평생 사라지지 않는 경우가 많다). 또한 경증형인 비관벽성(비Q파 경색)에서는 ST 저하나 R파의 증가와 감소가 나타난다.

*4
acute coronary T

2. 혈액검사

급성 심근경색에서는 괴사심근의 성분이 혈중으로 유출되기 때문에 특이적인 효소의 상승이 나타난다. 대표적인 것이 트로포닌 T(Tr-T)나 트로포닌 I(Tr-I), 크레아틴키나제(CK), AST, LDH이다. Tr-T나 Tr-I는 발병해서 2~3시간 지나면 상승이 나타나기 때문에 초급성기의 진단에 도움이 된다. 또 CK도 3~6시간 전후에 상승하기 시작하는데 초급성기는 상승하지 않는 경우가 많아 진단에 도움이 되지 않는다. AST나 LDH는 그보다는 늦게 증가한다.

3. 관상동맥조영

급성 심근경색에서 가장 중요한 검사이다. 폐쇄되거나 유의하게 협착된 병변을 검출하여 치료를 개시한다. 환자는 보통 동맥경화에 의한 협착 부분을 복수 이상 가지고 있다. 심전도의 변화에서 어느 부분의 협착-변화가 이번 발병의 책임병변[*5]인지를 진단하는 것이 중요하다.

대략적으로 심전도변화가 II, III, aV_F에 있으면 하벽경색(오른관상동맥이거나 왼휘돌이가지), V_1, V_2, V_3, V_4에 있으면 전벽중격경색(왼앞아래내림가지)이고, V_5, V_6와 I, aV_L에 있으면 측벽경색(왼휘돌이가지)이라고 생각하자(그림 1). 또한 오른심실경색에서는 V_{4R}의 ST 상승이 나타난다.

*5
그때의 심근경색을 일으키고 있는 병변

그림1 **왼심실의 관상동맥분포와 심전도 유도**

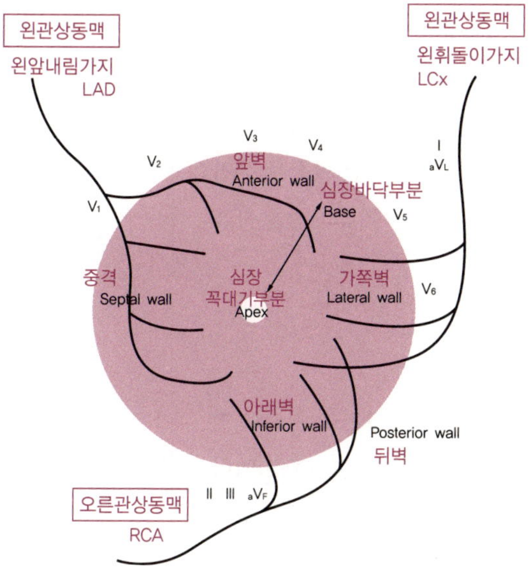

치료의 포인트

1. 관상동맥형성술(PCI)

가능한 빨리 허혈상태인 심근의 재관류를 목표로 한다. 보통은 진단 후 신속하게 긴급 관상동맥 조영을 실시하여 책임병변의 PCI*6를 실시한다. 이렇게 함으로써 경색의 크기를 가능한 작게 하고 심근경색에 의한 급성기-만성기 합병증을 적게 함으로써 생명예후를 개선한다. 관벽성 심근경색에서는 조기혈행재건의 유용성이 확립되어 있고 현재 우리나라에서는 급성 심근경색의 대부분의 증례에 대해서 긴급 PCI의 가능성을 생각한다. 다른 질병 등에 의해 전신상태가 나빠지거나 카테터 검사 치료 시의 안정을 지킬 수 없는 등의 금기가

*6
관상동맥형성술 '협심증' (p.2) 부분을 참고하라.

없으면 치료를 실시한다. 치료에 의한 허혈의 제거가 예후에 미치는 영향은 매우 크다고 생각된다. 심근이 괴사되어 버리기 전[*7]에 치료를 하는 것이 중요하기 때문에 급성 심근경색의 PCI 치료는 통상의 대기적인 경우와 달리 왼쪽 주간부 등 보통은 관상동맥우회로술을 실시하는, 책임병변에 실시한다. 약물요법으로는 급성 관상동맥증후군의 원인인 혈전을 제거하기 위해서 아스피린이나 티클로피딘, 크로피드그렐을 사용한다.

*7
통상적인 발병에서는 12시간 이내이고, 심원성 쇼크에서는 36시간 이내이다.

2. 심장기능상실에 대한 치료

급격한 수축장애나 확장장애가 발생하여 장기에 필요한 혈액을 내보내지 못하게 된 상태를 심장기능상실(심부전)이라고 하는데, 여기에서는 급성 심근경색에 의해 발생하는 경우를 소개하겠다. 심근경색에 의한 심장기능상실에서는 경색부위나 범위, 지금까지의 심근경색이나 잔존 관상동맥협착, 고혈압증 등이 정도를 결정한다. 심각해지면 심원성 쇼크[*8]가 되어 치사율도 높아진다. 심장초음파로 모니터링[*9]을 실시하여 혈관확장제나 이뇨제, 강심제의 사용을 고려한다. 또, 만성기의 예후 개선을 위해 조기에 안지오텐신계 저해제나 스타틴 투여를 시작한다. 중증이라면 대동맥내기구펌핑(intra aortic balloon pumping ; IABP)이나 경피적 인공심폐장치(percutaneous cardiopulmonary support system ; PCPS)를 사용한다.

*8
수축기혈압<90mmHg, 혈뇨, 의식장애, 피부냉한 등.

*9
스완-간츠 카테터(Swan-Ganz catheter)에 의한 Forrester 분류에 대신하는 것.

3. 부정맥에 대한 치료

오른관상동맥의 책임병변에 많은 방실차단에서는 완전형이 되면 일시적인 조율(pacing)을 실시한다. 또 심실빠른맥(심실빈맥)에 대해서는 전기적 제세동 외에 약물로서 자일로카인®이나 니페카란트 정맥주사를 실시한다[*10]. 조기부터 β차단제의 내복 치료를 실시하는 경우도 있다.

*10
최근에는 β차단제의 정맥주사도 사용되고 있다.

Doctor의 조언

간호의 요령

① **긴급을 요하는 부정맥**(그림 2, 3, 4)

급성 심근경색 환자는 긴급 카테터 검사나 치료 종료 후, CCU에서 심전도 모니터로 감시를 받는다. 앞에서 설명한 바와 같이 부정맥에 대한 긴급치료가 환자의 생명을 구한다. 악성도가 높은(치명적인) 부정맥은 감시하고 있는 간호사에게 발견되는 경우가 많기 때문이다. 물론 알람 기능이 갖추어진 감시 장비가 많지만 너무 많이 걸러져 간과하기 쉽다. 알람보다 감시장치에 눈을 돌리고 또한 심전도를 패턴화해서 기억하는 것이 긴급치료를 필요로 하는 심전도를 간과하지 않기 위해 중요한 일이다.

그림2 심실잔떨림(심실세동, Vf)

심장이 정지되어 있는 것과 같다. 긴급 잔떨림제거(제세동)가 요구된다.

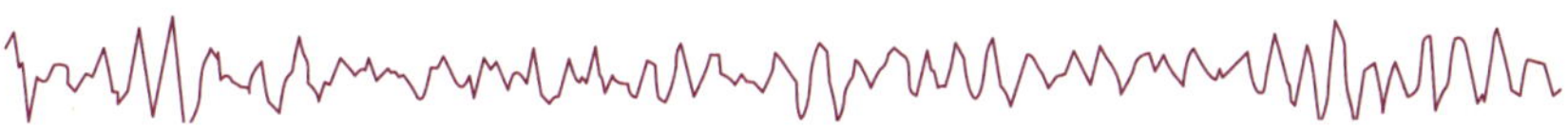

그림3 심실빠른맥(심실빈맥, VT)

심실잔떨림으로 이행하기 쉬운 매우 위험한 상태이다. 긴급 잔떨림제거(제세동)나 약물치료가 요구된다.

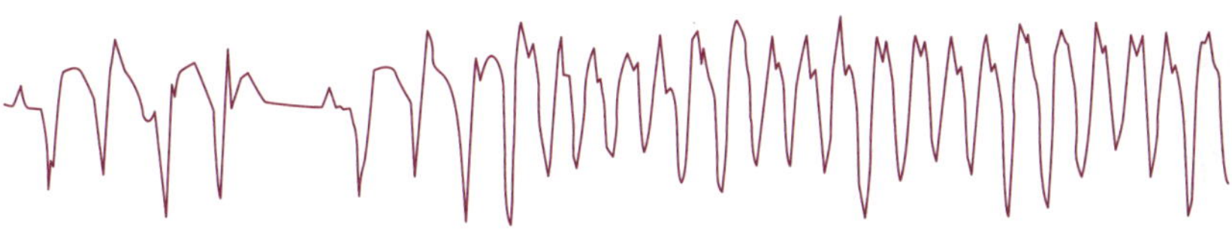

그림4 심방잔떨림(심방세동, Af) + 심실주기외수축(심실성 기외수축, VPC) 2연발

혈압저하가 동반되어 있다면 잔떨림제거(제세동)나 탈수보정, 강심제 보정 등의 조정이나 항부정맥제를 추가로 투여한다. 체위변환 등의 간호처치로 유발되는 경우도 있다.

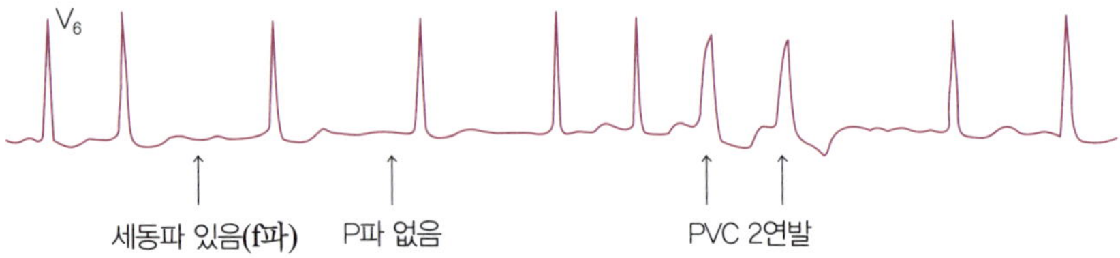

② 긴급치료를 필요로 하는 증상과 징후

긴급 심장카테터에 의해 책임병변이 재개통되어도 심근경색에서는 다양한 치명적인 합병증이 있다. 대표적인 것으로는 심장파열로 취약한 경색병소가 심장내압에 의해 파열되는 것이다. 파열된 부위에 따라 자유벽 파열, 심실중격 천공, 유두근 단절로 분류된다. 급격한 쇼크상태가 되는 경우나 난치성 폐부종이 되는 경우까지 다양한데 사망률이 매우 높은 상태이다. 경색 당일과 만성기의 2주일째에 피크가 나타난다. 그 외에 경색후협심증, 색전증(심실내 혈전의 유리) 등이 있다.

③ 심장 재활(rehabilitation)

새로운 협심증의 발생이나 심장기능상실로의 이행을 막는 효과가 있다. 재활 중의 맥박, 혈압이나 증상 등 모니터링이 중요하다. 앞으로 고령화에 동반해서, 신체적 · 정신적 효과를 목표로 그 중요도가 더욱 커질 것으로 생각된다.

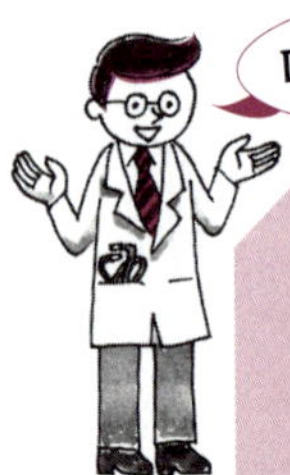

Doctor의 한마디

심전도는 부정맥이나 관상동맥질환의 진단에 매우 중요하다. 얇은 책이라도 좋으니 심전도에 관한 기초적인 책을 한 권 끝까지 읽어서 자신의 바이블로 만들기 바란다. 그것이 자신감을 키워준다. 그 다음 실제 환자의 심전도에 도전해 보라.

03. 심근증
cardiomyopathy

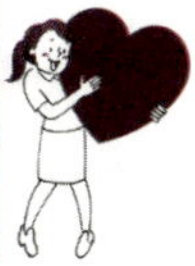

질환의 개요

어떠한 병인가?

심근증이란 심근이 어떤 요인[*1]에 의해 수축이나 확장기능 부전을 초래한 상태를 가리킨다. 좁은 의미로는 원인을 특정할 수 없는 특발성 심근증을 말한다. 확장형 심근증과 비대형 심근증으로 크게 나누어진다.

[*1] 유전적인 요인이나 기존 질환의 이차적 요인, 약물 등.

① **확장형 심근증**(dilated cardiomyopathy)

심근의 변성, 섬유화에 의한 심근의 수축, 확장부전을 초래하는 질환으로 주요 증상은 심장기능상실이다. 원인불명의 특발성이 많지만 그중에는 바이러스 감염, 알코올, 고혈압, 산욕 등 이차성으로 생각되는 것도 있다. 보통, 특발성 확장형 심근증의 예후는 나빠, 어린 나이에 심장이식도 고려해야 한다.

② **비대형 심근증**(hypertrophic cardiomyopathy)

심근세포의 원인불명(특발성)의 비대에 의해 심실근이 불균일하게 비대해지는 질환이다. 왼심실유출로 협착이 있는 것을 폐쇄성 비대형 심근증(hypertrophic obstructive cardiomyopathy ; HOCM), 없는 것을 비폐쇄성 비대형 심근증(hypertrophic nonobstructive cardiomyopathy ; HNCM)이라고 한다. 확장형으로 이행하면 예후가 나빠지는데 일반적으로 부정맥과 폐쇄기전이 개선되면 예후는 나쁘지 않다. 종종 가족성(또는 유전성)으로 발생한다고 알려져 있다.

어떠한 증상이 나타나는가?

① **확장형 심근증**(dilated cardiomyopathy)

호흡곤란, 두근거림, 피로성 증가, 부종, 부정맥, 흉부압박감 등의 증상이 약 70%에서 나타난다.

② **비대형 심근증**(hypertrophic cardiomyopathy)

확장형과 거의 같아 호흡곤란, 두근거림, 피로성 증가, 부종, 부정맥, 흉부압박감 등의 증상이 나타난다. 폐쇄성 비대형 심근증에서는 가끔 실신을 주소로 검진하러 오기 때문에 주의가 필요하다.

어떠한 징후가 있는가?

① **확장형 심근증**(dilated cardiomyopathy)

청진에서 III음, IV음, 수축기잡음(승모판폐쇄부전, 삼첨판폐쇄부전)을 높은 비율로 들을 수 있다. 중증례에서는 맥박촉진으로 느린맥이나 교대맥(pulsus alternans), 왼심장기능상실(좌심부전, left heart failure)에서는 폐영역 수포음을 들을 수 있다. 오른심장기능상실(우심부전, right heart failure)에서는 간종대나 다리부종, 목정맥확대가 나타난다. 모두 심장기능상실의 진행에 따라 악화된다.

② **비대형 심근증**(hypertrophic cardiomyopathy)

IV음, 비특이성 수축기잡음이 들리는 경우가 있다. 폐쇄성에서는 부드러운 수축기중기잡음이 복장뼈 왼가장자리 제3−4갈비뼈사이에서 들리는 등 몇 가지의 특징적인 징후가 있다. 이것은 혈관확장제나 강심제를 투여하면 증가한다. 또한 목동맥파, 심장끝박동에서 2(3)봉성 맥(spike and pattern)이 나타난다.

검사의 포인트

1. 초음파검사(echography, 심장초음파)

심근증(cardiomyopathy)의 임상적인 진단은 심장초음파로 실시한다.

① 확장형 심근증(dilated cardiomyopathy)

심실, 심방확대, 수축불량, 전형적인 것에서는 심근두께가 감소한다.

승모판의 가동역 감소(mirror image)가 나타난다.

② 비대형 심근증(hypertrophic cardiomyopathy)

심실중격비대나 비대칭성 심실중격비대*2 등이 나타난다. 특히 폐쇄성에서는 승모판점첨수축기전방운동*3, 대동맥판 수축기반폐쇄가 나타나며 이것은 임상적 확정진단이 된다. 또 심장초음파 소견과 상관되는 심장카테터 소견으로는 안정 시(또는 이소프로테레놀 부하)의 왼심실유입로와 유출로 사이의 수축기압교차 20mmHg 이상, 브로켄브로우(Brockenbrough) 현상 양성, 왼심실유출로 협착 소견이 있다.

*2
asymmetrical septal hypertrophy ; ASH. 확장기의 심실중격두께/뒤벽두께 ≧ 1.3

*3
systolic anterior movement ; SAM

2. 심전도

① 확장형 심근증(dilated cardiomyopathy)

다양한 변화를 나타낸다. ST-T이상, 심실성 부정맥, QRS폭의 연장, 왼심방부하, 왼심실측 높은 전위, 이상Q파, 좌축편위 등이 있는데 특이적으로 진단할 수 있는 소견은 없다.

② 비대형 심근증(hypertrophic cardiomyopathy)

85%의 환자에게 어떤 이상*4이 나타난다. 심첨비대형(apical hypertrophy) 심근증에서는 거대 음성T파가 특징으로 나타난다.

*4
ST-T 변화(strain), 왼쪽에 높은 전위가 있어 왼심실비대

3. 심근생검

심장카테터 시 심근생검을 실시한다.

① **확장형 심근증**(dilated cardiomyopathy)

심근세포변성, 섬유화, 심근세포줄의 단절이 나타난다.

② **비대형 심근증**(hypertrophic cardiomyopathy)

기이한 형태의 비대심근세포나 심근세포의 착종(entangling) 배열이 나타나면 확성 진단한다.

치료의 포인트

1. 약물요법

① **확장형 심근증**(dilated cardiomyopathy)

심장기능상실(심부전) 치료에 준해서 실시한다. 안지오텐신계 저해제나 혈관확장제, 때로는 이뇨제나 강심제를 사용한다. 특징적인 약으로서 β차단제를 사용한다. 보통의 심장기능상실에서는 금기가 되어온 약이지만 소량(표준량의 1/8)부터 조금씩 증량하면 심근수축력 등의 개선이 나타나, 안지오텐신저해제와 함께 확장형 심근증의 표준약이 되고 있다.

② **비대형 심근증**(hypertrophic cardiomyopathy)

비폐쇄형이 낮은 위험군[*5]에서는 경과관찰만 해도 된다고 알려져 있다. 증상이 있으면 β차단제나 칼슘길항제, 시벤졸린 등을 사용하는 경우가 있다. 증상이 있는 폐쇄성 비대형 심근증(hypertrophic obstructive cardiomyopathy ; HOCM)에서는 β차단제나 칼슘길항제 외에 심실성 기외수축이나 발작성 심방세동

*5
심정지나 지속성 심실빠른맥의 과거병력이 없고 돌연사의 가족력이 없는 군.

에서는 아미오다론의 투여를 고려한다. 또 폐쇄성 비대형 심근증에서는 혈관확장제나 강심제는 금기라는 것도 기억해 두자.

2. 비약물요법

폐쇄성 비대형 심근증에서는 치사성 부정맥 등 비폐쇄성에 비해 중대한 병태를 초래하는 경우가 많아 약 이외의 치료를 실시하는 경우가 있다. 그 하나로 박동조율기(pacemaker)에 의한 심방심실 순차 조율(pacing)이다. 이것은 승모판폐쇄의 타이밍과 심근수축의 타이밍을 비켜감으로써 유출로 협착을 감소시키는 치료이다. 또한 심실중격심근 절제에서는 불거져나온 중격심근을 외과적으로 절제한다. 같은 이론으로 관상동맥에 카테터를 통해 알코올을 주입함으로써 인공적인 심근경색을 만드는 방법도 있다.

3. 심장이식

확장형 심근증(dilated cardiomyopathy)이나 확장상 비대형 심근증은 심장이식의 대상이 된다. 대상은 기존의 치료법으로는 생명을 구할 수 없는 중증으로 장기간 반복해서 입원하는 난치성 심장기능상실(심부전)이다. 특히, β차단제나 안지오텐신계 저해제로도 NYHA III-IV로부터 탈출할 수 없는 환자이다. 또한 제어할 수 없는 중증 부정맥도 적응이 된다. 연령은 60세 이하이지만 공여자가 적다는 것이 다양한 문제를 일으키고 있다. 현재, 심근축소술이나 인공심장의 개발, 재생의료의 응용 등 심장이식을 보완할 기술개발이 시급한 문제이다.

Doctor의 조언

간호의 요령

① 이차성 심근증(secondary cardiomyopathy)

고혈압, 갑상샘기능항진증 등 내분비성 심장질환, 빈혈에 동반된 심장기능상실(심부전)이나 폐심장증(폐성심, cor pulmonale) 등, 다양한 질환이 이차성 심근증을 발병한다. 원인질환은 알아도 기전이 불분명한 경우가 많은데, 주산기 심근증, 알코올성 심장질환, 원발성 심내막섬유탄성증, 신경근질환에 동반되는 심근질환, 결합조직질환에 동반되는 심장질환, 영양성 심장질환[각기병심장(beriberi heart) 등], 대사성 질환에 동반되는 심근질환, 아밀로이드증(amyloidosis), 사르코이드증(sarcoidosis) 등이 있다. 이러한 원인으로 입원 중인 사람들은 심장의 증상(심부전증상 등)을 주의깊게 관찰하여 심근증(cardiomyopathy)을 조기에 발견하도록 해야 한다.

② 급성 심근염(acute cardiomyopathy)

심근이 바이러스 등에 감염됨으로써 심근조직이 파괴되는 병이다. 비특이적인 감기 비슷한 증상인 것부터 심장기능상실(심부전), 심장차단이나 심실빠른맥(심실빈맥), 돌연사를 나타내는 것까지 있다. 주의해야 하는 것은 감기 비슷한 증상에 이어서 강한 심부전 증상을 나타내는 전격형(fulminant) 급성 심근염이다. 체외식 인공심장에 의한 치료로 급성기를 극복하면 후유증을 전혀 남기지 않고 치유되는 경우도 많기 때문에 심장초음파 등에 의한 정확한 진단이 중요하다. 외래에서 간호사의 꼼꼼한 문진, 그리고 의사의 심장초음파검사에 의해 발견된 경우도 있어, 알고 있어야 하는 질환이다.

③ 순환기과의 약어(표 1)

표1 심근증에서 많이 사용되는 약어

- 확장형 심근증 : dilated cardiomyopathy ; DCM
- 허혈성 심장질환 : ischemic heart disease ; IHD
- 비대형 심근증 : hypertrophic cardiomyopathy ; HCM*6
- 급성 심근경색 : acute myocardial infarction ; AMI
- 구속형 심근증 : restrictive cardiomyopathy ; RCM
- 진구성 심근경색 : old myocardial infarction ; OMI

협착증(stenosis)과 폐쇄부전(역류증 : regurgitation)은 4개의 판*7과 조합하여, 예를 들면 승모판협착증(mitral stenosis)은 MS와 같이 사용된다. 이들도 외래나 병동에서 많이 사용되기 때문에 기억해 두면 대화나 메모 등에 편리하다.

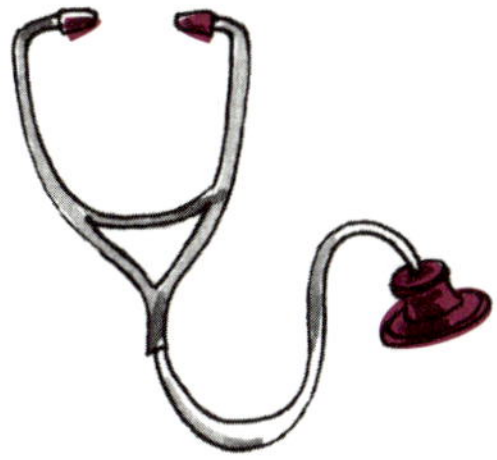

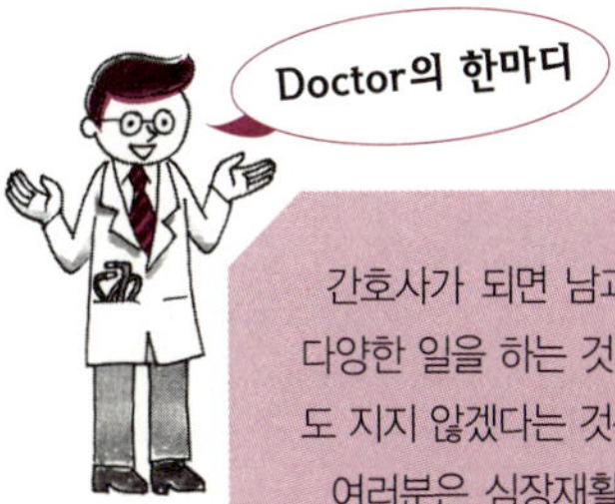

간호사가 되면 남과 동등한 자격으로 만족하는가? 다양한 일을 하는 것과 전문적인 어떤 것만은 누구에게도 지지 않겠다는 것은 양립한다.

여러분은 심장재활, 응급의료, 당뇨병합병증 등 순환기에 관한 전문자격에 계속 도전하기 바란다.

*6
HCM은 비폐쇄성 비대형 심근증(hypertrophic nonobstructive cardiomyopathy ; HNCM)과 폐쇄성 비대형 심근증(hypertrophic obstructive cardiomyopathy ; HOCM)으로 나누어진다.

*7
승모판(mitral), 대동맥판(aortic), 삼첨판(tricuspid), 폐동맥판(pulmonary).

04. 판막증
valvular disease

질환의 개요

✚ 어떠한 병인가?

심장판막증(valvular disease of heart)은 심장 내의 4개의 판막[*1]에 협착과 폐쇄부전(역류)중 어떤 것이 발생하거나 또는 양쪽 모두가 발생하는 질환이다. 병태생리는 각 판막증에 공통적으로 나타나는 것과 크게 다른 것이 있다.

① 좌심계의 병태생리

- **승모판협착증**(MS[*2]) : 류마티스성이 대부분으로 왼심방의 상승에 따라 폐고혈압이나 오른심장기능상실(우심부전, right heart failure), 심방잔떨림(심방세동, atrial fibrillation) 등의 병태를 일으킨다.
- **승모판폐쇄부전증**(MR[*3]) : 허혈성 원인이 증가하고 있다. 왼심방의 상승이나 심방잔떨림 외에 왼심실의 확대나 수축, 확장성 저하의 병태가 나타난다.
- **대동맥판협착증**(AS[*4]) : 동맥경화성 원인이 증가하고 있다. 왼심실이 고압이 되는 것이 병태의 기본이다.
- **대동맥판폐쇄부전증**(AR[*5]) : 선천성, 동맥경화성, 감염성 원인이 있다. 또 판막 자신이 아니라 대동맥 질환에서 유래하는 것도 있다. 병태는 왼심실이 용량부하로 수축부전 · 확장부전이 되는 것이 기본이다.

*1
승모판, 대동맥판, 삼첨판, 폐동맥판

*2
MS ; Mitral stenosis

*3
MR ; Mitral regurgitation

*4
AS ; Aortic valve stenosis

*5
AR ; Aortic valve regurgitation

② 우심계의 병태생리

- 삼첨판폐쇄부전증(TR[*6]), 폐동맥판폐쇄부전(PR[*7]) : 다양한 원인의 폐고혈압증에 의한 것으로 좌심계 질환의 이차적인 변화로서 발병하는 경우가 많은 판막증이다. 이들 두 판막의 협착증은 선천성인 것이 대부분이다.

*6
TR ; Tricuspid regurgitation

*7
PR ; Pulmonary regurgitation

어떠한 증상이 나타나는가?

좌심계의 판막증에서는 운동 시의 두근거림, 호흡곤란, 피로감 증가 등의 심장기능상실 증상이 중심이 된다. 또한 승모판협착증(MS)이나 승모판폐쇄부전증(MR)에서는 발작성 심방잔떨림(심방세동, atrial fibrillation)에 의한 부정맥 증상(두근거림이나 색전증)에 주의가 필요하다. 어떠한 판막증(valvular disease)도 오른심장기능상실(우심부전, right heart failure) 증상을 초래하는 경우가 있지만, 삼첨판폐쇄부전증(TR)이 합병되면 강한 하퇴부종을 나타낸다.

Memo
심장판막증(valvular disease of heart)의 원인은 이전에는 류마티스성(류마티스열의 후유증) 판막질환이 많았지만 현재는 고령화에 의해 동맥경화성이나 허혈성 심장질환의 합병증으로서 판막증이 증가하고 있다. 또한, 심장혈관외과의 발전으로, 조기에 정확한 진단을 함으로써 수술에 의한 치료가 가능하게 되었다.

어떠한 징후가 있는가?

진단에는 심잡음이 중요하다(표 1). 승모판질환은 심장꼭대기(심첨)부분에서, 대동맥판질환에서는 복장뼈 왼가장자리 제2갈비사이나 제3갈비사이에서 가장 강한 잡음이 들린다. 좌심계의 판막증으로 심장기능상실이 있으면 폐울혈에 의한 폐음의 복합음(흡기의 수포음〈crackle〉)이 들린다. 종아리부종도 중요한 징후이다.

표1 판막증의 심장잡음(heart murmur)

MS	확장기에 낮은 음의 우르렁소리(rumble)
MR	수축기의 높은 잡음과 Ⅲ음
AS	수축기의 박출성 잡음
AR	확장기에 점차 감소되는 높은 잡음
TR	복장뼈 왼가장자리 제4갈비사이(삼첨판 영역)에서 수축기의 높은 잡음

검사의 포인트

1. 초음파검사(심장초음파)

가장 중요한 진단이나 병태를 평가할 수 있다. 통상적인 심장초음파법은 판막의 움직임을 알 수 있는 외에 판막의 형태와 특징도 확인할 수 있다. 여기에 컬러도플러(Color Doppler)법을 추가함으로써 혈류의 정보를 얻을 수 있다. 협착의 정도나 역류의 범위 등으로부터 판막증 자체의 평가를 내릴 수 있다.

- **승모판협착증**(MS) : 염증인 류마티스열후유증으로서 판막, 힘줄끈(건삭, chordae tendineae)의 비대 · 변형 · 유착으로 인한 판막 입구의 협소화와 판막폐쇄기전의 기능부전을 초래하고 있다는 것을 나타낸다. 판막입구 면적은 도플러법으로 간단하게 계측할 수 있는데, 정상 4~6cm^{2}에서 2cm^2 미만이면 경증으로 판단하며, 1.5cm^2 미만이면 증상이 나타나게 된다.
- **승모판폐쇄부전증**(MR) : 역류량을 추정할 수 있다. 또한 역류의 원인으로서 퇴행성 변화(동맥경화성 변화), 류마티스성, 판막일탈이나 심장내막염 등의 확정진단을 할 수 있다. 왼심실이나 왼심방경을 측정함으로써 심장기능의 상태를 진단해서 치료법을 선택한다.
- **대동맥판협착증**(AS) : 판막의 성상이나 판막입구 면적(혈액흐름량이나 압교차 등으로 추정)의 평가가 치료법 선택의 관건이 된다. 동맥경화성, 선천성(이첨판)이나 류마티스성이 있는데 모두 판막입구 면적이 수술적응의 결정에 중요하다. 1.0cm^2 미만이 수술적응의 기준이 된다.
- **대동맥판폐쇄부전증**(AR) : 역류흐름의 원인이나 정도를 심장초음파로 진단한다. 또한 왼심실의 확장이나 수축성 저하를 정량해서 치료방법을 선택한다.

Memo
현재, 판막증의 평가에서 가장 중요한 부분은 수술적응이 되는지의 여부를 결정하는 것인데 심장초음파에 의해 급성 · 만성 판막증의 적응을 알리는 정보가 제공된다. 또한 구체적인 수술방법도 경식도심초음파법(transesophageal echocardiograhy, TEE)에 의해 제공할 수 있게 되었다.

• **삼첨판폐쇄부전증(TR)** : 오른심실부전 증상의 원인을 진단할 수 있다. 가장 많은 것은 좌심계 질환*8에 의한 TR인데 폐심장증(폐성심, cor pulmonale)*9 에 의한 TR도 진단된다.

*8
다른 판막증이나 심근경색, 심근증 등

*9
폐고혈압증 등 폐혈관이나 폐실질 자체에 원인이 있는 오른심장기능상실(right heart failure)

2. 심전도

판막증(valvular disease)에서 심전도의 유용성은 심방잔떨림(심방세동, atrial fibrillation) 등의 리듬이상의 진단, 심방부하나 심실비대의 진단, 합병하는 심근허혈의 진단이다. 승모판협착증(MS), 승모판폐쇄부전증(MR)에서는 심방잔떨림이 일어나기 쉬워 증상 악화의 원인이 된다. 부하나 비대소견은 판별검사에서 판막증이 의심되어 심장초음파검사로 진행하는 계기가 된다. 대동맥판협착증(AS), 대동맥판폐쇄부전증(AR)에서는 허혈의 합병이 중증의 판정기준이 된다.

3. 가슴X-선

판막증으로 숨참 등의 호흡기증상이 나타나면 가슴사진으로 심장기능상실의 유무를 확인한다. 심장가슴비(cardiothoracic ratio)의 변화나 울혈의 정도 변화는 심장기능상실 치료효과의 판정으로 사용할 수 있다.

치료의 포인트

1. 수술요법

모든 판막증에 수술이 적응된다는 것을 인식해 두어야 한다. 즉, 내과적인 약물요법으로는 어느 정도까지 진행된 판막증은 예후가 나빠진다. 각각의 판막증에 대해서 수술적응의 개요를 설명하겠다.

- **승모판협착증**(MS) : 수술 전에 경피적 경정맥적 승모판연 절개술[*10]을 실시하는 경우가 있다. 이것은 NYHA II 이상의 자각증상이 있는 판막입구면적 1.5cm² 미만의 승모판 협착증에서 고도의 석회화 등의 금기병변이 없다는 것이 조건이 된다. 한편, 외과적인 판막치환술은 동일한 조건하에서 혈행동태가 더욱 나쁜 경우나 혈전증이 나타나는 경우 등이 해당된다.
- **승모판폐쇄부전증**(MR) : 역류성 질환인 승모판폐쇄부전증은 판막형성과 판막치환의 2가지 수술방식이 있다. 그림 1과 같은 지침에 따라 결정한다.
- **대동맥판폐쇄부전증**(AR) : 고도의 대동맥판폐쇄부전증에 대해서는 승모판폐쇄부전증과 마찬가지로 왼심실박출률과 왼심실수축기 말기 지름을 참고로 수술을 결정하는 것을 권장하고 있다.
- **대동맥판협착증**(AS) : 판막치환이 유일한 치료수단으로, 증상이 있는 고도의 대동맥판협착증은 판막 치환을 검토한다. 심장기능상실, 실신, 협심증의 발병 후 각각의 평균 생존기간은 2년, 3년, 5년이다. 앞으로 고령화와 함께 대동맥판협착증 수술증례는 증가할 것으로 예상되는데, 신체활동도나 정신상태 등이 양호하다면 수술예후는 양호할 것으로 생각된다.

2. 약물요법(심장기능상실)

승모판협착증(MS), 승모판폐쇄부전증(MR)에 대해서는 심부전의 관리로 이뇨제나 혈관확장제가 투여된다. 또한 심방잔떨림(심방세동, atrial fibrillation) 합병 예가 많아 와파린 치료의 적응이 된다. 디기탈리스약도 빠른맥(빈맥)심방잔떨림에

*10
Percutaneous transluminal mitral commissurotomy ; PTMC

서는 적응이 된다. 승모판폐쇄부전증(MR)에서는 고혈압증에 의한 악화가 있기 때문에 혈압강하제[*11]를 적극적으로 투여한다. 대동맥판폐쇄부전증(AR)도 거의 동일한 치료를 실시한다. 대동맥판협착증(AS)은 판막증(valvular disease) 중에서도 가장 수술요법의 적응이 강한 질환이기 때문에 어떠한 이유로 수술요법을 실시하지 못하는 경우는 위의 약제를 신중하게 (과도의 혈압강하나 이뇨를 실시하지 않도록 해서) 사용한다.

*11
안지오텐신계 억제제나 칼슘길항제 등.

3. 급성 승모판폐쇄부전증, 급성 대동맥판폐쇄부전증의 치료

급성으로 중증 판막역류(valvular regurgitation)가 발생하는 경우가 있다. 급성 승모판폐쇄부전증에서는 급성 심근경색(acute myocardial infarction)의 유두근단절이나 감염성 심내막염(infective endocarditis)에 의해 발생한다. 심장초음파에서는 왼심실박출률은 오히려 증가하고 왼심방이나 왼심실의 지름은 정상인 상태이다. 심잡음(heart murmur)이 들리지 않는 경우도 있다.

급속하게 진행되는 왼심장기능상실(좌심부전, left heart failure)과 심장초음파에서의 수축기 조기의 광범위한 모자이크 역류를 나타내는 경우, 경식도심초음파(transesophageal echocardiograhy, TEE)로 확정진단을 내린다.

급성 대동맥판폐쇄부전증(Aortic valve regurgitation)도 대동맥박리(aortic dissection)나 감염성 심내막염(infective endocarditis) 등에 의한 급성 심장기능상실로 발병한다. 심장초음파에서 확장기 조기에 모자이크 역류를 나타낸다. 승모판폐쇄부전증도 마찬가지로 경식도심장초음파로 확정진단을 내린다. 승모판폐쇄부전증, 대동맥판폐쇄부전증 모두 조기에 심장외과의와 상담하여 수술적응을 고려하면서 치료해 나간다.

정제를 정맥주사하는 경우도 있다. 10~20분 동안 중요한 정보를 얻을 수 있는 검사이지만, 반복해서 실시할 수 없는 경우도 있어 간호사도 검사의 개요를 알아 두어야 한다.

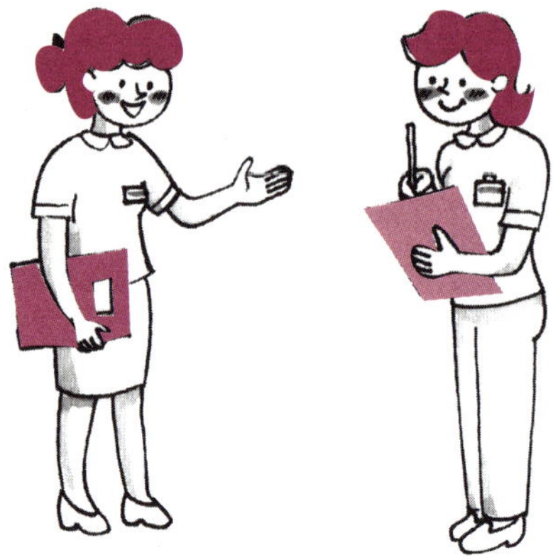

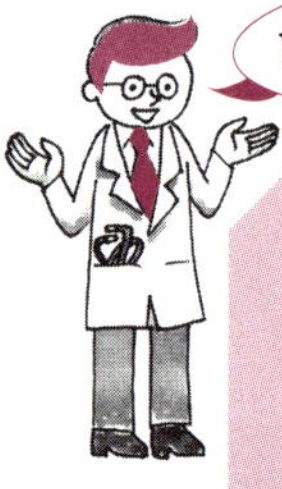

Doctor의 한마디

허혈성 심장질환(ischemic heart disease), 동맥경화성 판막질환, 폐심장증(cor pulmonale) 등, 순환기질환을 가진 고령자가 증가하고 있다. 순환기 병동이나 외래에서는 치매나 정형외과질환으로 인해 간호의 기회가 증가하고 있다. 목적 질환 이외에도 간호사의 활약이 기대되고 있다.

05. 부정맥

arrhythmia

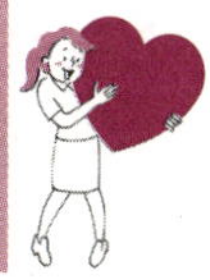

질환의 개요

✚ 어떠한 병인가?

정상적인 심장은 규칙적으로 1분에 60~100회 박동하고 있다. 그러나 숨을 들이쉴 때에는 빨라지고 숨을 내쉴 때에는 느려진다. 이것은 호흡성 부정맥(respiratory arrhythmia)이라고 하며 정상에서도 나타난다.

규칙적이기는 하지만 너무 빠르거나 또는 너무 느린 경우나 불규칙하게 심장이 박동하는 경우를 부정맥이라고 한다. 다음과 같은 증상은 위험한 상황이다.

① 의식소실 · 혈압저하를 동반한다.

② 맥박이 너무 빠르거나(200회/분 이상) 또는 너무 느리다(35회/분 이하).

③ 5초 이상의 심정지

④ QRS폭이 넓은 부정맥

✚ 어떠한 증상이 나타나는가?

단시간 지속된다면 두근거림(심계항진, palpitation)과 실신(syncope)이 주된 증상이다. 장시간 지속된다면 심장기능상실(심부전) 증상(호흡곤란이나 부종)을 유발한다. 증상은 없는 경우부터 매우 위중한 경우(심폐정지 상태)까지 폭넓게 나타난다.

✚ 어떠한 징후가 있는가?

우선 의식의 유무를 확인하자. 다음으로 혈압과 맥박을 확인한다. 실신(syncope)했다고 해도 환자는 '쓰러졌다'고만 호소하는 경우가 있기 때문에 타박이나 외상이 없는지의 여부를 관찰해서 기록해 둔다. 또, 가슴이 두근거린다고 호소한다면 혈압이나 맥박을 측정하는 것이 중요하다. 기초질환의 유무, 어떠한 부정맥이 언제(안정 시 또는 운동 시, 야간 또는 낮) 발생했는지 등에 내해서는 약의 선택방법이 달라지기 때문에 중요하다.

검사의 포인트

1. 24시간 심전도

증상이 부정맥에 의한 것인지 아니면 협심증에 의한 것인지(ST변화)의 관계를 확인하는 데 이용한다. 또 위험한 부정맥[*1]이 있는지의 여부를 조사한다. 그 외에 치료효과의 확인에도 이용한다.

굴기능부전(동기능부전, sick sinus)의 평가는 전기생리학적 검사보다 24시간 심전도로 정확하게 판정할 수 있다. 그러나 장착 중에 부정맥이 나타나지 않는다면 진단할 수가 없다. 또 해석은 전문 기사가, 판정은 의사가 하기 때문에 기록 종료 후에 어느 정도 시간이 필요하다.

*1
심실빠른맥이나 일과성 심실잔떨림(심실세동), 고도의 느린맥 등

2. 초음파검사(심장초음파)

부정맥은 기질적 심장질환이 있는 경우에 위험성이 높아지기 때문에 부정맥 환자에게는 반드시 실시해야 하는 검사이

다. 48시간 이상 지속된 심방잔떨림(심방세동, atrial fibrillation)을 전기적으로 제세동할 때에는 경식도심초음파[*2]로 왼심방 내 혈전이 없다는 것을 확인한 다음에 실시해야 한다. 심내혈전(cardiac thrombus)이 있으면 색전의 위험이 있기 때문에 와파린에 의한 항응고요법을 적어도 3주일 이상 실시하고 TEE로 혈전의 소실을 확인한 다음에 제세동하는 것이 중요하다.

경흉벽심초음파[*3]는 비침습적이어서 가볍게 병의 진단과 중증도를 알 수 있다. 그러나 검사하는 사람의 지식과 기술이 불충분한 경우 기초질환을 진단하지 못하는 경우가 있다.

3. 전기생리학적 검사

심장카테터 검사와 마찬가지로 전극이 부착된 가는 관을 혈관 속으로 관통시켜 심장 내에 대고 전기자극을 부여해서 그때의 심내 심전도와 체표의 심전도파형으로부터 부정맥이 발생하는 장소를 규명할 수 있다.

발작성 심실위빠른맥[*4]이나 심방된떨림(심방조동, atrial flutter) 등, 카테터 제거(catheter ablation)의 치료와 함께 실시하는 경우가 많다. 또 삽입형 제세동 장치의 삽입 여부를 판단하는 경우나 Ⅱ도의 방실차단이 있어도 임상증상이 없는 경우에 박동조율기(pacemaker)를 삽입해야 하는지 망설일 때에도 실시된다.

검사에는 통증이 동반되며 심장눌림증(cardiac tamponade) 등의 합병증이 유발되는 경우도 있다.

*2
transesophageal echocardiograhy(TEE)

*3
transthoracic echocardiography(TTE)

*4
심실위빠른맥 (supraventricular tachycardia, 심실상빈맥)

치료의 포인트

치료의 대상이 되는 것은 증상이 심한 경우와 위험한 부정맥이 있는 경우이다. 특히 기초질환이 있을 때에는 그 질환도 포함해서 치료의 대상이 된다. 기초질환이 없는 경우는 불면, 스트레스 등이 원인이 되는 경우가 많기 때문에 안정제가 효과적이다. 갑상샘기능항진증(hyperthyroidism)에 의한 심방잔떨림(심방세동, atrial fibrillation)도 많이 알려져 있기 때문에 갑상샘호르몬의 혈액검사 결과에 따라 항갑상샘제를 투여하는 경우도 있다.

1. 약물요법

주로 빠른부정맥(tachyarrhythmia)과 주기외수축(기외수축, extrasystole)에 사용해서 증상을 완화시키거나 부정맥이 나타나지 않도록 하거나 또는 정지시킬 수가 있다.

장점과 단점

외래에서도 치료할 수 있다. 또한 전기쇼크나 박동조율기(pacemaker) 삽입에 비해 통증을 동반하지 않는 치료이다. 그러나 부작용은 가벼운 것부터 죽음에 이르는 것까지 있기 때문에 증상이나 심전도에 주의가 필요하다.

- 디소피라미드(disopiramide), 시벤졸린(cibenzoline) : 항콜린작용이 있어 구갈이나 요폐를 유발하는 경우가 있다. 또 시벤졸린은 저혈당발작을 일으키는 경우도 있다. 심전도에서 QT가 연장되면 심실빠른맥(심실빈맥, ventricular tachycardia)이나 심실잔떨림(심실세동, ventricular fibrillation)을 일으키는 경우가 있기 때문에 주의해야 한다.
- 아미오다론(amiodarone) : 폐섬유증을 유발해서 사망하게 하는 경우가 있다. 또한 느린맥 치료에는 한계가 있다.

2. 박동조율기(pacemaker) 치료

느린맥의 치료 외에 최근에는 심장기능상실의 치료로 사용되고 있다.

장점과 단점

약물로는 한계가 있는 느린맥의 치료에서 극적으로 증상을 개선할 수 있는 치료이다. 그러나 감염이나 삽입 혈관의 폐쇄에 의한 정맥울체 등의 합병증을 유발하는 경우가 있다. 또 리드의 접촉불량이나 단선이 발생하는 경우 또는 전지의 소모로 인해 7년 정도 지나면 본체를 교환해야 한다. 또한 설정이 좋지 않으면 박동조율기(pacemaker)에 의한 부정맥이 유발되는 경우가 있다.

3. 전기충격(electric shock)

심방잔떨림, 심방된떨림, 심실빠른맥, 심실잔떨림의 부정맥을 정지시킬 수 있다. 체외식과 몸에 삽입하는 박동조율기(pacemaker)와 같은 유형이 있다.

장점과 단점

극적으로 부정맥을 정지시킬 수가 있는데 전극을 댄 부위에 화상을 일으킨다. 의식이 있으면 심한 통증을 느끼기 때문에 적절한 진정제의 사용이 필요하다.

4. 카테터 제거(catheter ablation)

부정맥의 발생부위를 고주파 전류로 태워서 차단 · 격리함으로써 부정맥을 근치시킬 수 있는 획기적인 치료방법이다.

장점과 단점

치료가 성공하면 부정맥으로 괴로워하지 않고 약도 복용할 필요가 없어지지만 입원치료가 필요하다. 또 치료 중에 심장눌림증(cardiac tamponade)이 발생하거나 긴급수술을 필요로 하는 경우도 있기 때문에 적응을 신중하게 판단해야 한다.

Memo

심방잔떨림(심방세동, atrial fibrillation)과 심방된떨림(심방조동, atrial flutter)은 이름은 비슷하지만 약물치료에 대한 반응은 완전히 다르다. 심방잔떨림에 의한 빠른맥은 디지탈리스나 β차단제, Ca길항제인 베라파밀로 개선하는 경우가 많은데 심방된떨림에서는 약물에 의한 심박수의 조정이 곤란하다. 전기쇼크로 동조율로 돌아가기 위해서는, 심방잔떨림에서는 고출력이 필요한 경우가 많은데 비해 심방된떨림에서는 저출력에서 동조율로 돌아가는 경우가 많은 점이 대조적이다.

Doctor의 조언

간호의 요령

증상의 유무로 주의할 점이 달라진다. 증상이 심한 환자는 불안도 크기 때문에 호소하는 것을 잘 듣거나 적절하게 대응함으로써 진정시켜야 한다. 한편, 증상이 없는 환자는 돌연사의 위험성이 있다. 심전도 모니터를 장착하는 등 객관적으로 판단할 수 있는 방법을 취할 필요가 있는데 불안을 주지 않도록 처음에 심전도 모니터를 장착하는 이유를 설명해 주는 것이 중요하다.

모니터 심전도나 12유도 심전도의 파형에서 이상이 보이면 진단보다도 의식상태나 혈압의 확인이 중요하다. 부정맥의 진단에서 고려할 점은 너무 빠른지(180회/분 이상), 너무 느린지(40회/분 이하), QRS폭이 넓은지(＞120msec), 좁은지, 의식상태나 증상의 유무, 강도, 혈압의 저하나 상승의 유무를 확인해서 상태를 관찰해 보는 것이 좋은지, 아니면 의사에게 상담하는 것이 좋은지를 판단하자.

부정맥이 있는 환자의 경우는 증상이 심해질 때나 빠른맥, 느린맥의 경우를 대비해 미리 의사의 지시를 받아두자.

이럴 때는 의사에게 상담!

의식이 없을 때나 혈압이 저하되어 위험할 때에는 즉시 의사를 부르자. 밤이나 새벽 등에 두근거림(palpitation)을 호소하거나 부정맥(arrhythmia)이 나타났을 경우에는 고민도 많겠지만 환자의 상태를 관찰해서 위험하다고 느껴지면 의사에게 연락하자. 특히 지금까지 나타나지 않았던 부정맥이 나타났을 때, 혈압의 저하 또는 비정상적인 상승, 식은땀을 동반할 때에는 필수적이다.

또한 반대로 부정맥이 종종 나타나는 환자의 경우에도 불안을 호소할 때에는 반드시 의식상태나 생명징후(vital sign), 12유도 심전도 기록을 확인하자. 실수로 놓치거나 틀리는 것을 막을 수 있을 뿐만 아니라 의료불신도 막을 수가 있다.

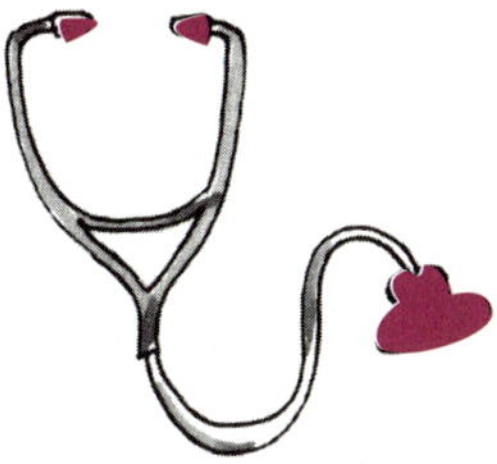

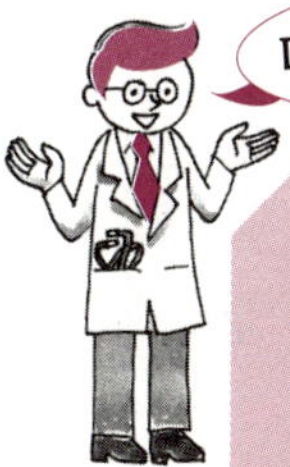

Doctor의 한마디

부정맥(arrhythmia)은 방치해 두어도 문제가 없는 것부터 즉시 치료하지 않으면 목숨을 잃는 것까지 다양하다. 평소 심전도를 보고 생각하는 습관을 몸에 익혀야 한다. 그리고 신뢰할 수 있는 의사에게 어떻게 판단하면 좋은지 조언을 얻어 두면 필요할 때 적절하게 대응할 수 있다. 판단이 서지 않고 망설여질 때에는 심전도에 너무 구속되지 말고 환자의 상태나 증상, 생명징후(vital sign)에 주의하고 환자의 호소를 잘 들어 안심시켜야 한다.

06. 심장기능상실

심부전, heart failure

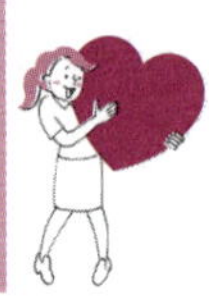

질환의 개요

✚ 어떠한 병인가?

심장기능상실(심부전, heart failure)은 심장장애로 인해 전신에 필요한 혈액량을 심장이 보내지 못하는 상태를 말한다. 심장장애가 일어나는 속도와 지속성에 따라 급성과 만성으로 분류된다. 또 심장에는 왼심실과 오른심실이라는 2개의 펌프가 있어, 왼심실장애를 왼심장기능상실(좌심부전, left heart failure), 오른심실장애를 오른심장기능상실(우심부전, light heart failure), 양쪽 모두의 장애를 양(兩)심장기능상실로 분류한다. 이들을 종합해서 급성 왼심장기능상실이나 만성 왼심장기능상실과 같이 부른다. 급성 심장기능상실에는 완전히 처음 발생하는 심장기능상실과 만성 심장기능상실이 갑자기 악화(급성 악화)되어 발생하는 병태가 있다.

재발 방지에는 심장기능상실의 원인이 된 심장장애에 대한 치료가 가장 중요하다. 그러나 치유할 수 없을 때에는 심장기능상실의 원인인 과로, 염분이나 수분의 과다섭취 및 감염방지를 위한 생활지도가 중요하다.

✚ 어떠한 증상이 나타나는가? (표 1)

왼심장기능상실(좌심부전, left heart failure)은 폐울혈(stethemia)에 의한 호흡곤란(dyspnea), 기좌호흡(orthopnea)이 주요 증상이고, 오른심장기능상실(우심부전, light heart failure)은 대정맥계의 울혈에 의한 목정맥확장(jugular bulb), 간종대(hepatomegaly), 부종(edema)이 주요 증상이다. 심장기능상실의 정도를 간단하게 분류하는 데에는 NYHA 분류가 이용된다.

표1 심장기능상실의 기능분류(NYHA 분류)

NYHA Ⅰ도	일상생활에서 증상이 없다
NYHA Ⅱ도	가벼운 활동은 가능하지만 더 이상 활동하면 증상이 나타난다.
NYHA Ⅲ도	가벼운 활동에서도 심장기능상실 증상이 나타난다.
NYHA Ⅳ도	안정 시에도 심장기능상실 증상이 나타난다.

✚ 어떠한 징후가 있는가?

소변량이 감소하고 식욕이 떨어졌음에도 불구하고 체중이 증가하는 것은 심장기능상실에 공통적으로 나타나는 징후이다.

왼심장기능상실에서는 폐울혈 때문에 폐영역에서 수포음(rales)을 들을 수 있다. 가벼운 경우에는 등쪽에서만 들린다. 또 기관지천식과 구별되지 않는 천명음(wheezing)이 들리는 경우도 적지 않기 때문에 주의가 필요하다. 심음에서는 Ⅲ음을 들을 수 있는 것이 특징이지만 의사에게도 어려운 경우가 있다.

검사의 포인트

1. 가슴X-선

심장확대[*1]와 폐울혈, 가슴막삼출액(흉수, pleural effusion fluid)의 유무를 확인할 수 있다. 대부분의 시설에서 시행할 수 있고 경과관찰에 유용하지만, 야간에는 검사할 수 없는 시설도 있다. 또 심장기능상실이라도 반드시 심장확대가 나타나는 것은 아니고 폐렴과의 감별이 쉽지 않은 경우도 있다.

*1
정량적 평가에는 심흉곽비(CTR)로 평가한다.

2. 심전도

심장기능상실의 진단이 아니라 심장기능상실의 원인을 추측하기 위해서 필수적인 검사이다. 어디에서도 시행할 수 있으며 심장기능상실의 원인질환을 진단하는 데 매우 도움이 된다. 그러나 심장기능저하 예에서는 명확한 심전도 이상을 나타내지 않는 경우도 있다.

3. 혈액검사

심근염이나 급성 심근경색 등의 원인을 추정하거나 간울혈의 정도도 진단할 수 있다. 심장기능상실의 중증도 평가에 BNP*2가 유용하다.

검사를 반복해서 시행할 수 있다. BNP는 경과관찰이나 치료효과의 판정에 도움이 되지만 병원 내에서 검사하지 못하면 결과보고가 늦어져 긴급한 판단에는 이용하지 못하는 경우도 있다. 또한 급성 심장기능상실의 초기에는 상승하지 않는 경우가 있고 개인차가 크며, 투석을 받고 있는 사람은 상승하는 경향이 있다.

4. 초음파검사(심장초음파)

음향효과를 이용해서 심장구조의 변화, 혈류, 심장내압을 추정할 수 있다. 심장기능상실의 원인이나 병태의 이해에는 필수적인 검사이다*3.

병상에서도 시행할 수 있으며 원인질환의 특정과 중증도 평가가 가능하다. 또, 스완-간츠 카테터(Swan-Ganz catheter)를 이용하지 않아도 심장내압을 상당히 정확하게 추측할 수 있다. 그러나 지식과 기술이 없으면 정확하게 진단할 수 없고, 환자의 상태에 따라 초음파가 들어오기 어려워 평가할 수 없는 경우도 있다. 장치의 능력에 의존하는 한계가 있다.

*2
BNP
(뇌나트륨이뇨펩티드, brain natriuretic peptide)
심장에서 분비되는 호르몬의 일종으로 심장에 부하가 걸리면 혈액농도가 상승한다. 이뇨작용이 있다.

*3
체표에서 검사하는 방법(경흉벽심초음파법 ; Transthoracic Echocardiography, TTE)과 위카메라와 같이 식도에서 검사하는 방법(경식도심초음파법 ; transesophageal echocardiograhy, TEE)으로 크게 나누어진다.

5. 심장카테터 검사

심장내압의 측정과 션트성 질환의 진단, 관상동맥질환의 진단에 유용하다.

관상동맥질환의 진단과 치료가 가능하지만 전문의가 있는 전문시설에서만 가능하다. 혈관 내에 카테터를 삽입하기 때문에 삽입에 동반되는 합병증이나 유치에 의한 감염의 위험이 있다.

치료의 포인트

안정, 좌위(또는 반좌위), 수분제한(염분제한), 산소투여, 이뇨제 투여는 급성, 만성 어느쪽에도 공통되는 치료법의 기본이다. 이뇨제는 아침에 복용하면 가장 효과가 크다. 만일 하루의 소변량이 적어도 유치도뇨(foley catheterization) 하지 않는 경우는, 긴급하지 않은 한 자기 전에 이뇨제를 투여하는 것은 피해야 한다.

1. 약물요법

심장기능상실에서는 몸에 수분이 지나치게 많이 저류하기 때문에 이뇨제를 이용해 저류하는 수분을 소변으로 배출시켜야 한다. 또 심근의 수축력이 저하되어 있기 때문에 혈관확장제로 심장의 후부하를 경감시킨다. 카테콜아민이 지나치게 분비되기 때문에 β차단제를 소량부터 투여하면 매우 효과적인 경우도 있다.

장점과 단점

가볍게 시작할 수 있고 효과적인 치료법이지만 심장기능상실의 원인을 개선하지 못하면 치유되지 않는다. 부작용에도 주의가 필요하다.

2. 카테터 치료 · 수술요법

심장기능상실의 원인이 된 질환의 치료를 실시한다.

장점과 단점

원인의 치료가 성공하면 심장기능상실을 일으키지 않게 되어 내복약을 줄일 수 있지만 통증을 동반하며 치료불가능한 병변도 있다.

3. 양심실 페이싱(CRT)

수술요법이나 약에 의한 치료로도 심장기능상실이 개선되지 않는 환자 중에서 왼심실의 수축이 동기(synchronization)되지 않는 경우에 효과가 있다.

장점과 단점

심장이식이나 보조펌프 등의 치료에 비해 부담이 적은 치료이다. 그러나 조건[*4]이 갖추어지지 않으면 성공하지 못한다. 또 조율(pacing)의 설정에는 심장초음파의 지식과 기술이 필요하므로 심장병 치료의 경험이 풍부한 시설에서만 가능하다.

*4
왼심실의 동기부전과 왼심실자유벽이 손상되지 않을 것, 페이싱리드를 적절한 위치에 삽입할 수 있을 것 등.

Doctor의 조언

간호의 요령

급성 심장기능상실 환자를 만났을 때에는 냉정한 대응이 환자에게는 든든한 지원이 되기 때문에 평소에 '만일'을 상정하여 '그때'의 대응을 팀으로 확인해 두는 것이 중요하다. 의사가 가까이 있으면 바로 연락하고 없을 때에는 의사가 상황을 정확하게 판단할 수 있도록 의식상태, 증상과 그 정도, 산소포화도, 혈압, 맥박을 보고한다. 심한 식은땀(cold sweating)과 실금(incontinence)이 있을 때에는 긴급성이 높기 때문에 혈압측정에 시간 빼앗기지 말고 바로 의사를 부르자.

우선 앉은 자세에서 산소공급을 시작하자. 마스크를 쓰면 오히려 괴로움을 호소하는 경우에는 코 캐뉼러(cannula)를 사용한다. 다음으로 필요한 루트 확보로 신속하게 이행한다. 루트 확보 후의 이뇨제의 투여나 강심제 투여에 대해서는 의사의 지시를 받는다. 그 사이에 유치도뇨관(indwelling catheter)을 넣어 시간 요량을 측정하여 치료효과의 지침으로 삼는다. 어느 정도 진정되면 식은땀으로 젖은 의복을 갈아입힌다. 치료하는 데 당황하여 환자를 알몸 상태로 두지 않도록 주의해야 한다. 호흡상태의 개선이 보이지 않으면 기관내 삽관과 인공호흡기를 혼동하지 않도록 준비한다.

이럴 때는 의사에게 상담!

의사는 급변 시에는 정확하게 지시를 내리지만, 진정되면 안심하고 세밀하게 지시내리는 것을 잊어버리기 쉽다*5. 개선 경향이 보이면 "이제 샤워를 해도 될까요? "하고 보고하여 다음 단계로 진행시키는 역할을 함으로써 환자와 의사, 쌍방에게 모두 큰 도움을 줄 수 있다.

Memo
식욕, 건강할 때의 체중, 섭취한 수분량과 요량(urine output)의 균형은 심장기능상실의 치료경과를 보는 데 매우 도움이 된다. 관찰항목의 기본은 요량의 측정(급성기는 시간요량, 안정되면 1일요량)과 체중측정이다.

*5
식사가 계속 죽만 나오거나 샤워나 목욕 허가를 내리는 것을 잊고 있어 엄격한 수분제한이 지속되고 있는 경우가 있다.

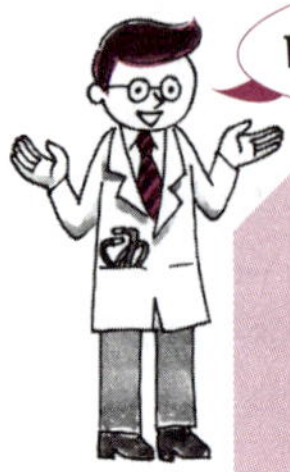

Doctor의 한마디

급성 심장기능상실(acute heart failure)에서는 긴급 시의 대응방법을 정리해 두고 언제라도 사용할 수 있는 지식과 기술을 알아 두어야 한다.

평소, 긴급 시에 필요한 물품을 확인해 두어, 막상 필요할 때에 허둥대지 않도록 해야 한다.

민성 심장기능상실의 급성 악화에는 원인이 있다. 진정된 후라도 좋으니까 환자로부터 이야기를 듣고 의사에게 보고하는 것이 재발 방지에 도움이 된다.

일상생활에서 주의할 포인트를 환자나 가족에게 적절하게 조언하면 좋을 것이다.

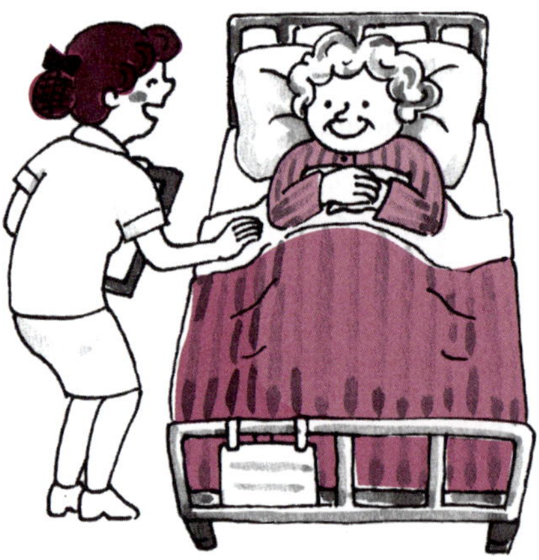

07. 심장눌림증
cardiac tamponade

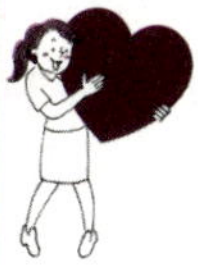

질환의 개요

✚ 어떠한 병인가?

심낭 내에 혈액이나 액체가 정체되어 있는 상태를 심낭액 저류라고 한다*1. 심낭액(liquor pericardii)이 급속하게 저류하면 150mL 정도라도 심장을 밖에서 압박하여 전신이 필요로 하는 혈액을 내보낼 수가 없게 된다. 이렇게 되면 혈압이 저하되어 생명이 위험하게 되는데 이러한 상태를 심장눌림증(심장압전, cardiac tamponade)이라고 한다. 서서히 저류하는 경우는 심낭이 넓어져 심장눌림증이 발생하지 않지만 그래도 수 ℓ가 되면 발병하게 된다.

✚ 어떠한 증상이 나타나는가?

특유의 증상은 없지만 호흡곤란(dyspnea)과 함께 괴롭고 참기 어려운 고통을 호소한다. 또 권태감(malaise) 외에 간울혈에 의해 배가 당기는 증상이 나타나고 식욕이 없어진다. 심장눌림증에는 원인이 되는 질환이 합병되어 있는 경우가 많기 때문에 그러한 질환의 증상을 동반하게 된다.

✚ 어떠한 징후가 있는가?(그림1)

얼핏 보면 위중감이 있다. 혈압이 낮고 맥이 작고(맥압 감소) 빠른맥(빈맥)이 된다. 출혈이나 탈수로 혈압이 저하되어 있을

Memo
심낭(pericardium)이란 결합조직으로 구성된 강한 막 주머니로 심장이 크게 움직이지 않게 시트벨트의 역할을 하고 있다. 정상에서는 15~35mL의 액체가 저류하고 있어 심장이 원활하게 움직이도록 윤활유와 같은 역할을 한다.

*1
심낭액 저류의 원인에는 교통사고로 인한 심장, 대혈관의 손상이나 대동맥류의 파열 또는 심막염이나 악성 종양 등이 있다.

때에는 정맥이 허탈되는데 심장눌림증에서는 반대로 정맥이 확장된다. 또한 심낭액 저류 때문에 심음을 듣기 힘들어진다(심음미약). 저혈압, 맥압감소, 심음미약은 베크의 3징후(Beck's triad)라고 불리는데, 이 세 가지가 모두 나타나는 것은 아니다. 중요한 것은 혈압의 측정이다. 심장초음파로 심낭액 저류를 확인하고 흡기 시에 수축기혈압이 10mmHg 이상 저하되는 모순맥박(기이맥박, paradoxical pulse)이 나타나면 심장눌림증으로 진단할 수 있다.

그림1 **혈압 · 맥압 · 맥박에 대하여**

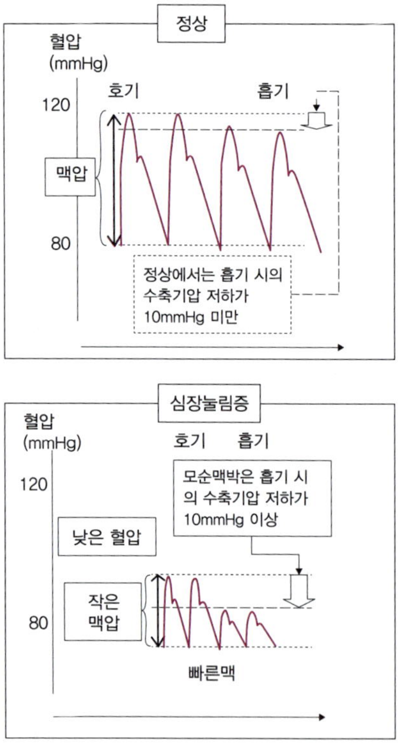

검사의 포인트

심장눌림증은 긴급성을 요하는 병태이다. 혈압이 저하되어 고생하고 있는 환자를 진찰한 의사는 심전도와 가슴X–선을 찍도록 지시하는데 가장 중요한 검사는 심장초음파이다.

1. 초음파검사(심장초음파)(그림 2)

모순맥박(기이맥박, paradoxical pulse)과 심낭 내의 액체저류가 확인되면 심장눌림증의 확정진단을 할 수 있다. 심낭액이 적어도 단층심장초음파에서 10mm 이상 저류되어 있는 부분이 있다면 천자할 수 있는데, 가능하면 20mm 이상 저류하고 동시에 가슴벽에서 가까운 곳을 찾는다. 천자가 아니라 외과적인 개창술로 시행하는 경우는 저류하고 있는 양이 적은 경우나 혈액의 응고덩어리(흡입으로는 제거할 수 없는 것)가 있을 때이다.

심장초음파는 병상이나 응급실에서도 간단하게 시행할 수 있어 심낭액의 양이나 성상, 혈행동태, 원인질환 등 다양한 정보를 얻을 수 있는데, 천자의 위치 결정이나 천자 시의 가이드로 사용할 수 있다. 한편, 검사자의 지식이나 기술에 좌우되기 쉬워 심장눌림증의 소견을 모르는 사람은 진단을 할 수 없다. 심장 표면의 지방이나 가슴막삼출액(흉수, pleural effusion fluid)을 심낭액과 혼동할 위험도 있다.

그림2 심장초음파 검사(왼심실 장축단면)

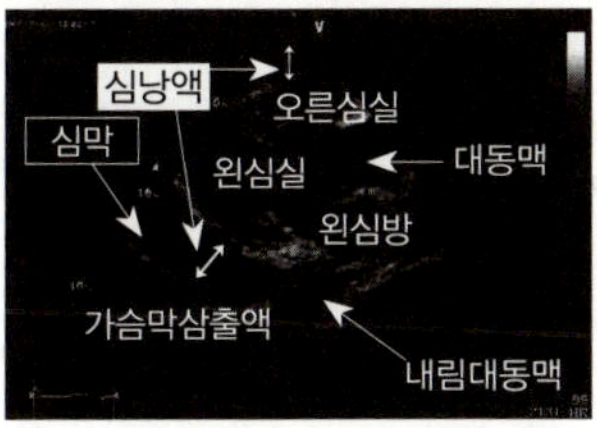

2. CT

급성 대동맥박리(aortic dissection)나 가슴대동맥류의 절박파열, 악성 종양 등의 진단에 유용하다. 심낭액이 혈액인지 아닌지는 CT치로 알 수 있는데, 방사선과의 검사실에서만 시행할 수 있다. 또한 방사선 노출이라는 단점이 있다.

3. 심낭액 검사

심낭 내에 무엇이 저류하고 있는지 알 수 있다. 악성 종양(malignant tumor)이나 대동맥박리(aortic dissection) 등의 원인질환이 없이 열 등의 염증반응이 있을 때에 도움이 된다. 세균검사나 세포진 외에 생화학이나 결합조직질환의 검사도 시행한다.

심낭액 검사는 세균성이나 결핵 등의 원인을 특정해서 치료에 활용할 수가 있다. 그러나 출혈이 있는 경우에는 더 이상의 정보를 얻을 수 없다. 또 결핵은 진단되지 않고 심막생검이 필요한 경우가 있다.

치료의 포인트

- 심장눌림증(cardiac tamponade)의 치료는 심낭 내의 액체를 배출시키는 것이다. 그러나 치료에 동반해서 급변하는 경우가 있기 때문에 충분한 준비를 해서 시행한다.

1. 수액과 혈압상승제

탈수가 되면 심장에 돌아오는 혈액량이 더욱 감소하기 때문에 수액은 혈압의 유지를 위해서 가장 기본이 되는 치료방법이다. 이뇨제를 투여하면 심낭액이 감소하지 않고 혈압저하를 초래하므로 금기이다.

장점과 단점

누구나 시행할 수 있는 치료법이지만 결국 심낭액을 배출시킬 때까지의 일시적인 대응에 지나지 않는다.

2. 심낭천자

체표에서 침으로 천자한다. 검사만을 위해서라면 검사에 필요한 양만을 채취한다. 그러나 심장눌림일 때에는 유도철사(guide wire)를 이용해서 카테터를 유치하여 지속적으로 배액한다.

장점과 단점

국소마취로 시행할 수 있는데 경험이 없는 의사가 혼자서 시행하는 것은 위험하다. 긴 바늘을 이용한 천자는 심장이나 폐를 찌를 위험성을 동반한다. 또한 혈액의 경우에는 응고되어 있으면 배액할 수 없다. 쇼크상태라면 초음파가이드하에서 신중하게 천자하여 배액하는 것이 구명에는 필수적이다.

3. 개창술

혈액이 응고되어 있을 때, 또는 천자하기 위해서는 액체의 저류가 적을 때, 그리고 지혈을 동시에 시행할 필요가 있을 때에는 외과적으로 구멍을 뚫는다.

장점과 단점

확실하게 배액(drainage)이 되고, 심막생검을 동시에 시행하면 심막염의 원인진단도 내릴 수 있다. 그러나 심장외과의가 없으면 시행할 수 없다. 또한 악성 종양(malignant tumor)일 때에는 전이를 촉진시키거나, 감염의 경우에는 가슴안(흉강, thoracic cavity)에 감염을 확산시킬 위험성이 있어 신중하게 적응을 결정해야 한다.

Memo

【치료의 흐름】

① 심낭액 저류가 혈압저하 등의 원인이 되고 있다는 것을 확인한다.
② 심낭액의 배출방법을 신중하고 신속하게 결정한다(천자 또는 외과적으로 심막을 연다).
③ 병태의 확인 후, 환자나 가족에게 치료의 필요성, 위험성 외에 치료의 선택지(외과치료나 전문시설에서의 치료 등)를 충분하게 설명해서 사전동의(informed consent)를 얻는다.
④ 심정지, 호흡정지에 대비해서 응급카트를 준비한다.
⑤ 심전도 모니터, 혈압측정, 혈관확보를 해서 적어도 의사 2명 이상, 간호사 1명 이상이 천자에 임한다. 이 외에 1명이 더 초음파가이드를 보조해서 초음파가이드하에 천자를 시행한다면 안전성과 확실성이 높아진다.

Doctor의 조언

간호의 요령

병태가 급변할 때 생각해 두어야 하는 질환이다. 혈압을 정확하게 재어 혈압이 낮은 경우에는 모순맥박(기이맥박, paradoxical pulse)의 유무를 확인한다. 심낭천자일 때에는 특히 긴장이 높아지기 때문에 환자가 불안해지지 않도록 이야기를 건넨다. 천자 시에 호흡이 거칠어지면 폐나 심장을 찌르는 경우도 있기 때문에 환자가 가능한 편안하게 호흡하고 몸이 움직이지 않도록 도와주는 것도 중요하다. 의사의 수기(maneuver)에 신경쓰지 말고 환자의 혈압, 빠른맥이나 의식상태에 주의해서 정확하게 의사에게 보고해야 한다.

이럴 때는 의사에게 상담!

혈압 100mmHg 미만이고 맥박 100회/분 이상의 상황이 되면 주저하지 말고 의사에게 보고하자. 모순맥박(기이맥박, paradoxical pulse)의 유무를 모를 때에는 의사에게 의뢰해야 한다.

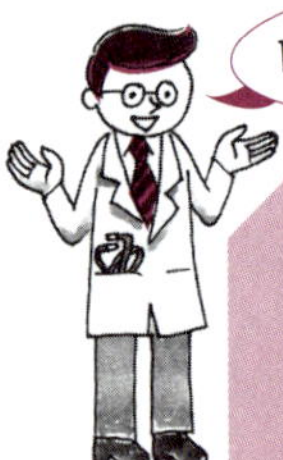

Doctor의 한마디

환자가 괴로워하는 모습에 정신이 없어지기 쉽다. 평소 이러한 환자의 급변하는 모습을 상정해서 그때 자신이 무엇을 해야 하는지에 대해 이미지를 그리면서 연습해 두면 실제로 닥쳤을 때 냉정하게 대응할 수 있을 것이다. 침착하게 해야 하는 것을 순서대로 틀림없이 시행하면 좋은 결과가 나타날 것이다. 팀 의료의 성과가 요구되는 고도의 중요한 처치와 치료의 하나이다. 냉정하고 정확하게 간호하는 당신을 보고 환자들은 마음 든든하게 생각할 것이다.

08. 대동맥박리
aortic dissection

질환의 개요

✚ 어떠한 병인가?

대동맥벽은 내막, 중막, 외막의 3층으로 구성되어 있다. 대동맥박리란 이 벽의 내막에 균열이 생겨 중막까지 찢어지는 병으로 대동맥의 내막과 외막이 분리되기 때문에 박리라고 표현한다. 분류법은 박리가 오름대동맥(상행대동맥)에 미치는가의 여부[*1]에 따라 분류하는 스탠포드(Stanford) 분류와 대동맥벽의 균열 위치에 따라 분류하는 드베이키(DeBakey) 분류가 많이 이용된다(그림 1).

그림1 대동맥박리의 DeBakey 분류와 Stanford 분류

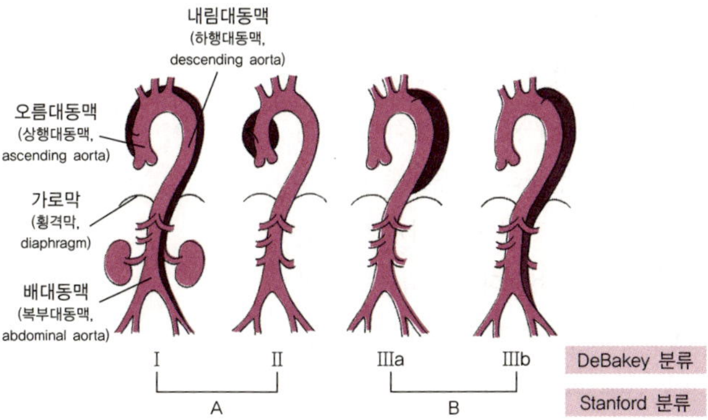

*1
박리가 오름대동맥까지 이르렀는지의 여부에 다라 치료법이 달라진다.

본래 혈류가 통과하는 길이었던 공간을 진짜속공간(진강, true lumen), 찢어진 곳에 새롭게 생긴 공간을 거짓속공간(false lumen)이라고 한다. 진짜속공간이 거짓속공간의 압력에 의해 짓눌리면 혈류가 단절되어 장기에 허혈을 초래하게 된다. 심장에 영양을 공급하는 관상동맥에 박리가 발생하면 심근경색, 또한 뇌에 영양을 공급하는 목부분의 동맥에 박리가 발생하면 뇌경색을 유발한다. 이 외에 소화관이나 팔, 다리의 허혈을 유발하는 경우가 있다. 박리가 대동맥판 부근에까지 미치면 대동맥판폐쇄부전(aortic insufficiency)이 급격하게 진행되어 호흡곤란이나 기침을 주증상으로 하는 왼심장기능상실(좌심부전, left heart failure)이 나타난다. 또한 거짓속공간의 바깥막은 매우 얇기 때문에 혈액의 누출이 일어나 심장 주위에 저류하면 심장눌림증이 된다. 혈압에 의해 거짓속공간의 바깥막이 파열되면 그곳에서 대량 출혈이 일어나 순식간에 쇼크상태가 된다. 이와 같이 대동맥박리는 돌연사에 이를 위험성이 있는 병태를 초래하기 때문에 발병 후에는 신속한 진단과 치료가 필요하다.

✚ 어떠한 증상이 나타나는가?

대동맥박리(aortic dissection)는 갑자기 발병하는 질환으로 초기증상으로는 격렬한 가슴등통증(흉배부통)이 특징적이다. 이 통증은 '지금까지 경험한 적이 없을 정도의 통증', '죽음을 직감할 정도의 통증' 등으로 표현된다. 그 외에 박리가 발생한 동맥에 따라 의식소실, 심와부통, 편마비, 다리저림 등 각 부분, 각 장기의 혈류차단에 동반되는 다양한 증상이 발생하는 경우가 있다. 대동맥판폐쇄부전(aortic insufficiency)에 따라 심장기능상실(심부전, heart failure)을 초래하는 증례에서는 가래가 섞인 기침을 하며 호흡곤란을 호소한다.

✚ 어떠한 징후가 있는가?

쇼크상태로 구급차에 실려오는 경우가 많은 질환이지만 정도는 증례에 따라 다르다. 박리가 발생한 범위에 따라 신체소견도 다양한데, 사지의 혈압차(팔다리, 좌우)나 대동맥판폐쇄부전에서 유래하는 확장기 심잡음 등이 많이 나타난다. 무통성의 대동맥박리에서는 가슴X-선의 종격음영 확대가 계기가 되어 CT에서 확정진단되는 경우도 있다.

검사의 포인트

1. 초음파검사(경흉벽심초음파 ; Transthoracic Echocardiography, TTE)

대동맥 내의 장축을 따라 격벽(내막 플랩)이 보이면 진단을 내린다.

외래에서 침습 없이 간단하게 시행되는 검사이다. 진짜속공간, 가짜속공간의 혈류의 모습을 도플러(doppler)로 관찰할 수가 있다. 오름대동맥(상행대동맥)의 관찰과 동시에 대동맥판폐쇄부전의 유무, 왼심실벽운동이나 심장 주위의 저류액 관찰 등 심장기능 및 심장눌림증의 진단이 가능하다. 그러나 내림대동맥(하행대동맥)의 관찰이 어렵기 때문에 박리가 원위궁부에서 시작되는 드베이키(DeBakey)III형 박리에서는 진단하기 어렵다. 또 허상(artifact)[*2] 때문에 오진하는 경우도 있다.

*2
본래 존재하지 않는 상이 찍히는 것.

2. CT

현재는 컴퓨터 처리에 의해 3차원 영상을 구축하는 것도 가능하여 단시간 내에 고해상도의 대동맥 전체의 영상을 얻을 수 있어 대동맥의 어디에서 어디까지가 파열되어 있는지 일목요연하게 알 수 있다. 심장 주위의 액체 저류의 상태도 관찰할 수 있어 심장눌림의 진단도 가능하다. 그러나 심장기능은 평가할 수 없다. 대동맥판폐쇄부전 상태나 심장기능의 평가에는 심장초음파 검사가 필요하다.

그림2 대동맥박리의 횡단면 CT

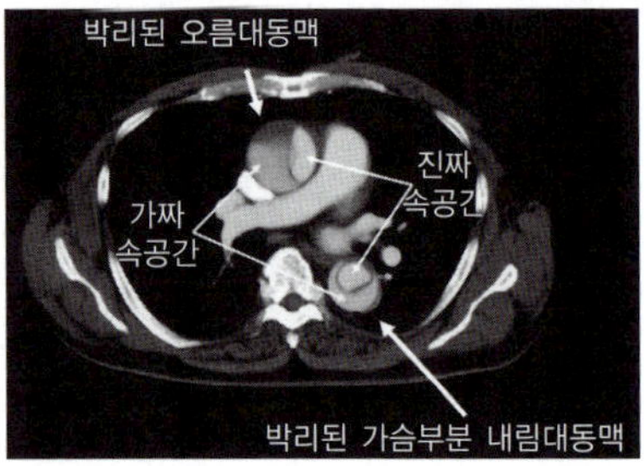

그림3 대동맥박리의 관상면 CT

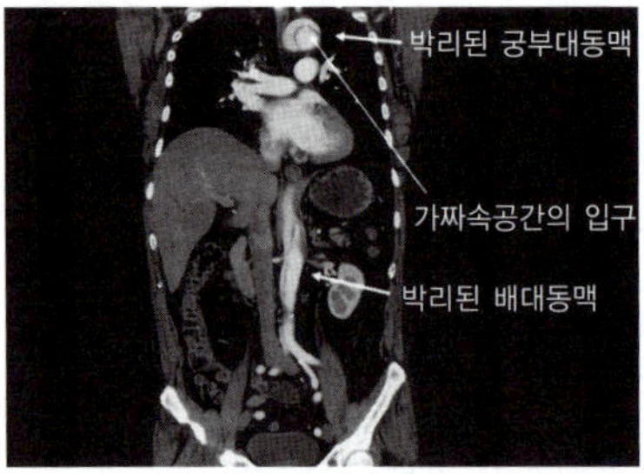

그림4 대동맥박리의 시상면 CT

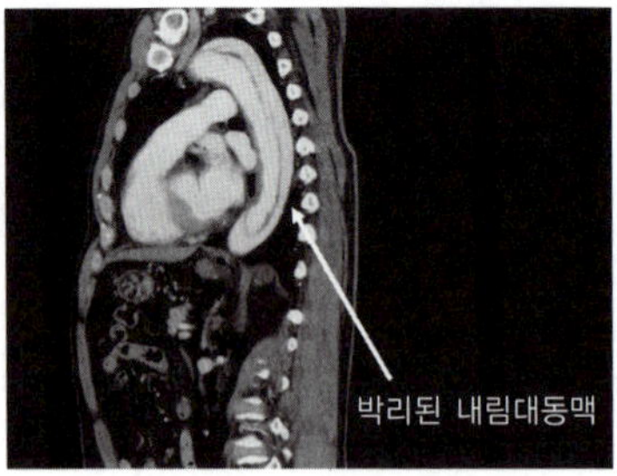

치료의 포인트

Memo
박리병변이 오름대동맥에 존재하는지의 여부로 치료법이 달라진다.

1. Stanford B형의 대동맥박리

박리병변이 오름대동맥에 존재하지 않는 Stanford B형에서는 원칙적으로 혈압강하요법을 적용한다. 혈압강하요법은 안정과 혈압강하제에 의해 소변량을 유지하는 최저혈압을 유지함으로써 박리된 대동맥의 파열을 막고 동시에 그 부분의 확대를 방지하는 것을 목적으로 하고 있다. 거짓속공간 바깥막은 염증에 의해 시간이 경과함과 동시에 비대해져 4주일을 초과한 시점에서는 파열의 위험성은 거의 소실된다. 그후 박리된 대동맥이 확대경향을 나타내 종양이 되는 경우가 있기 때문에 정기적인 추적이 필요하다.

2. Stanford A형의 대동맥박리

오름대동맥에 박리병변이 있는 Stanford A형은 긴급수술이 필요하다[*3]. 외과적 치료는 거짓속공간 내압을 내림으로써 파열의 예방, 심장합병증[*4]으로부터의 구명, 또는 발병의 예방이 목적이다. 거짓속공간의 입구부분을 포함한 대동맥을 인공혈관으로 치환해서 거짓속공간 내압을 감소시킨다.

오름대동맥 치환, 궁부대동맥 치환 중 어느 쪽의 실시에도 체순환의 유지에는 인공심폐가 필요하다. 박리된 취약한 대동맥에 인공혈관을 봉합하려면 일시적으로 순환을 정지시켜야 하므로 인공심폐에 의해 체온을 25℃ 정도까지 저하시켜 수술을 실시한다. 궁부 대동맥 치환에서는 무명동맥, 왼속목동맥, 왼빗장뼈아래동맥의 차단, 절단, 재건이 필요한데 이 동맥들은 모두 뇌신경에 영양을 공급하는 가지를 내고 있어, 수술 중에는 인공심폐에 의해 체간과는 별개로 뇌순환의 유지(뇌분리순환)가 필요하다[*5].

*3
파열, 대동맥판폐쇄부전에 의한 심장기능상실의 진행, 심장눌림증의 발병 등에 의해 수술을 하지 않으면 24시간 이내에 30%, 48시간 이내에 50%, 1개월 이내에 84%가 사망한다.

*4
대동맥판폐쇄부전이나 심장눌림증 등.

*5
뇌세포는 산소결핍에 매우 약한 세포로서 상온에서는 몇 분만 혈류가 차단되어도 뇌사가 일어난다.

3. 수술 후의 합병증

급성 대동맥박리(aortic dissection)에 대한 수술은 목숨을 구하는 구명수술로 합병증의 발생도 각오해야 한다. 박리된 취약한 대동맥벽에 인공혈관을 연결하기 때문에 출혈이 지속되고 더욱이 파종성 혈관내응고증후군으로 발전해서 뇌출혈이나 소화관출혈을 일으키는 경우가 있다. 그 외에 술전의 허혈상황에 의한 합병증 외에 인공심폐나 뇌분리순환에 기인하는 급성 신부전(acute renal failure), 성인호흡곤란증후군(adult respiratory distress syndrome ; ARDS), 뇌출혈(cerebral hemorrhage), 뇌경색(brain infarct) 등 다양하고 위중한 합병증이 발생할 위험이 있다.

Doctor의 조언

간호의 요령

대동맥박리(aortic dissection)가 일어난 환자는 긴급 입원하는 경우가 많아 입원 당초부터 위중한 증상을 나타낸다. 또 증상은 시간이 지나면서 변화한다. 입원 후 바로 수술을 하는 경우도 적지 않기 때문에 환자의 상태를 정확히 파악하여 신속하게 대응하는 것이 중요하다. 팔다리의 가동성이나 환자의 의식상태, 호흡상태, 피부의 색조 등 전신상태를 잘 파악해 두자.

수술 후에는 혈압측정, 소변량, 출혈량, 피부색조, 다리동맥박동의 촉지 등 합병증의 조기발견에 유의해서 이상이 있으면 바로 의사에게 연락하는 것이 중요하다.

이럴 때에는 의사에게 상담!

Stanford B형 박리에서는 발병 후 한동안은 재박리나 파열의 위험이 있다. 통증, 숨가쁨, 호흡곤란, 안면창백, 식은땀 등이 나타나면 바로 의사에게 연락해야 한다. 긴급수술이 필요할 가능성이 있다.

Stanford A형 박리에서는 대부분 긴급수술이 적용된다. 수술의 합병증으로는 대량출혈(massive hemorrhage), 파종혈관내응고증후군(disseminated intravascular coagulation ; DIC), 뇌경색(brain infarct), 심장기능상실(심부전, heart failure), 복부장기나 다리의 허혈 등을 들 수 있다. 혈압의 갑작스런 상승이나 저하, 배액(drain)에서의 출혈량 증가, 경련의 발생, 소변량의 감소, 갑작스런 복부의 심한 통증, 다리저림 등 이상이 발견되면 바로 의사에게 연락해야 한다.

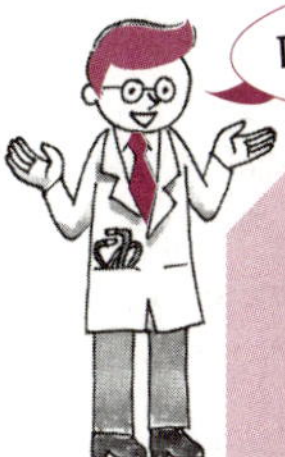

Doctor의 한마디

발병 형태가 격렬하고 급격하게 중증감이 증가하는 질병이기 때문에 환자는 공포심이나 불안감에 휩싸이는 상황이다. 상냥하고 침착한 간호가 필요하다. 한편, 긴급수술이 적용되는 빈도가 높은 질환이기 때문에 수술 준비도 진행해야 한다. 팀을 이룬 능숙한 간호가 큰 역할을 한다.

인공혈관의 개량이나 수술수기의 개선에 의해 수술 성적이 좋아지고 있지만 아직 사망률도 높고 합병증의 발생률도 높은 질환이다. 수술 전, 수술에 관한 설명 후 또는 수술 후 회복기의 상태에서 가족은 불안에 휩싸인다. 과도의 불안이나, 반대로 과도의 기대를 품지 않도록 상황을 정확하게 설명하자.

09. 가슴대동맥자루

흉부대동맥류,
thoracic aorta aneurysm

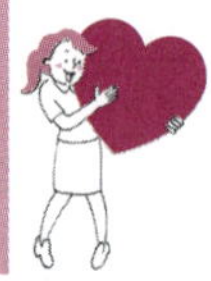

질환의 개요

✚ 어떠한 병인가?

가슴대동맥자루(thoracic aorta aneurysm)는 가슴대동맥이 국한적으로 확장되는 병으로, 확장부 앞 · 뒤의 대동맥 지름이 1.5배 이상으로 확장된 상태를 말한다.

대동맥자루는 그 형태에 따라 주머니모양 자루와 방추모양 자루로 분류된다(그림 1). 주머니모양 자루는 크기에 상관없이 파열 위험성이 높고, 방추모양 자루는 크기에 비례해서 파열 위험성이 증가한다. 모두 파열되기 전까지는 증상이 나타나지 않는 경우가 많고, 파열되면 사망할 위험성이 높은 무서운 병이다. 오름대동맥자루는 마르판증후군(Marfan syndrome) 등 낭성 중간막 괴사(cystic medial necrosis)를 일으키는 증례에 합병하는 경우가 많고 비교적 젊은 환자에게 나타난다. 궁부대동맥에서 말초의 대동맥자루는 동맥경화가 원인 중 하나로 생각되며 고령자에게 많이 발생한다.

✚ 어떠한 증상이 나타나는가?

대부분의 증례에서는 파열할 때까지 증상이 나타나지 않는다. 대동맥자루(aorta aneurysm)가 커지면 주위조직으로 압박증상이 나타난다. 대동맥활(aortic arch) 부분에서는 주위로 되돌이신경(반회신경, recurrent nerve), 식도, 기관이 있다. 되돌이신

Memo
신체 각부분에 혈액을 보내는 체간인 대동맥은 심장에서 시작되어, 일단 머리쪽으로 올라간 다음 활모양의 호를 그리고 척추를 따라 내려가 배꼽보다 약간 아래에서 두 갈래로 갈라져 온엉덩동맥(총장골동맥, common iliac artery)으로 이름이 바뀐다. 머리부분으로 올라가는 부분을 오름대동맥(상행대동맥, ascending aorta), 활모양으로 호를 그리는 부분을 궁부대동맥, 내려가는 부분을 내림대동맥(하행대동맥, descending aorta)이라고 한다. 오름대동맥에서 내림대동맥이 가로막을 관통하는 부분까지가 가슴대동맥이라고 정의된다.

경 압박에서는 목쉰소리(hoarseness)나 물을 마실 때 사레들리는 현상이, 식도 압박에서는 연하곤란이, 기관 압박에서는 혈담이나 호흡장애가 나타난다. 쉰목소리는 가끔 나타나는 증상이고 사레들림이나 연하곤란, 호흡장애까지 나타나는 일은 거의 없다. 또한 파열 직전이나 파열 시에는 격렬한 가슴통증이나 등통증까지 나타난다. 압박증상이 나타난 증례는 조기 수술을 실시하며, 가슴통증, 등통증을 호소하는 증례는 긴급 수술이 필요하다.

✚ 어떠한 징후가 있는가?

가슴부분의 대동맥은 가슴우리라는 소위, 새장과 같은 골격의 중심부를 주행하고 있기 때문에 배대동맥자루(복부대동맥류, abdominal aneurysm)와 같이 외부에서 접촉하지 못해 특징적인 신체소견은 없다. 그러나 합병되는 질환에 특징이 나타난다. 오름대동맥자루에서는 키가 크고, 손발이 길며, 손가락이 길고 눈이 나쁜 등의 마르판증후군과 유사한 신체특징이 나타난다. 또 활부분(궁부)이나 내림대동맥자루에서는 다른 부위의 동맥경화 병변에서보다 목동맥에서 잡음이 들린다. 손발의 동맥박동이 미약하고 양손, 양발의 혈압이 크게 달라지는 등의 소견이 나타나는 경우가 있다.

그림1 **대동맥자루의 형태**

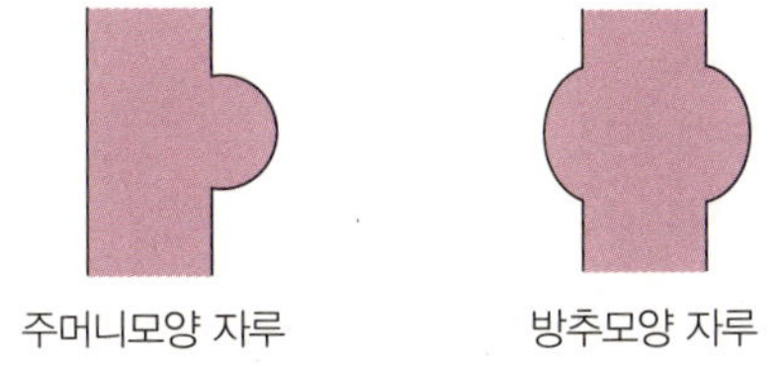

검사의 포인트

1. 가슴 X-선

가슴대동맥자루는 다른 질환으로 인한 단순가슴X-선 검사에서 우연히 발견되는 경우가 흔히 있다(그림 2). 궁부 대동맥자루에서는 종격(mediastinum) 상부의 확대가 나타나 사진을 잘 보면 심장의 음영에 중복되어 대동맥 그림자를 추적할 수 있으며, 이 대동맥 변연의 음영이 비정상적으로 부풀어 있는 것을 관찰할 수 있다.

단시간에 시행할 수 있으며 침습이 적고 간단하지만 음영에 이상이 없다고 해서 대동맥자루의 존재를 부정할 수 없으며, 자루의 형태나 크기를 직접 특정할 수 없다.

2. 가슴 CT

조영제를 사용하면 대동맥자루의 위치나 크기, 자루 앞뒤의 대동맥의 성상, 혈류가 있는 부분, 자루 내의 혈전상태 등을 세밀하게 관찰할 수 있다. 또 둥글게 자른 영상을 컴퓨터로 재구축하면 입체적인 영상으로 나타낼 수 있다(그림 3).

그러나 심장기능을 평가할 수는 없다. 동맥자루를 가지고 있는 환자는 대동맥판폐쇄부전이나 허혈성 심장질환(ischemic heart disease)이 합병될 빈도가 높아, 수술을 할 때 예정수술이 가능하다면 심장초음파 검사나 관상동맥 조영으로 심장기능이나 허혈성 심장잘환의 검사를 시행해야 한다. 긴급수술에서는 수술 시에 식도경유 심장초음파검사를 시행할 수 있다.

그림2 가슴X-선 사진

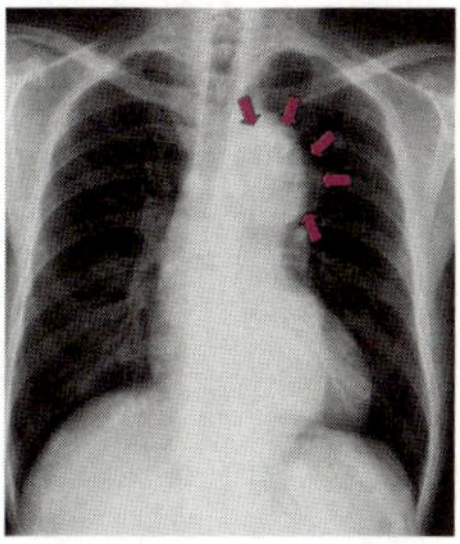

화살표는 대동맥자루 변연을 나타낸다.

3. 가슴대동맥 조영

대동맥 내에 카테터를 삽입하고 조영제를 주입해서 동맥내강의 형상을 관찰한다. 동맥자루 그 자체나 동맥자루 앞뒤의 동맥내강의 모습을 알 수 있다. 동시에 심장카테터 검사와 관상동맥조영이 가능하기 때문에 심장기능의 평가나 허혈성 심장질환의 합병 유무를 알 수 있다. 그러나 조영제는 혈류가 없는 장소에는 들어가지 못하기 때문에 혈전을 동반한 동맥자루에서는 크기가 과소평가될 위험이 있다. 또 카테터 조작에 의해 자루 내의 혈전을 날리면 혈전색전증을 유발할 위험이 있다.

그림3 3D 구축 가슴 CT

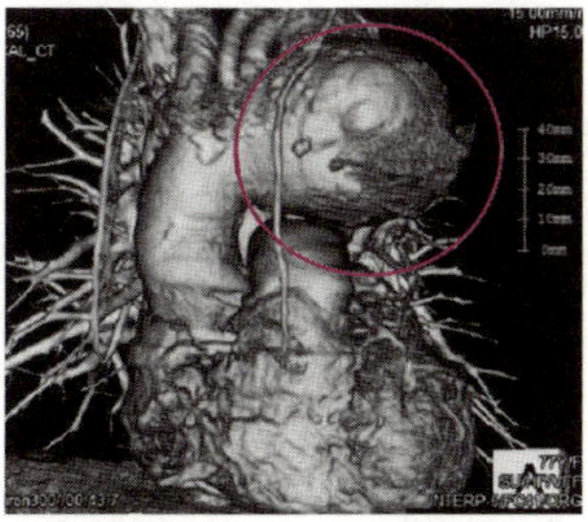

원 내부가 주머니 모양의 궁부 대동맥자루

치료의 포인트

대동맥자루의 치료는 파열을 미연에 방지하는 것으로, 수술요법 이외의 확실한 치료법은 없다.

1. 인공혈관치환술(그림 4, 5)

동맥자루를 절개하고 절제해서 자루 앞뒤의 정상 대동맥을 인공혈관으로 연결하는 수술이다. 오름대동맥자루에서는 자루 부분을 인공혈관으로 대체하기만 하는 경우도 있고 또 증례에 따라서는 대동맥판치환술을 동시에 실시하는 경우도 있다. 때에 따라서는 Bentall 수술[*1]을 실시하기도 한다.

대동맥활 부분에 가까운 동맥자루에서는 양팔과 머리, 목부분에 영양을 주는 무명동맥(arteria innominata), 왼속목동맥(좌내경동맥, Lt.internal carotid artery), 왼빗장밑동맥(좌쇄골하동맥, Lt.subclavian artery)의 활부분 세 갈래를 포함해서 인공혈관으로 대체하는 것이 필요하다. 내림대동맥에서는 큰 동맥이 분지되지 않아 단순히 자루부분을 인공혈관으로 대체하는 것으로 끝나는 경우가 많은데, 척수에 영양을 공급하는 동맥이 인공혈관 대체 예정부분에서 분지되어 있는 경우에는 하반신마비(paraplegia)를 방지하기 위해서 그 동맥의 재건이 필요하다.

장점과 단점

동맥자루를 완전히 절제할 수 있기 때문에 수술이 성공하면 파열의 위험은 없어지고 통상적인 생활을 회복할 수 있다. 그러나 수술 시의 혈행 확보를 위해서 인공심폐(artificial heart lung)가 필요한데, 그 합병증으로서 심장기능상실(심부전), 뇌경색, 대량출혈, 척수허혈에 의한 하반신마비 등을 동반할 위험이 있다.

*1
인공판막이 붙은 인공혈관을 이용해서 대동맥판막을 포함한 대동맥 기부에서 오름대동맥을 치환하여 관상동맥을 인공혈관으로 이식하는 수술이다. 최근에는 Bentall 수술 대신 자기 대동맥판막을 보존하는 대동맥 기부치환술도 시행되고 있다.

2. 스텐트그래프트(Stent graft) 치료[*2]

형상기억합금의 골격에 인공혈관을 씌운 스텐트를 자루 부분에 유치하여 자루벽에 압력이 걸리지 않게 함으로써 자루의 파열을 방지한다.

장점과 단점

스텐트는 넙다리동맥(대퇴동맥)에서 삽입되기 때문에 넙다리 연결부분에 작은 상처만 내면 수술이 가능하다. 수술은 원칙적으로는 전신마취(general anesthesia)로 시행하지만 전신마취 수술이 곤란한 중증 폐질환이나 심장질환이 있는 환자에서는 국소마취(local anesthesia)라도 가능하다. 그러나 중요한 동맥분지에서 어느 정도의 거리가 필요하다는 점, 굴곡된 동맥이나 석회화된 동맥에는 유치가 곤란하다는 등의 문제가 있어 모든 동맥자루가 적응되는 치료법은 아니다.

그림4 **수술중 사진(인공혈관 치환 전)**

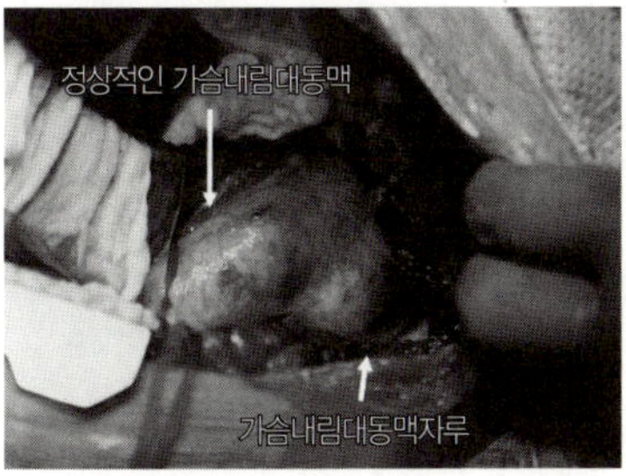

그림5 **인공혈관 치환 후**

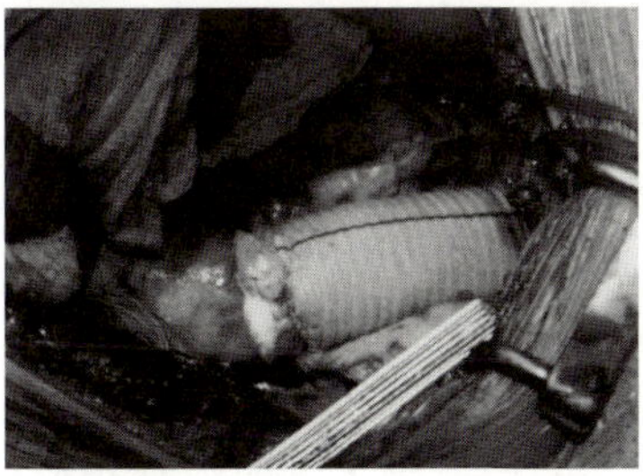

*2
1990년대부터 임상 응용되어 일본에서는 2006년에 비로소 보험의료로서 인정을 받은 새로운 치료법이다.

Doctor의 조언

간호의 요령

오름대동맥자루에서는 대동맥판윤의 확장에 의해 대동맥판막의 길이가 부족하기 때문에 대동맥판막폐쇄부전을 초래하는 경우가 있다. 그러면 확장기에 왼심실로 혈액이 역류되기 때문에 확장기의 혈압이 저하되어 수축기와 확장기의 혈압차가 커진다. 맥의 크기나 혈압에 주의하자.

궁부 대동맥에서 말초대동맥자루에서는 동맥경화성 합병증이 발생할 위험이 있다. 대동맥판협착증*3, 심근경색이나 협심증 등의 허혈성 심장질환(ischemic heart disease)*4, 다리폐쇄성 동맥경화증*5 등에 유의하자.

이럴 때는 의사에게 상담!

대동맥자루에서 가장 흔히 나타나는 수술후 합병증은 출혈이다. 배액(drain)에서 출혈량이 감소하지 않는 경우나 갑자기 출혈량이 증가한 경우에는 개흉수술이 다시 필요하기 때문에 바로 의사에게 보고하자. 오름대동맥자루, 궁부 대동맥자루에서는 오름대동맥에 인공심폐의 혈액공급용 캐뉼러를 삽입한다. 궁부 대동맥자루에서는 뇌분리 순환이 필요해지기 때문에*6 뇌경색의 위험성이 있다. 수술 후에 경련이 나타나면 바로 의사에게 연락해야 한다.

내림대동맥자루의 수술은 왼쪽 개흉으로 시행되기 때문에 하반신 순환을 유지하기 위해서 인공심폐에 연결되는 캐뉼러는 샅굴부위(서혜부, groin)의 대퇴동정맥에 삽입된다. 수술 후에 삽입부의 형성이 시행되는데 동정맥의 협착을 초래할 위험이 있다. 사용된 쪽 다리의 동맥박동이나 다리의 색조에 이상

*3
목부분에 방사되는 수축기 심장잡음을 들을 수 있다.

*4
허혈성 심장질환에서는 문진에서 운동 시의 가슴부분 위화감을 호소한다. 주의 깊게 병력을 들어야 한다.

*5
일정한 거리를 걸으면 장딴지에 통증이 나타나며 간헐성 파행이나 팔다리의 혈압차이나 좌우 차이가 나타난다. 다리의 동맥박동의 정도도 주의해서 관찰하자.

*6
'대동맥박리(p.53)' 항목을 참고하자.

이 있으면 수복이 필요하다. 가로막에 가까운 가슴내림대동맥 자루에서는 척수에 영양을 공급하는 동맥을 희생시키는 경우가 있다. 수술 후, 각성 시에 다리의 수의운동이 나타나지 않으면 하반신마비의 가능성이 있다. 다리의 운동마비 외에 배뇨 · 배변장애를 초래하기 때문에 조기에 재활치료가 필요하다.

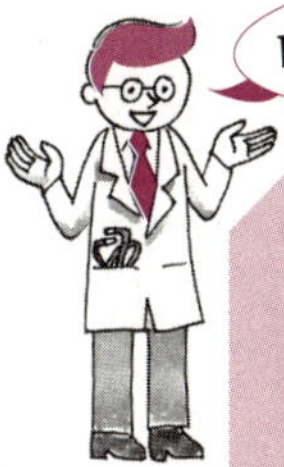

Doctor의 한마디

가슴대동맥은 중추쪽에서부터 오름대동맥, 궁부대동맥, 가슴내림대동맥으로 명칭이 바뀌며, 그 위치에 따라 치료법도 달라진다. 고려해야 할 합병증도 다르기 때문에 수술 후의 관리에서도 수술법에 따라 고려해야 한다. 의사에게 어떠한 수술이 시행되었는지 확인해서 적절한 관리를 하도록 하자.

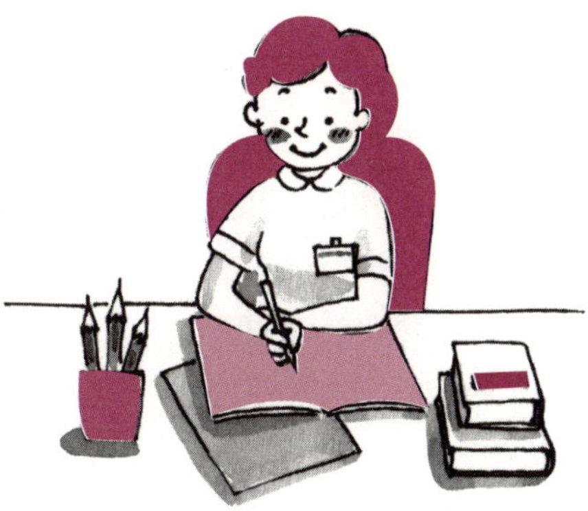

10. 배대동맥자루

복부대동맥류, abdominal aneurysm

질환의 개요

어떠한 병인가?

가로막 아래의 대동맥이 국한적으로 확장된 병으로 보통 정상 지름의 1.5배 이상으로 확대된 병변을 동맥자루라고 한다. 가슴대동맥자루와 마찬가지로 부풀어오른 형태에 따라 주머니모양 자루와 방추모양 자루로 분류된다. 대부분의 증례는 콩팥동맥분지 말초에 자루가 국한되어 있어 콩팥동맥 아래배대동맥(신동맥하복부대동맥)이라고 불린다. 가슴내림대동맥에서 확장 병변이 시작되어 가로막을 관통해서 배대동맥(복부대동맥)까지 확장병변이 계속되는 것을 가슴배대동맥(흉복부대동맥), 콩팥동맥 바로 아래에서 확장병변이 시작되는 것을 콩팥동맥옆배대동맥자루(방신동맥복부대동맥류)라고 한다.

병의 원인으로는 동맥경화성이 많으며 80~90%가 노화에 동반되는 동맥경화성이다. 이 외에 원인이 되는 기초질환은 마르판증후군(Marfan syndrome)을 비롯한 선천성 결합조직질환, 대동맥염증후군, 베체트병(Behcet disease), 매독 등의 염증성 병변, 협착 후의 확장이나 외상 후의 확장 등 기계적 원인을 들 수 있다. 동맥자루는 확대경향을 나타내는 경우가 많고, 지름의 증가와 함께 파열의 위험성이 높아진다. 파열 전, 예정수술의 위험성은 1~2%이지만 파열된 경우에는 돌연사의 위험도 있는데다, 무사히 병원에 도착하여 수술을 받는다 해도 성공률은 40~50%로 위험성이 높기 때문에 조기발견 · 조기

Memo
CT나 초음파 등의 진단 기구의 보급과 함께 발견되는 기회가 증가했지만 고령화와 함께 배대동맥자루의 이환율은 증가하고 있다.

치료가 매우 중요한 병이다.

✚ 어떠한 증상이 나타나는가?

대부분은 동맥자루가 파열할 때까지는 무증상으로 경과하기 때문에 복통이나 요통으로 검진받으러 병원에 갔을 때 CT나 초음파에서 우연히 발견되는 경우가 흔히 있다. 자각적으로는 복부에 손을 놓았을 때 박동성 종양이 느껴지는 경우가 많다. 동맥자루가 큰 경우 자루에 의한 압박으로 복부의 위화감이나 요통 등의 증상을 호소하거나, 자루가 요관을 신전시키기 때문에 혈뇨나 무뇨가 발견되는 경우도 있다. 급한 복통이나 요통, 복부위화감 등은 파열의 징후로 생각되므로 긴급진단과 치료가 필요하다.

✚ 어떠한 징후가 있는가?

복부의 박동성 종양이 특징적으로 나타나는 신체소견이다. 동맥자루의 위치에 따라 달라지지만, 가장 빈도가 높은 콩팥동맥분지 아래에 위치하는 대동맥자루에서는 배꼽 주위에 박동을 동반한 단단한 종양이 만져진다. 마른 사람에서는 누운 자세에서 보아 동맥박동을 동반한 배부분의 팽륭을 관찰할 수 있다. 동맥경화성 동맥자루가 많기 때문에 동맥경화에 의한 소견이 관찰되고, 양손과 양다리의 혈압이 크게 다르거나 각 부분의 동맥박동의 크기에 차이가 있거나 목동맥에 잡음이 들리는 경우가 있다.

검사의 포인트

1. 초음파검사(복부초음파)

Probe를 대면 간단하게 배대동맥의 크기를 잴 수 있다. 침습이 없고 조작도 간단하지만 주위장기와의 관계나 말초동맥과 자루와의 관계를 파악하는 점에서는 CT에 뒤진다.

2. 복부CT

조영제를 사용해서 대동맥자루의 위치나 크기, 자루 앞뒤의 대동맥의 성상, 혈류가 있는 부분이나 자루 내의 혈전 상태 등 상세하게 관찰할 수 있다(그림 1, 2). 둥글게 자른 영상을 컴퓨터로 재구축하여 입체적인 상으로 나타낼 수 있다.

배대동맥자루(abdominal aneurysm)에서는 종종 다리폐쇄성 동맥경화증(arteriosclerosis)이나 허혈성 심장질환(ischemic heart disease)의 합병이 나타난다. 최근의 CT에서는 다리동맥이나 큰 관상동맥의 협착병변의 검색은 가능하지만 관상동맥 말초병변의 검색이나 심장기능을 검사하기 위해서는 관상동맥 조영이나 심장초음파가 필요하다.

3. 배대동맥 조영

대동맥 내에 조영제를 주입해서 대동맥 내강의 상태를 관찰하는 검사이다. 동맥자루나 그 앞뒤의 동맥 내강의 모습을 알 수 있다.

카테터 조작에 의해 관상동맥 조영, 다리말초동맥 조영을 동시에 시행할 수 있으며 협심증이나 심근경색 등의 허혈성 심장질환이나 폐쇄성 동맥경화증의 합병 유무를 확인할 수 있다. 그러나 조영제는 혈류가 없는 부분에는 들어가지 않기 때문에 혈전을 동반하는 동맥자루에서는 사이즈를 과소평가할 위험이 있다.

카테터 조작으로 자루 내의 혈전을 날림으로써 혈전색전증을 유발할 위험이 있다.

그림1 복부CT(횡단면)

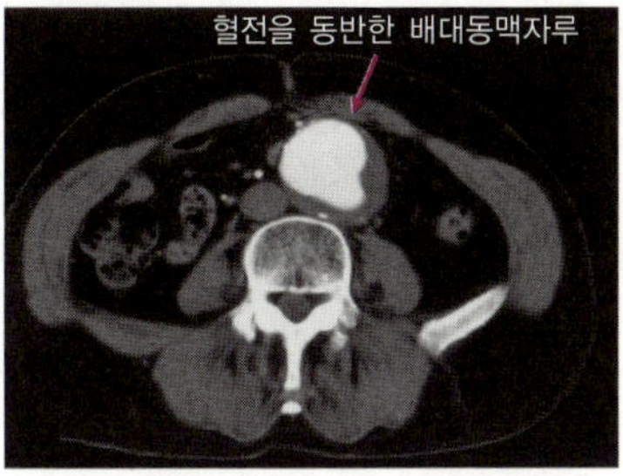

그림2 복부CT(시상면)

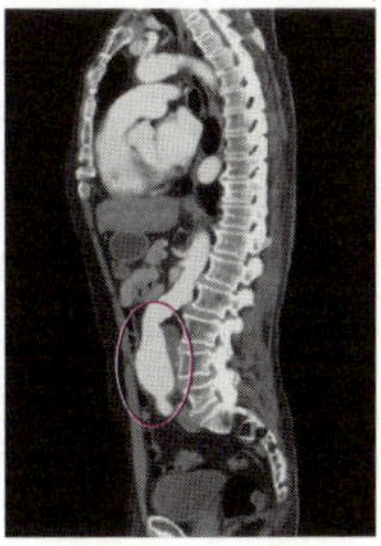

원 내부는 혈전을 동반한 배대동맥자루

치료의 포인트

- 가슴대동맥자루(~~흉부대동맥류~~)와 마찬가지로 동맥자루의 파열을 미연에 방지하는 것이 치료의 목적이며 수술요법 이외에는 확실한 치료법이 없다.

1. 인공혈관치환술

동맥자루를 절개하고 절제해서 그 부분을 인공혈관으로 바꾸는 수술이다. 콩팥동맥아래 배대동맥자루(복부대동맥류, abdominal aneurysm)에서는 인공심폐는 필요없고 자루 앞뒤의 동맥을 단순차단해서 인공혈관치환을 시행한다. 콩팥곁동맥 배대동맥자루도 인공심폐는 필요없지만 동맥을 차단하고 있는 동안은 콩팥으로 가는 혈류가 차단되기 때문에 콩팥기능이 장애를 받지 않도록 콩팥의 보호가 필요하다. 그곳에서 중추쪽에 있는 작은창자에 영양을 공급하는 위창자간막동맥(상장간막동맥, superior mesenteric artery)이나 상복부의 여러 장기에 영양을 공급하는 복강동맥(celiac artery)까지 미치는 배대동맥자루에서는 여러 장기의 혈류를 확보하기 위해서 인공심폐가 필요하며 가슴·배부분 대동맥자루에 준하는 큰 수술이 필요해진다.

장점과 단점

동맥자루의 완전한 절제가 가능하며, 수술이 성공하면 완치되었다고 할 수 있다. 그러나 콩팥동맥 아래 배대동맥자루는 개복이 필요한 큰 수술이 되고 특히 고령자에서는 수술을 계기로 병상에 누워 지내게 되는 경우도 있다. 또 심폐기능이 저하된 사람은 수술이 어렵다. 콩팥동맥에서 중추쪽의 동맥자루에서는 가끔 개복 외에 개흉도 필요하여 침습도와 난이도는 더욱 높아진다.

2. 혈관내 스텐트그래프트 치료

형상기억합금의 골격에 인공혈관을 부착한 스텐트그래프트(stent graft, 그림 3)를 자루 부분에 유치하고 자루벽에 압력이 걸리지 않도록 해서 자루의 파열을 방지한다.

장점과 단점

개복이 필요 없고 샅굴부위(서혜부)의 동맥에서 접근하여 동맥 내에 스텐트를 유치할 수 있기 때문에 상처가 작고 침습도가 낮은 것이 최대의 특징이다[*1]. 그러나 동맥 굴곡이 심한 증례, 콩팥동맥 등의 주요 동맥에서 자루까지의 거리가 짧은 증례 등은 적응되지 않는다. 또 자루 그 자체를 절제하는 수술이 아니기 때문에 스텐트에 의한 자루벽 격리의 완전성이 유지되지 않는다면 수술하고 퇴원 후에 자루가 확대되거나 파열될 위험성이 있다.

*1
당초에는 외과적인 인공 혈관치환술이 위험성이 높다고 생각되는 증례(고령자나 허혈성 심장 질환, 호흡기장애, 콩팥 기능저하증례, 개복술의 과거병력 증례 등)가 주요 대상이 되고 있는데 증례수의 증가와 치료성적의 향상에 동반해서 적응이 확대되고 있다.

그림3 배대동맥자루의 스텐트그래프트(stent graft) 치료

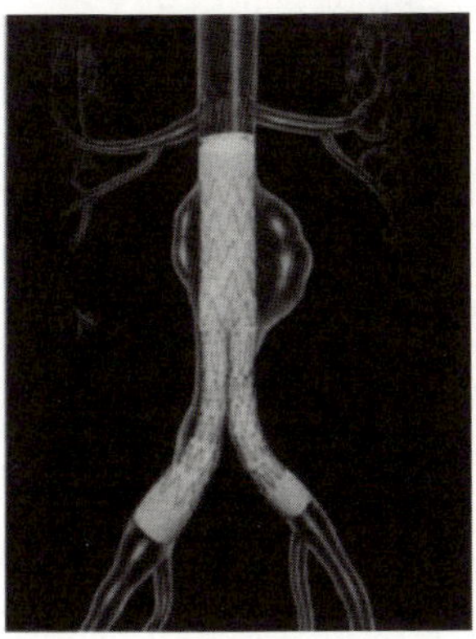

Doctor의 조언

간호의 요령

배대동맥자루(복부대동맥류) 환자는 동맥경화로 인한 합병증을 가지고 있는 경우가 많아, 종종 협심증이나 다리폐쇄성

동맥경화증의 합병을 볼 수 있다. 수술 전에 사지의 혈압을 측정, 다리의 동맥박동을 확인하는 등, 동맥경화병변이 사지에 미치는 영향을 파악해 둔다.

이럴 때는 의사에게 상담!

수술 후의 심각한 합병증인 인공혈관폐쇄로 인해 다리에 허혈이 일어나는 경우가 있다. 완전허혈 상태로 4시간이 경과하면, 생명이 위험한 극히 심각한 상태에 이르게 된다. 수술 직후는 다리 색깔의 관찰, 다리 혈압의 측정, 넙다리동맥(대퇴동맥) 박동 확인, 도플러(Doppler)에 의한 다리 혈류의 확인을 자주 실시한다. 다리의 허혈이 의심되는 소견이 있으면 긴급 수술이 필요하므로 빨리 의사에게 보고해야 한다. 그 외, 수술 후에 출혈이 지속되었을 경우에는 복부의 팽륭, 복벽의 긴장 등이 나타난다. 그런 경우는 혈중 헤모글로빈농도를 측정해 출혈 유무를 확인한다. 또 장관허혈이 일어났을 경우에는 격렬한 복통을 호소하며 설사, 하혈이 발생한다. 모두 심각한 합병증의 징조이기 때문에 곧바로 의사에게 보고해야 한다.

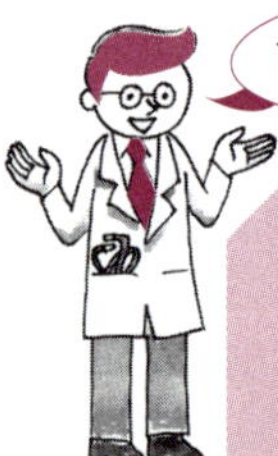

Doctor의 한마디

배대동맥자루(복부대동맥류) 환자 대부분은 무증상이며, 대부분 병에 대한 인식이 적기 때문에 보통 2주일 정도 지나면 건강하게 퇴원할 수 있다. 그러나 고령자도 많기 때문에, 수술을 계기로 해서 누워서만 지내게 되는 경우도 있다. 이런 상황에서는 수술 후의 재활운동이 크게 효력을 나타낸다.

수술 후에는 질타나 격려만을 할 것이 아니라 친절하게 대해주는 것이 중요하다.

중요한 것은 환자 스스로가 재활운동을 하려는 마음을 갖게 하는 것이다. 환자마다 대응을 달리할 수 있다면, 당신은 모든 간호사의 본보기가 될 것이다. 때로는 친절하게, 때로는 엄하게 한다!!

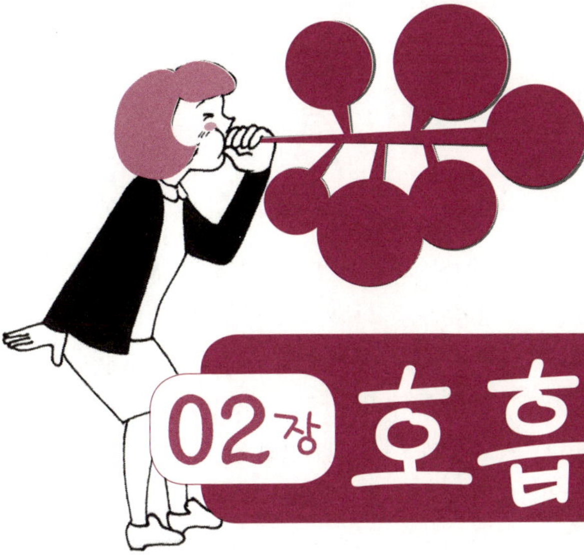

02장 호흡기

01. 폐렴(pneumonia)
02. 폐결핵(pulmonary tuberculosis)
03. 폐기종(emphysema)
04. 기관지천식(bronchial asthma)
05. 과다환기증후군(hyperventilation syndrome)
06. 공기가슴증(기흉, pneumothorax)
07. 폐암(lung cancer)

01. 폐렴

pneumonia

질환의 개요

✚ 어떠한 병인가?

폐렴을 일으키는 병원미생물은 여러 방면에 걸쳐서 존재한다. 이 가운데 빈도가 가장 높은 것으로서 일반세균(폐렴구균, 인플루엔자간균, 녹농균 등), 비정형세균(미코플라스마, 클라미디아), 바이러스(인플루엔자 등)를 들 수 있다. 각각 유효약제가 다르며 감염경로도 다르기 때문에 3개의 그룹으로 원인을 나누어 생각하는 것이 임상에서 유용할 것이다.

일반세균의 상당수는 구강 내에 미량으로 상재하고 있으며, 이것이 상기도염 등이 발생했을 때 비정상적으로 증식해, 하기도로 잘못 넘어간 것이 폐렴의 주된 원인이 된다고 생각된다. 따라서 이러한 폐렴의 대부분은 비염, 인두염 등의 감기 증상이 선행한다. 일반세균은 비말감염하는 것이 드물어서 격리대상이 아니지만, 미코플라스마(*mycoplasma*)나 인플루엔자(*influenza*)는 비말감염을 하므로, 격리 등의 대응이 필요하기도 한다.

Memo
호흡기는 코안(비강), 인두, 후두, 기관, 기관지, 세기관지, 허파꽈리(폐포)로 되어 있으며, 이 순서로 바깥 공기를 받아들인다. 염증이 가장 안쪽의 폐포영역에 미치면 폐렴이 되며, 그 원인에는 감염성과 비감염성이 있다. 빈도는 전자가 압도적으로 많으며 환자의 배경으로 시중폐렴과 원내폐렴으로 나뉘는데 원인이나 약의 선택이 다르므로, 여기에서는 빈도가 높은 감염성에 대해서 살펴보기로 한다.

✚ 어떠한 증상이 나타나는가?

원인이 되는 미생물이나 염증부위에 따라 증상이 다르지만, 대부분의 경우는 콧물, 인두통 등의 상기도염증 증상이 선행하고, 그 후 기침·가래·발열 등이 나타나며, 중증화되면 호흡곤란과 의식장애가 일어난다. 일반세균이 원인인 경우, 가래가 농성이 되지만 미코플라스마의 경우는 가래가 적다는 특징이 있다. 염증이 가슴막(흉막)에 파급되면 가슴통증이 나타난다.

✚ 어떠한 징후가 있는가?

청진소견에서 거품소리(수포음) 등의 단속성 수포음이 청취되는 경우는 기도내 분비물이 있다는 것을 나타내며, 호흡음이 감소하는 경우는 폐 실질에 염증이 퍼지고 있다는 것을 나타낸다.

검사의 포인트

1. 혈액검사

혈액검사에서는 염증의 유무나 정도를 보는 염증반응과 합병증의 유무를 보는 일반검사가 있다*1. 당뇨병, 콩팥장애나 탈수, 빈혈 등이 있으면 폐렴이 쉽게 중증화되기 때문에 주의하며, 각각에 대한 치료가 필요하다.

백혈구는 가장 빨리 상승하지만 개선되었을 경우에 내려가는 것도 빠른 것이 특징이지만, 고령자는 상승하지 않는 경우가 적지 않다. 한편, C-반응성 단백질(C-Reactive Protein, CRP)은 대부분의 환자에서 상승하므로 염증 정도를 보는 데는 좋지만, 상승이 약간 늦는 경우가 있다. 일반 검사는 간편하므로, 많은 경우에 기본검사로서 실시된다.

2. 흉부 X선 · 흉부 CT

흉부 단순 X선검사와 흉부 CT검사가 주로 실시되는데, 모두 폐렴 양상이 보인다.

*1
염증성 반응은 백혈구수, ESR(적혈구침강속도, erythrocyte sedimentation rate), CRP 등에서 모두 염증이 있으면 수치가 상승한다. 일반검사로서 혈당치나 BUN, Cr 등의 콩팥기능, Hb, 간기능 등의 검사도 실시한다.

X선 검사는 CT보다 간편하며, 폐렴 외에 심장기능상실(심부전)이나 공기가슴증(기흉)의 유무 등의 정보도 얻을 수 있다. CT는 정밀도가 높아서 결핵이나 폐암의 감별능력이 뛰어나다. X선 검사는 심장이나 혈관 그림자에 가려져 있는 부분의 폐렴을 놓치는 경우가 있다. 한편 CT는 비용이 많이 들고, 방사능 노출량이 단순 X선검사보다 높은 것이 단점이다.

3. 미생물 검사(표 1)

모두 폐렴의 원인을 밝히기 위한 검사이다.

표1 미생물 검사

	장점과 단점	검사의 포인트
가래 검사	구강 내의 세균에 의한 오염이므로, 세균이 검출되어도 원인균이라고는 말할 수 없다. 또 세균이 검출되지 않아도 세균성 폐렴을 부정할 수 없다.	항균제 투여를 시작하면 양성률이 내려가므로, 가능한 한 치료 전에 검체를 채취하는 것이 좋다.
혈액 배양	기본적으로 무균이므로, 세균이 검출되면 원인의 하나라고 생각된다. 약물 감수성 결과를 보고 효과적인 항균제를 선택할 수 있다. 결과가 나오는데 며칠이 걸린다. 피부 소독이 불충분하면 피부의 상재균이 검출되는 경우가 있어, 음성이라도 세균성 폐렴은 부정할 수 없다.	
요중항원*2	수십 분만에 결과가 나오므로 결과를 보고 항균제를 선택할 수 있다. 음성이라도 이환은 부정할 수 없다.	
인플루엔자 항원*3	신속하게 결과가 나오지만, 음성이라도 이환되었다는 것은 부정할 수 없다.	양성은 격리할 필요가 있으며, 유행기에는 입원 전 확인이 바람직하다.
항체검사*4	검사결과는 질환이 치유될 무렵이 되어서야 알 수 있다.	

*2
폐렴구균과 레지오넬라의 소변 속 항원을 측정하는 신속 용구세트가 있다.

*3
코안 면봉채취법(swab)으로 인플루엔자의 유무를 검출하는 신속 용구세트가 널리 사용되고 있다.

*4
미코플라스마나 클라미디아의 항체검사가 흔히 사용되고 있다.

치료의 포인트

검사에 시간을 들이는 것보다는 조속히 치료를 시작하는 것이 예후가 좋아지므로, 경험적으로 원인균을 추정해 치료하는 것이 일반적이다. 경증이라면 일반세균인지 비전형균인지를 구별해 치료하는 것을 추천하며, 중증이면 폐렴구균을 포함하여 넓은 범위에서 미생물에 효과가 있는 약제로 강력하게 치료하는 것을 추천한다.

1. 약물요법

대부분의 폐렴은 항균제 점적으로 현저하게 좋아진다. 효과가 없는 경우는 결핵, 레지오넬라 폐렴, 내성균 등의 특수한 세균이나 비감염성 폐렴의 가능성을 고려해 약제를 변경하거나 다른 검사를 진행한다.

페니실린계, 세펨계, 칼바페넴계 등의 세균의 세포벽합성 저해제는 일반 세균에는 효과가 있지만, 세포벽이 없는 미코플라스마 등의 비전형균에는 효과가 없다. 또한 마크롤라이드계 약제는 일반세균, 비전형균 어느 것에나 효과가 있지만, 최근에는 일반 세균에 대한 내성화가 진행되고 있다. 뉴퀴놀론계 약제도 일반 세균, 비전형균 어느 것에나 효과가 있다. 내복약으로도 효과가 높기 때문에 외래에서 많이 사용되지만, 소아에게는 안전성 문제가 있어 거의 사용되지 않는다. 간질환자는 경련을 유발하는 경우가 있으므로 주의한다. 또, 어느 항균제도 약진 등 알레르기 반응이 일어날 수 있으며, 드물게 쇼크를 일으키기도 하므로 처음 사용할 때는 특히 주의해야 한다.

장점과 단점

일반 세균과 비전형균, 모두에 효과가 있는 약제나 약의 조합은 치료에 실패할 확률이 적기 때문에 중증의 예에서는 특히 추천하고 있다. 그러나 항균제의 남용은 내성균의 원인이 되므로 적절한 사용이 요구된다.

표2 A-DROP 시스템

〈사용하는 지표〉

① 남성 70세 이상, 여성 75세 이상
② BUN 21mg/dL 이상 또는 탈수 있음
③ SpO_2[*5] 90% 이하(PaO_2 60Torr 이하)
④ 의식장애
⑤ 혈압(수축기) 90mmHg 이하

〈중증도 분류와 치료 장소와의 관계〉

경증	상기 5항목 모두를 만족시키지 않는 경우	외래치료
중등도	상기 항목 중 1가지 또는 2가지가 있는 경우	외래 또는 입원
중증	상기 항목 중 3가지가 있는 경우	입원 치료
초중증	상기 항목 중 4가지 또는 5가지가 있는 경우	ICU 입원

※ 다만, 쇼크가 있으면 1가지만 있는 경우라도 초중증으로 취급한다.

*5
SpO_2는 호흡부전의 지표이지만, 호흡상태나 호흡수도 중요한 지표이다. 호흡수가 30 이상이면 중증 징조의 하나이다.

Doctor의 조언

간호의 요령

① 중증도의 평가

중증의 경우일수록 자주 관찰하고 주의해야 한다. 중증도의 평가법으로서 가이드 라인에서는 A-DROP 시스템(표 2)을 사용하고 있다. 호흡기, 순환기, 당뇨병 등의 합병증은 예후불량의 위험인자가 되기 때문에 병력을 물을 때 반드시 확인한다.

② 점적 시의 주의

입원환자는 항균제의 수액주입을 행하는 것이 거의 대부분이다. 극히 드물게 쇼크를 일으키는 경우가 있으므로, 점적을 시작하기 전에 약물 알레르기의 병력이 없는지 확인하고, 최초 5분 정도는 점액이 떨어지는 속도를 늦추고 옆에 있거나 자주 관찰해야 한다. 점적 중에는 기분상태나 피진, 아나필락시스의 증상 유무를 관찰해야 한다*6.

*6
최근에는 PK/PD 이론이라고 불리는, 약의 혈중 농도나 살균 기전을 고려한 투여법이 추천되고 있다. 그 때문에 의사가 점적 회수와 시각, 1회의 점적에 걸리는 시간 등을 상세하게 지시하는 경우가 있다. 업무 속에서 모든 것을 지시대로 실행하기 어려운 경우에는 중증 환자를 중심으로 가능한 한 최적의 투여가 되도록 의사와 상담하기 바란다.

③ 검사

빨리 치료를 시작하는 것이 좋으므로 검사는 신속하게 실시한다. 가래검사에서는 가래가 나오지 않는 경우도 있다. 이러한 경우에는 주치의와 상담해 치료를 선행시키기 바란다. 치료 개시 후에도 결핵균 등의 특수한 세균은 항균제의 영향을 잘 받지 않기 때문에 검사하는 의미가 있다.

④ 증상 완화를 위한 치료

발열에는 차게 하는 방법과 해열제의 사용이 있고, 기침에 대해서는 진해제 등이 있다. 적당히 사용하여 증상을 완화시켜야 한다.

이럴 때는 의사에게 상담!

호흡부전이나 의식장애가 있는 중증의 예에서는 적절히 경과를 보고하면서 주의해서 지켜보아야 한다. 정맥 점적 주입 개시 후 피진이 나타나거나 기분이 언짢아지는 것은 심각한 부작용의 징조가 되는 경우가 있으므로, 곧바로 수액 점적을 중지하고 신속하게 의사에게 상담하기 바란다.

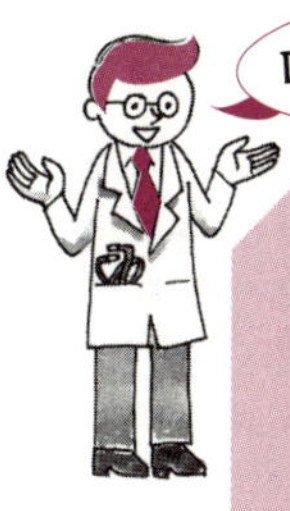

Doctor의 한마디

대부분의 폐렴은 빨리 개선되므로 어느덧 징후가 없어지기 쉽지만, 만일 호흡부전이 진행되거나 증상이 개선되지 않는 경우에는 주의가 필요하다. 간단히 치유되지 않는 특수한 경우가 있다는 것을 염두에 두고 방심하지 말고 대응하기 바란다.

02. 폐결핵
pulmonary tuberculosis

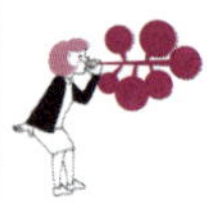

질환의 개요

✚ 어떠한 병인가?

폐결핵은 결핵균의 감염에 의해 발병하는 감염증이다. 감염양식은 비말감염이 아니며 기침으로 흩어져 날아간 비말의 수분이 증발하고 비말핵이 된 것을 들이마심으로써 감염되는 비말핵감염이다[*1].

결핵에 감염되면 약 10%가 반년~2년 사이에 발병한다고 알려져 있다. 또 약 10%는 수십년을 거쳐서 면역력이 저하했을 때에 발병하지만, 나머지 80%는 발병하지 않고 평생을 보내기도 한다고 한다. 감염 후에는 주위에 면역세포가 모여들어 육아종이라고 불리는 결절성 병변이 형성된다. 결절의 중심부가 융해되어 내용물이 핵출되면, 공동병변이 되는 것이다. 그 때, 융해된 괴사물질 속에는 결핵균이 다수 존재하므로 이것이 기도를 통해 분산되어 병소의 확대를 일으키고, 동시에 공중으로도 퍼져 다른 사람에게 감염을 일으킨다. 즉, 공동병변이 있으면 감염성이 높다고 판단한다.

✚ 어떠한 증상이 나타나는가?

초기에는 무증상이며, 점차 기침, 가래, 미열이 나타나게 된다. 길어지는 기침은 결핵의 징조라고 생각할 필요가 있다. 비교적 전신증상이 많지 않은 것도 특징인데, 이것이 발견이 늦

Memo
50년쯤 전, 폐결핵은 "국민병", "망국병" 이라고 하며 두려워했지만, 유효 약제의 개발이나 거국적인 예방과 치료로 대처한 것이 성공을 거두어 사망률이 100분의 1 이하로 격감했다. 그러나, 현재도 이환률은 인구 10만명 당 약 20명으로, 일상적으로 볼 수 있는 중요한 질환이다. 폐의 감염증이라고 하는 점에서 폐렴의 하나이지만, 잠복기가 길고 발병 후에는 만성으로 경과하며, 치료기간이 길고, 병태가 다양하다는 점, 그리고 유효 약제의 특수성 등은 다른 폐렴과 다른 점이다.

*1
비말과 같이 큰 입자는 결핵균의 감염이 이루어지는 말초기도까지 입자가 도달하지 않지만, 비말핵은 말초기도까지 도달한다.

어지는 원인이 되고 있다. 진행하면 발열, 피로감, 체중감소 등이 나타난다.

✚ 어떠한 징후가 있는가?

청진에서 거품소리(수포음, rale)를 들을 수 있는 경우도 있지만, 정상적인 경우도 적지 않다.

검사의 포인트

1. 흉부 X선, 흉부 CT

흉부 X선검사는 최초로 결핵을 의심하는 검사이다. 기침이나 가래 등의 증상이 있거나 건강진단의 흉부 뢴트겐사진에서 결핵을 의심하는 음영이 있으면, 흉부 CT로 음영의 성질과 상태를 자세하게 조사한다. 결핵의 80~90%는 특징적인 소견을 나타내므로, 영상만으로 결핵으로 진단하는 경우도 적지는 않다. 그러나 10~20%는 폐렴이나 폐암과의 구별이 어렵기 때문에 주의가 필요하다. 영상에서 결핵병변이 확인되면 결핵이 발병했다고 생각할 수 있으므로 치료가 필요하다.

흉부 X선은 간편해서 선별검사나 경과를 보는 데는 적합하지만, 영상의 정밀도가 낮은 것이 단점이다. CT는 정밀도가 높아, 영상을 이용한 결핵진단의 정밀도가 현저하게 향상되었다. 그러나 10~20% 정도는 폐렴이나 폐암과의 구별이 곤란한 환자가 있다는 것을 염두에 두어야 한다. "폐렴으로 치료를 하고 있었는데 결핵이어서 배균했다"라는 증례도 있으므로 주의하기 바란다.

2. 세균검사

결핵균이 증명되면 결핵으로 진단을 확정할 수 있다. 검체의 종류로 나누면, 뱉은 가래, 위액, 흡인된 가래, 기관지경 세척액 · 찰과진이 있다. 또 검사방법으로 나누면 도말, 배양, 유전자검사(PCR)가 있다.

① 도말검사

현미경으로 결핵균을 직접 관찰하는 검사로, 양성이면 균량이 많은 것을 의미한다. 3일 연속 검출한 가래의 도말검사 결과가 모두 음성이면 감염성이 낮다고 판단한다. 그러나 1회라도 양성이 나오면 감염성이 높다고 판단되며, 입원을 권고할 대상이 된다. 가래가 나오지 않는 경우에는, 위액, 흡인된 가래, 기관지경 세척액 · 찰과진을 해서 검사를 실시한다. 이러한 검체도 결핵의 진단에는 효과가 있다. 그러나 결핵균과 비결핵성 항산균과의 구별이 되지 않는다. 비결핵성 항산균증의 경우는 사람에게서 다른 사람에게로 감염되지 않고, 치료도 조금 다르므로 양성의 경우는 PCR를 추가해 양자를 구별한다. 또, 사균이라도 양성이 되기 때문에, 치료 후에 양성이라도 배양이 음성이면 죽은 세균이라고 판단해 감염성은 없다고 생각할 수 있다.

② 배양검사

감도가 높은 검사로, 결핵균을 확정할 수 있다. 약제감수성을 알 수 있으므로 약제 선택에 중요한 정보가 된다. 결핵균과 비결핵성 항산균을 구별할 수 있지만, 결과가 나올 때까지는 2개월 정도 걸린다.

③ PCR 검사

감도가 높은 검사로, 결핵균을 확정할 수 있다. 며칠 만에 결과가 나오므로 조기진단에 효과적이다. 사균이라도 양성이 되므로, 치료 후에 양성이라도 배양이 음성이면 죽은 세균이라고 판단해, 감염성이 없다고 생각한다.

3. 투베르쿨린 반응, 퀀티페론(Quantiferon : QFT)

두 가지 모두 결핵에 감염되어 있는지를 판정하는 유일한 검사이지만, 감염되고 나서 양성이 되기까지 약 2개월 간의 윈도우 기간(Window period)[*2]이 있다. 그러나 언제 감염되었는지 시기는 구별할 수 없다.

① 투베르쿨린 반응

투베르쿨린액은 결핵균에서 추출한 것으로, 이것을 0.1ml 피내에 주입해 48~72시간 후에 발적과 경결의 지름을 측정한다.

② QFT

결핵균에서 BCG에 없는 특이항원으로서 전체 혈액을 자극하여 T세포로부터 생성되는 인터페론 γ를 측정하는 혈액검사이다. 투베르쿨린 반응과 달리, 예방접종 BCG로 양성이 되지 않기 때문에 진단 가치가 높다고 말할 수 있다. 양성인 경우는 결핵에 감염되어 있다고 판단하지만, 발병은 아니라는 점을 오해하지 않기 바란다.

4. 기관지경

폐암이나 폐렴과의 감별진단에 유용하다. 병소 부분의 검체를 채취할 수 있으므로 감도가 높다는 장점이 있으나, 침습적인 검사로 환자의 부담이 큰 것이 단점이다. 또, 검사 때 시술자가 감염될 위험도 높기 때문에, 영상에서 결핵이 분명하거나 다른 방법으로 결핵균이 증명되었을 경우에는 실시하지 않는 것이 일반적이다.

*2
감염되고 나서 한 동안, 검사를 행해도 양성으로 나타나지 않는 기간

5. 기타 검사

필요에 따라 일반 혈액검사, 시력, 청력검사를 실시한다.

혈액검사는 당뇨병의 유무나 염증반응의 확인, 간질환 등, 약의 부작용 유무를 확인하기 위해 정기적으로 실시한다. 시력검사는 에탐부톨(ethambutol)에 의한 시력장애의 확인을 위해, 그리고 청력검사는 스트렙토마이신(streptomycin)에 의한 청력장애의 확인을 위해 적절히 실시한다.

치료의 포인트

1. 약물치료

표준적인 치료에는 리팜피신(rifampicin), 이소니아지드(isoniazid), 에탐부톨(ethambutol), 피라진아마이드(pyrazinamide)의 4가지 약제를 사용한다. 피라진아마이드는 최초의 2개월간만 경구투여하고[*3], 피라진아마이드 이외의 3약제는 6개월간 경구투여한다. 당뇨병이 있는 경우나 내성균 경우에는 치료기간을 연장한다.

결핵환자와 접촉하여 QFT 등으로 감염된 것을 안 사람에게는 이소니아지드 단제를 6개월간 내복하는 예방투약이라고 하는 방법이 있어서, 발병률이 3분의 1 정도로 줄어든다고 알려져 있다. 감염 후 2년이 지나면 발병위험이 적어지므로, 최근 감염이 의심되는 경우에 고려한다.

약을 복용할 수만 있다면 결핵의 대부분은 치유되므로, 복약지도가 특히 중요하다. 확실히 복용하게 하고 또 부작용을 조기에 발견하도록 신경쓰기 바란다. 약을 복용하기 시작하면 감염성도 급속히 사라진다.

*3
최초의 2개월은 에탐부톨 대신에 스트렙토마이신을 사용하는 경우도 있다.

장점과 단점

경구투약으로 치유하는 것이 대부분이며, 이전과 같이 외과적인 수술요법이 필요한 경우는 거의 없어졌다. 그러나 약을 복용하지 않으면 치유되지 못한다. 약을 복용하지 못하는 이유에는 순응도(compliance)가 나빠서 경구투약이 불충분한 경우와 부작용으로 인해 경구투약할 수 없는 경우가 있다. 전자에 대해서는 DOTS*4가 효과가 있다고 알려져 있다. 외래에서는 실시하기 곤란하지만, 입원 중에 실시할 수 있는 시설이 증가하고 있다.

부작용에는 피진, 간장애, 위장장애, 말초신경염, 시력이상, 관절증상, 콩팥증상, 청력장애, 조혈장애 등이 있다. 빈도가 높은 것은 피진과 간장애이며, 특정 약제와의 관련성이 심한 것은 에탐부톨에 의한 시신경염, 스트렙토마이신에 의한 청력장애 등이다. 또 리팜피신, 피라진아마이드에 의한 위장증상도 빈도가 높지만, 식후에 복약하는 등의 조치를 하여 중지하지 않고 투약할 수 있는 경우도 있다. 부작용이 나타났을 경우는, 원칙적으로 일단 투약을 중지하였다가 회복을 기다려 하나의 약제씩 재개한다. 이렇게 하면 어떤 약으로 부작용이 나타났는지 확인할 수 있음과 동시에, 소량으로 시작함으로써 부작용의 발현을 억제하여 투약할 수 있게 되기도 한다.

*4
directly observed therapy short course
환자가 약을 복용하는 것을 의료진이 매번 확인하여, 확실하게 투약되도록 하는 방법

Doctor의 조언

간호의 요령

결핵으로 진단을 받은 사람이나 입원 중인 환자로서 균이 검출되고 있는 경우에는 격리가 필요하다. 결핵진단은 환자

에게 있어서는 쇼크인 경우가 많아, 격리되는 것이나 결핵병동이 있는 시설로 보내지는 것에 불안을 느끼는 경우가 적지 않다. 이런 때에는 의료진의 무심한 말 한 마디에 상처를 입기도 하므로, 격리의 필요성이나 마스크 착용에 대해 설명할 때에는 충분한 배려를 해주어야 한다.

일정 기간 투약하면 치유된다는 것을 설명하여 안심시키는 것과 동시에, 불충분한 투약은 내성균의 원인이 되어, 치유가 어렵게 되는 경우가 있다는 것도 설명하기 바란다. 제대로 투약을 하고 있는지, 항상 확인하는 것도 잊어서는 안 된다.

Memo
감염병 예방법에서 결핵은 제3군 감염병으로 분류되어, 진단 후 즉시 보건소장에게 신고하게 되어 있다.

이럴 때는 의사에게 상담 !

투약이 불충분한 경우는 이유를 자세히 물어본다. 약에 대한 불안, 부작용, 복용하는 것을 잊어버렸다는 등의 이유가 있으면 의사에게 상담한다. 충분히 설명해 불안을 해소시키거나 투약하는 방법을 궁리하여, 확실하게 투약할 수 있도록 도와주어야 한다. 또한 결핵은 감염병이므로 원내감염 대책이 필요하다. 의사와 자주 상담하여, 다음 대책을 취해 주기 바란다.

기본은 결핵환자의 조기진단, 격리, 조기치료이다. 외래에서 결핵이 의심되는 환자는 곧바로 마스크를 착용시키고, 기침을 할 경우에는 타올 등으로 입을 누르도록 지도해야 한다. 신속하게 가래검사를 하고, 우선진료(triage, 질환자의 분류)를 실시한다. 가래검사는 가래를 채취하는 부스(booth)를 사용하는 것이 바람직하지만, 그것이 무리한 경우에는 환기가 잘되는 격리된 방을 이용한다. 환자에게 접촉하는 사람은 N95 마스크의 착용이 추천되고 있다. 소독은 끓는 물에 10분 이상 또는 고압증기멸균하며 부착물은 에탄올로 닦아낼 것을 권하고 있다. 자외선 쐬기도 효과가 있다.

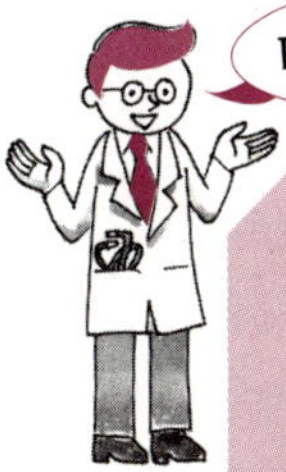

Doctor의 한마디

결핵은 감염병이어서 무섭다는 이미지가 있을 지도 모른다. 그러나 감염양식, 발병과 감염의 차이를 잘 이해한다면 무서운 병이 결코 아니다.

결핵을 "죽음에 이르는 병"으로서 무서워했던 50년 전의 기억 때문에 아직도 오해와 편견을 가지고 있는 환자가 있다.

특히 감염과 발병의 차이나 감염성의 유무에 대해 충분한 설명을 해 주기 바란다.

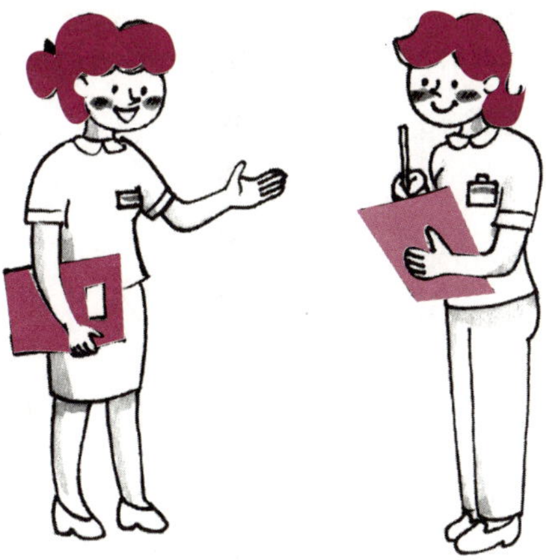

03. 폐기종
emphysema

질환의 개요

어떠한 병인가?

폐기종(emphysema)은 환기기능에 폐쇄성 장애를 나타내는 병의 총칭으로, 만성 폐기종과 만성 기관지염 등을 들 수 있다. 주로 흡연이 원인이 되어, 폐가 서서히 장애를 받는 만성적인 병이다. 또 담배에 국한되지 않고 유독한 입자나 가스 흡입으로도 발생하지만, 일본에서는 담배가 차지하는 비율이 압도적으로 높아 흡연자의 병이라고 할 수 있다. 그러나 흡연자 모두가 발병하는 것은 아니며, 발병률은 흡연자의 10~20%라고 알려져 있으며, 흡연과 더불어 유전요인이나 어떤 종류의 기도감염 등이 관여한다고 생각되고 있다.

병리학적으로는 기도병변과 허파꽈리(폐포)의 파괴가 주된 병변이다. 각각 환기와 확산기능 저하가 원인이 되어 숨이 차는 증상이 초래된다. 흉부 X선 사진이나 흉부 CT로 폐의 과잉팽창이나 허파꽈리의 파괴 등이 보이는 경우는 폐기종이라고도 한다. 증상이나 치료 모두 기관지천식과 겹치는 부분이 많으므로, 「기관지천식」(p.100) 항목과 비교해서 읽으면 이해하기 쉬울 것이다.

어떠한 증상이 나타나는가?

처음에는 무증상이지만 병이 진행되면 계단이나 비탈길을

오를 때 숨이 차게 된다. 또한 감기 등을 계기로 기침, 가래, 천명(쌕쌕 · 휴우휴우)이나 힘이 들 때 호흡곤란*1 등의 증상이 현저해져, 병원에서 진찰을 받고 진단이 되는 경우도 있다. 또한 담배를 계속 피우면 진행되어 안정 시에도 호흡곤란을 초래하게 되고, 산소흡입이 일상적으로 필요하게 되기도 한다. 대부분이 흡연자이므로 현재와 과거의 흡연에 대해서 반드시 물어본다.

*1
"계단을 오를 수 없다" "계단이나 비탈길을 오를 때 숨이 가쁘다" 등에 해당되면 힘든 일을 할 때 호흡곤란이 있다. "움직일 때 숨쉬기가 힘들다"에 해당되면 중증일 가능성이 있다.

어떠한 징후가 있는가?

청진에서 호흡음이 감소하고 날숨(호기)이 연장되는 것을 볼 수 있다. 천명을 청취하는 경우도 있다. 중증의 예에서는 시진에서 폐의 과다팽창을 나타내는 소견으로, 가슴우리(흉곽)의 앞뒤 지름이 증가하여 맥주통 모양 가슴우리가 되거나, 입을 오므리고 호흡을 하는 경우가 있다. 어떤 징후도 어느 정도 중증이 되지 않으면 볼 수 없다.

검사의 포인트

환기억제를 진단하는 호흡기능검사와 허파꽈리의 파괴나 폐의 과다팽창을 진단하는 영상검사가 필수이다. 산소포화도(SpO_2)의 측정은 간단하게 할 수 있기 때문에, 일상적으로 점검해서 저산소혈증의 유무를 확인한다. 이와 함께 운동부하검사(6분간 보행검사 등), 호흡부전을 평가하는 동맥혈 가스분석, 폐성심장 평가를 위한 심장초음파 검사 등을 실시하여 치료방침을 결정한다.

1. 호흡기능검사

① 폐활량 측정법(spirometry)

기류제한을 평가하는 검사로, 폐기종(Emphysema)을 진단하는 데 있어서의 필수적 검사이다. 1초율*2($FEV_{1.0}\%$)과 %1초량(% $FEV_{1.0}$)을 진단·중증의 평가에 사용한다. 1초율이 70% 미만을 폐쇄성 장애라고 하는데, 이것은 기류제한이 있다는 것을 의미하고 폐기종 진단의 필요조건이 된다. %1초량은 환자의 1초량을 같은 성별과 나이, 같은 신장의 정상인의 평균과 비교해 퍼센트로 표시한 것으로, 폐기종의 중증도 분류에 사용한다(그림 1). 또, 유량용량곡선(flow volume curve)도 아래에 볼록하게 튀어나온 특징적인 커브를 하고 있으므로, 검사결과를 보는 데 좋다. 천식과의 차이는 수치의 변동이 적고 항상 폐쇄성 장애가 나타나는 것이다. 다만, 기관지확장제 복용 전후로 가역성을 보면 12% 이상의 개선이 보이는 경우도 적지 않기 때문에, 가역성 유무만으로 천식과 구별하는 것은 어려우므로 병력과 영상을 종합해서 진단한다.

*2
가득 숨을 들이마셨다가 단번에 토해낼 때의 폐활량을 노력폐활량(FVC)이라고 하며, 그 가운데 최초 1초간에 내뱉는 양을 1초량($FEV_{1.0}$)이라고 한다. 1초율($FEV_{1.0}\%$)은 1초량을 노력폐활량으로 나눈 것으로 퍼센트로 표시한다.

그림1 안정기 폐기종의 관리

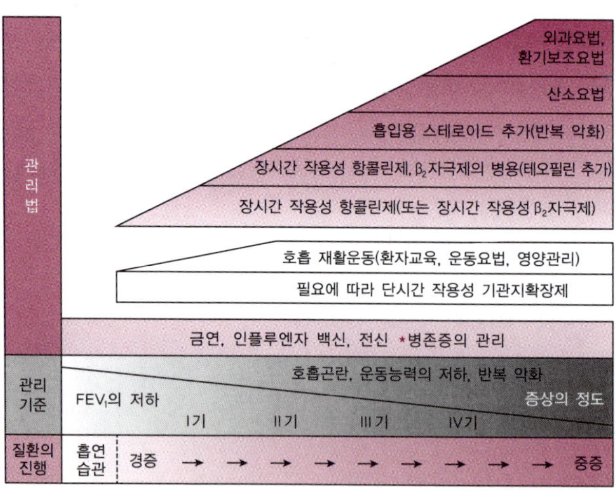

폐활량 측정법(spirometry)은 환기억제를 보는 간편하고 표준적인 검사이다. 무증상인 시기에도 이상이 나타나므로 감도가 높은 검사라고 할 수 있다. 그러나 기계조작(maneuver)의 영향을 받기 쉬워, 처음 검사하는 사람은 여러 차례 실시해 가장 좋은 값을 취한다. 환자에게는 괴로운 검사이므로 환자의 모습을 보면서 실시한다.

② 잔기량의 측정과 CO 확산기능(DLCO*3)

폐의 과잉팽창을 반영하는 잔기량과 허파꽈리의 파괴를 반영하는 확산기능은 보통의 폐활량계로는 측정하지 못해, 각각 특수한 장치가 필요하다. 잔기량이란 숨을 다 내쉬었을 때 폐에 남아 있는 공기의 양으로서, 폐기종에서는 잔기량이 증가함으로써 폐가 과잉팽창이 된다. 허파꽈리로부터 폐모세혈관으로 O_2나 CO_2가 이동(확산)할 때 허파꽈리의 파괴로 인해 장애를 받는다. DLCO는 CO가스를 사용하여 측정된 폐의 확산기능을 가리키는 지수로서, 폐기종에서는 저하되지만 같은 폐쇄성 장애라도 천식에서는 저하되지 않는다.

폐기종의 특징을 잘 나타내는 검사이지만, 측정기기가 고가이므로 폐활량계처럼 어느 시설에서나 측정할 수 있는 것은 아니다.

*3
Pulmonary diffusion capacity of carbon monoxide

2. 흉부 X선 · CT

흉부 X선검사에서는 폐기종의 진단과 폐기종 외에 숨이 차서 헐떡이는 질환을 감별한다. 경증 예에서는 이상이 나타나지 않는 경우가 많지만, 중증 예에서는 가로막(횡격막)이 평탄하고 낮은 모습 등 특징적인 소견을 나타낸다.

흉부 CT에서는 허파꽈리가 파괴되어 공동(air cavity)이 확대된 모습이 폐영역의 저흡수영역으로서 확인할 수 있다. 특히 HRCT라고 불리는 영상은 분해능이 높아, 저흡수 영역의 묘사에 뛰어나다. CT치를 사용하면 함기가 많은 모습을 수치로서 볼 수가 있다.

X선은 비교적 간편하고 환자의 부담이 적으며, 결핵 후유증이나 폐섬유증 등 숨가쁜 증상을 초래하는 질환을 감별할 수 있다. 그러나 CT에 비해 정밀도가 떨어지므로 중증 예가 아니면 폐기종에서 특징적인 소견은 나타나지 않는다.

CT는 영상의 정밀도가 높아 폐기종 환자는 한 번쯤은 실시하고 싶은 검사이다. 다만 방사능 노출량이 단순 사진보다 많고 비용도 고가이기 때문에 선별검사에는 맞지 않아, 정밀검사에 많이 이용된다.

치료의 포인트

폐기종의 치료는 진행의 예방, 숨가쁜 증상의 개선, 급성 악화의 예방, 급성 악화 시의 치료, 그리고 더 중증인 예에서는 호흡부전의 치료가 된다. 그림 1에서 볼 수 있듯이, 복수의 치료를 중증도에 맞추고 단계적으로 늘려가는 것이 표준적이다.

1. 금연과 백신

금연을 하면 폐기종의 진행을 억제할 수 있다고 알려져 있다. 원래 흡연이 원인인 병이므로 금연을 해서 원인을 제거하는 것이 치료의 첫걸음이 된다. 또, 급성 악화를 예방하기 위한 백신도 유용하다. 현재 사용할 수 있는 백신은 인플루엔자 백신과 폐렴구균 백신의 2종류이다. 인플루엔자 백신은 연 1회 가을에 접종하는 것을 추천하고 있다. 폐렴구균 백신은 접종 회수가 일생에 한 번이라는 제한이 있으므로, 65세 이상인 사람들에게 접종을 추천하고 있다. 금연, 백신 접종 모두 경증에서부터 중증까지 모든 단계에서 추천된다.

장점과 단점

금연은 폐기종의 치료 가운데 유일한 원인요법이라고 할 수 있다. 그러나 니코틴의 강한 의존성 때문에 금연이 어렵다는 것이 문제이다. 인플루엔자 백신은 폐기종 환자의 사망률을 약 50% 줄인다고 알려져 있다. 폐렴구균 백신도 폐기종 환자의 폐렴 발생을 억누르는 효과가 있다. 모두 국소의 발적이나 종창 등의 이차적 반응이 있지만 심각한 부작용이 생기는 경우는 드물다.

2. 약물요법

기관지확장제는 폐기종에서 숨이 차게 되는 원인인 환기부족을 개선하여 증상을 완화한다. 작용기전으로 항콜린작용제, β_2 자극제, 테오피린 제제, 그리고 또 작용시간으로 단시간 작용형과 장시간 작용형으로 분류된다. 경증의 예에서는 단시간 작용형의 테르시간(Tersigan)®, 아트로벤트(atrovent)® 등의 항콜린 작용제나 설타놀(sultanol)®, 메프틴(meptin)® 등의 β_2 자극제의 1회 복용이 추천되고 있으며, 중등도 이상에서는 장시간 작용형의 약이 추천되고 있다.

특히 장시간형 항콜린작용제(스피리바®)는 효과가 높지만, 녹내장이나 배뇨장애가 있는 전립샘비대증 환자는 사용할 수 없기 때문에 주의가 필요하다*4. 양자에게 상승시키는 효과가 있으므로, 중증의 경우에는 병용하는 경우가 많다.

흡입 스테로이드는 급성 악화의 빈도를 줄이는 효과가 있어, 중증의 경우 급성 악화가 반복되는 경우에 추가한다. 장시간형 β_2 자극제와의 합제(아드에아, adoair®)도 많이 사용된다. 스테로이드의 전신 투여는 급성 악화 시에 중증화를 막는 효과가 있으나, 항균제 등과 함께 단기간 사용한다.

*4
대신에 장시간 작용형 β_2 자극제(세레벤트®)를 사용한다.

장점과 단점

숨이 차는 증상을 개선해 환자의 삶의 질(QOL)을 높인다. 원인요법은 아니고 대증요법이므로, 치료를 중지하면 증상이 다시 나타난다. 치료는 지속적으로 해야 한다.

3. 호흡기능의 재활요법

호흡기능의 재활요법에는 다음과 같은 것을 들 수 있다.

① 호흡법

입을 오므리고 하는 호흡이나 복식호흡에 대한 지도를 한다.

② 저산소혈증을 초래하지 않는 동작의 지도

호흡에 맞춘 동작, 즉 일정한 리듬의 호흡을 할 수 있는 범위에서 동작을 느리게 하거나 쉬도록 지도한다.

③ 가래 배출법의 지도

체위 배출(drainage), 작고 강한 호흡을 반복해서 가래를 밀어 낸 후, 기침을 해서 가래를 뱉어내는 방법, 진동에 의해서 가래를 움직이는 가래배출 보조기구 등이 있다.

④ 근력강화와 지구력 강화를 위한 운동요법

호흡기능 재활요법의 중심이 된다. 산책 등의 보행이나 에르고미터(ergo meter) 등을 이용한 다리운동은 효과가 높아 가장 추천이 되고 있는 운동이다. 여기에 팔의 근력훈련을 추가하면 더욱 효과적이다. 중증인 경우에는, 갑자기 운동을 시작할 것이 아니라 컨디션 조절을 위해 스트레칭 등을 포함한 호흡체조부터 시작하는 것이 좋다.

⑤ 재활훈련을 통해 적극적인 마음을 이끌어 낸다

환자는 자칫 비관적이 되기 때문에, 간호사가 재활훈련을 통해 적극적인 마음을 이끌어내 주는 것이 중요하다.

장점과 단점

약물요법으로 추가 효과를 기대할 수 있으며, 계속해서 정기적으로 시행해야 한다. 일상생활 속에서 운동요법을 꾸준히 실천하는 환자도 있지만, 계속하기 어려운 경우도 적지 않으므로 계속 유지할 수 있게 도와주는 것이 중요하다.

4. 산소요법

만성적으로 저산소혈증을 나타내는 환자에게 재택 산소흡입요법을 도입하면, 생존 기간의 연장, 삶의 질(QOL)의 개선, 운동수용능력의 개선, 입원횟수의 감소 등의 효과가 나타난다. 적응기준은 PaO_2가 55Torr 이하 또는 56~60Torr이며, 수면 시나 운동 시에 현저하게 저산소혈증을 나타내는 사람, 또는 폐고혈압이 합병된 사람이다*5.

장점과 단점

숨찬 증상에 대한 개선효과가 높아 예후 개선에 효과가 높은 치료법이지만 의료비가 비싸진다는 단점이 있다.

5. 환기 보조요법

기관절개하 침습적 양압환기요법(TPPV)과 비침습적 양압환기요법(NPPV)이 있지만, 최근에는 후자의 진보가 현저하여 NPPV가 급성기에도 만성기에도 제1선택으로서 사용되는 경우가 증가하고 있다.

장점과 단점

NPPV는 환자의 부담이 적고, 시작할 때나 중단할 때 삽관처럼 특별한 배려를 할 필요가 없다. 일시적으로 중단시키고 대화나 식사 등도 가능하다. 자발호흡이 안 되는 경우나 가래가 많은 경우는 NPPV로 관리하기가 어려우므로, 경과를 보고 효과가 없으면 삽관을 하여 인공호흡 관리로 변경해야 한다.

*5
대부분의 경우, PaO_2가 60Torr 이하인 환자는 운동 시나 수면 시에 PaO_2가 더욱 내려가므로, 실제로는 PaO_2가 60Torr 이하의 환자가 대상이라고 할 수 있다. 이것은 SaO_2 90%에 해당한다.

Doctor의 조언

간호의 요령(표 1)

표1 폐기종 환자의 관리

금연	흡연 유무를 항상 확인해, 흡연하고 있는 경우에는 금연의 중요성을 반복 설명해, 금연에 대한 동기부여를 한다. 경우에 따라, 보험적응의 금연 치료제에 대해 설명한다.
흡입약	기관지천식(p.100)과 마찬가지로 MDI기구 조작이 중요하다. 약물을 잘 흡인하고 있는지 확인한다.
산소포화도 측정	안정 시뿐만 아니라 동작 중이나 그 직후에도 측정해, 움직였을 때의 저산소혈증을 관찰한다*.
감염예방	기도감염이 급성 악화의 가장 큰 원인이므로, 감염예방이 중요하다(손씻기 · 양치질, 인플루엔자 유행기의 외출 삼가, 백신에 대한 설명, 악화 시의 징후를 지도해 빨리 진찰받도록 설명한다).
운동 시 호흡곤란	입을 오므린 상태에서의 호흡방법, 복식호흡, 동작을 느리게 하거나 쉬는 것 등을 지도한다.
산소요법	기기의 취급, 산소의 유량 등, 산소포화도를 보면서 확인한다.
NPPV	환자가 기기에 적응하는 것과 마스크 착용, 피부 트러블의 관찰 등이 중요하다. 도입 시에는 야간의 호흡상태나, 순응하고 있는지 등을 확실히 관찰한다.

※ SaO_2 90% 이하를 산소흡입의 기준이라고 생각해도 좋지만, SaO_2 수치만 볼 것이 아니라 호흡상태나 청색증(cyanosis)의 유무도 관찰하여 최종적으로 산소량을 조정할 필요가 있다.

이럴 때는 의사에게 상담 !

폐기종과 같은 만성 질환에서는 팀 의료에 대한 사고방식과 정보의 공유가 중요하다. 상세한 정보[*6]를 의사에게 보고하여 해결하는 방법을 환자와 함께 생각해야 한다. 폐활량 측정법이나 CT에서 폐기종에 특징적인 소견이 보이는 경우가 많으므로, 의사를 포함한 협의회 등에서 이러한 기회를 만드는 것도 좋을 것이다.

*6
'아직 담배를 피우고 있다', '흡입이 제대로 되지 않는다', '움직였을 때 SaO_2가 내려간다', 'NPPV가 수면 시에 동조하지 않는다' 등의 보고

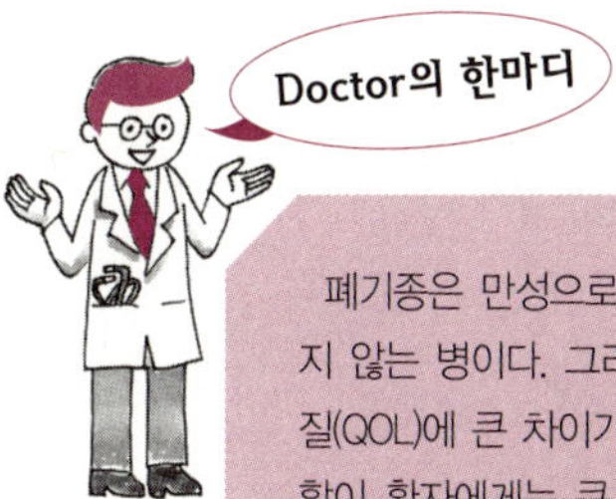

폐기종은 만성으로 진행하며 기본적으로는 좋아지지 않는 병이다. 그러나 관리하기에 따라 예후나 삶의 질(QOL)에 큰 차이가 나기 때문에 간호사 여러분의 역할이 환자에게는 큰 도움이 된다. 또 폐기종의 치료에서는 팀 의료가 중요하다. 의사, 간호사뿐만이 아니라, 물리치료사, 약제사, 영양사 등이 관여하고 또 환자 자신의 적극적인 치료 참가로 보다 좋은 의료를 제공할 수 있다. 팀 의료에서는 의사소통(communication)이 중요한데 의사들만으로는 현장에서의 상세한 조정은 무리이므로 간호사가 중심적인 역할을 하는 것이 좋은 팀 의료를 제공하는 데 열쇠가 된다. 이러한 것을 의식하고 적극적으로 임해주기 바란다.

04. 기관지천식
bronchial asthma

질환의 개요

✚ 어떠한 병인가?

천식발작은 기관지가 부어오르거나 수축하면서, 기관지의 내강이 좁아짐으로써 발생한다. 기관지가 부어오르는 것은 기도의 만성 염증의 결과로서, 그 원인의 일부는 진드기 등의 알레르기 유발물질에 대한 알레르기반응이라고 생각된다. 천식 환자는 건강한 사람이 반응하지 않는 미세한 자극으로 기도수축을 일으킨다(기도과민성 항진[*1]). 이것이 발작의 기전(mechanism)이며, 그 빈도나 정도는 다양하다[*2].

기관지 평활근이 수축하여 일어나는 발작은 평활근이 이완되면 신속하게 개선되지만, 만성화되면 기도점막이 비대해지고 기도평활근(airway smooth muscle)도 비대한 상태가 되어[기관지의 재형성(remodeling)], 쉽게 정상 상태로 돌아오지 않는다.

✚ 어떠한 증상이 나타나는가?

기침, 천식이나 호흡곤란 등이 발작성으로 일어난다. 완화되어 증상이 전혀 나타나지 않는 시기도 있지만, 감기, 과로, 운동, 항원과의 접촉 등을 계기로 발작이 일어난다. 중증화하면 일상적으로 호흡곤란이나 쌕쌕거림(천명, wheezing)을 동반하는 발작이 나타나며, 방치하면 큰 발작을 일으켜 생명과 관계되는 경우도 있다. 천식은 완치하기 어려운 병이지만, 치료

*1
알레르기 유발물질에 한정되지 않고, 담배연기나 차가운 공기 등의 비특이적 자극으로도 기관지 평활근의 수축이 일어난다.

*2
빈도는, 좀처럼 발작이 일어나지 사람부터 매일 일어나는 사람까지, 또 정도도 가벼운 것부터 호흡곤란이 심해서 저산소혈증을 초래하는 중증인 것까지 다양하다.

법의 발달로 관리를 잘 하면 지장 없이 일상생활을 할 수 있다. 그러나 만성화하면 조절하기 어려워진다. 환자 자신에게 적절한 관리방법을 이해시키는 것이 중요하므로, 의료진의 자세한 설명과 지도가 중요하다.

①~⑤와 같이 분류하면, 각각의 중증도나 특징을 쉽게 이해할 수 있을 것이다. 천식의 중증도(표 1)는 ①~④에 폐기능 검사 결과를 추가해 판정한다.

표1 성인 천식의 중증도

중증도		Step 1 경증 간헐형	Step 2 경증 지속형	Step 3 중등증 지속형	Step 4 중증 지속형
천식 증상 특징	빈도	주 1회 미만	주 1회 이상 매일은 아니다.	매일	매일
	강도	증상은 경도이며 짧다.	월 1회 이상 일상생활이나 수면을 방해할 수 있다.	주 1회 이상 일상생활이나 수면을 방해할 수 있다.	일상생활에 제한
				단시간 작용성 흡입 β_2 자극제가 거의 매일 필요	치료하는 중에도 종종 악화
	야간 증상	월 2회 미만	월 2회 이상	주 1회 이상	종종
PEF $FEV_{1.0}$	$\%FEV_{1.0}$ %PEF	80% 이상	80% 이상	60% 이상 80% 미만	60% 미만
	변동	20% 미만	20~30%	30% 이상	30% 이상

① 증상의 기간

월~년 단위로 긴 것이 특징이다. 기침이나 가래는 감기 등에서도 종종 볼 수 있지만, 오래 계속되는 경우는 천식의 가능성도 생각한다.

② 빈도

호흡곤란을 동반하는 발작이 어느 정도의 간격으로 일어나고 있는지를 나타낸다*3.

③ 증상의 강도

호흡곤란의 정도이다. 가슴이 답답함을 느끼는지, 움직일 수 있는지, 누울 수 있는지, 대화를 할 수 있는지 등을 기준으로 한다. 호흡곤란이 심하면 눕지도 못하고, 대화도 어려워진다.

④ 시간

천식 발작은 야간이나 새벽녘에 많아, 수면이 방해를 받는 경우가 종종 있다. 기침이나 발작으로 잠에서 깨어나는 경우에는 야간 증상이 있다고 판단한다.

⑤ 악화인자(표 2)

가장 빈도가 높은 것은 상기도 감염으로, 감기에 걸리면 발작이 일어나기 쉬워진다. 또, 고양이 등 알레르기 유발물질과의 접촉으로 발작이 유발되는 환자도 있다. 그 외 운동에 의한 운동유발 천식, 알코올에 의한 알코올유발 천식, 해열진통제에 의한 아스피린 천식 등이 있다. 악화인자를 아는 것은 앞으로의 발작 예방에 참고가 되므로 환자와 함께 기억해 두면 좋다.

또한 천식 환자의 80%에서 알레르기성 비염이 합병하며, 비염 환자의 15~30%에서 천식이 합병한다고 알려져 있다. 또 비염이 악화되면 천식도 악화되기 쉬우며, 반대로 천식이 악화되면 비염도 악화되기 쉬운 경향이 있다. 따라서 천식 환자에게는 콧물, 재채기, 코막힘 등 비염 증상의 유무를 물어, 비

*3
"발작은 주 몇 회 일어납니까", "기관지확장제를 주 몇 회 흡입하고 있습니까"라고 물으면 좋을 것이다.

염이 있으면 함께 치료하는 것이 중요하다.

✚ 어떠한 징후가 있는가?

발작 시에 호흡은 노력성으로 날숨(호기)이 길어지는 것을 알 수 있으며, 청진에서는 쌕쌕거리는(천명) 소리를 들을 수 있다. 대화를 할 수 있는지, 누울 수 있는지 등이 중증의 지표가 된다. 중증화하면 청색증(cyanosis)이 나타나며 산소흡입이 필요하다. 중증 발작으로 기도가 완전히 폐쇄되어 호흡음이 감소하는 것은 위험한 징후이므로 주의가 필요하다.

표2 천식 악화 물질

• 알레르기 유발물질	• 격한 감정 표현과 스트레스
• 대기오염(실내, 실외)	• 자극물질(연기, 냄새, 수증기 등)
• 호흡기 감염증	• 이산화유황
• 운동, 과환기	• 월경
• 흡연	• 임신
• 기상	• 비만
• 식품, 식품첨가물	• 알코올
• 약물	• 과로

검사의 포인트

1. 폐 기능검사

천식의 중증도 평가에도 사용되는 중요한 검사이다.

검사방법 실행조절 기능의 영향을 받기 쉬워, 처음으로 검사를 받는 사람인 경우에는 여러 차례 실시해 가장 좋은 수치를 기록한다*4. 경증 환자인 경우 비발작 시에는 기도의 협착은 나타나지 않기 때문에, 한 번의 검사로 천식을 판단하기는 어려운 경우가 있다.

*4
검사에 익숙한 사람은 재현성이 높지만, 서투른 사람은 수치에 차이가 커서 이상이라고 판단해 버리는 경우가 있다.

① 폐활량 측정법(spirometry)

1초량의 저하가 기도협착을 반영한다. 측정치는 저하와 동시에 크게 변동한다*5. 기관지확장제의 흡입 전후의 1초량을 비교해 개선되면*6 가역성이 있다고 판정하므로, 천식의 진단 근거로 꼭 필요한 검사이다.

② 최대유량 측정법(peak flow meter)

시간 경과에 따른 변화를 알 수 있다. 기본적으로 기상 시와 취침 전에 측정한다. 측정치는 낮아짐과 동시에 변동하는데, 20% 이상 변동하면 천식 진단의 근거가 된다. 변동이 크면 발작이 일어나기 쉽기 때문에 주의한다. 최대유량계(peak flow meter)는 간편하기 때문에, 가지고 다니면서 언제 어디서나 측정할 수 있으므로 환자의 일상 관리에 많이 사용되고 있다.

2. 기도과민성 시험

기관지수축제에 대한 기도의 수축반응을 본다*7. 보통은 폐기능이 정상인 경우에 실시한다. 감도가 높은 것이 특징이다. 천식이 있는 사람은 비발작 시에 폐기능검사에 이상이 없어도 기도과민성 항진을 보이는 경우가 많아, 천식 진단의 근거가 된다. 그러나 검사에 시간이 걸리고, 전문병원에서만 실시하는 경우가 많다.

3. 객담 호산구 검사

알레르기성 염증에 특징적인 호산구의 유무를 보는 것으로, 양성이면 천식 가능성이 높다.

간편해서 가능한 한 실시해야 하지만 음성이라도 천식이 아니라고는 할 수 없다. 또, 가래가 나오지 않는 경우는 실시할 수 없다.

Memo
천식과 비슷한 기침이나 호흡곤란을 초래하는 폐기종, 폐렴, 결핵, 폐암, 공기가슴증(기흉), 심장기능상실(심부전) 등을 제외하기 위해 흉부 X선 검사, 혈액 일반검사, 심전도 등의 검사도 필요하다. 또 펄스 옥시미터(pulse oximeter)에 의한 산소포화도 측정은 간편하게 저산소혈증의 평가를 할 수 있기 때문에 발작 시에는 필수이다. 중증 발작에서는 동맥혈 가스분석도 필요하다.

*5
천식에서는 기도가 협착되거나 정상화되거나 하는 변동이 크기 때문에, 상태가 좋을 때와 좋지 않을 때에 따라 1초량도 많이 변동한다.

*6
12% 이상, 동시에 200ml 이상의 개선

*7
기관지수축제를 저농도부터 흡입해 1초량을 측정하는 표준법과 기도저항의 변화를 보는 아스토그래프(astograph)가 있다.

4. 알레르기 검사

원인이 되고 있는 알레르기 유발물질을 측정한다*8. 특히 애완동물 등, 환경정비 대책을 세우는 데 참고가 되지만 양성률이 높고 특이도가 낮기 때문에 양성이라고 해서 천식이라고 할 수는 없다.

치료의 포인트

약물요법이 중심이며, 장기관리를 위한 예방약과 발작 시의 치료를 나누어 생각한다.

1. 약물요법

① **스테로이드(steroid)**

천식의 원인인 기도의 만성 염증을 억제하는 효과가 있어 현재의 천식 조절의 주역이다. 흡입, 경구투약, 주사가 있다. 흡입 스테로이드는 예방약이며, 경구투약과 주사는 발작 치료제이다*9.

장점과 단점

흡입 스테로이드는 전신에 부작용이 거의 없고, 장기적으로 투여해도 안전하며, 강력하게 천식을 조절할 수 있다. 경구투약이나 주사제는 효과 발현까지의 시간이 짧고, 효과도 강력하므로 발작 시에는 가장 효과적이다.

흡입 스테로이드는 조절 기능이 나쁘면 충분한 효과를 얻을 수 없으며, 또 쉰목소리나 구내염 등을 유발하는 경우가 있다. 경구투약이나 주사제에 관해서는 장기간 사용하면 부작용이 반드시 발생하며, 부신기능이 억제되기 때문에 갑작스러운 투약 중지가 어려워진다.

Memo
구체적인 약제에 관해서는 글락소 스미스 클라인 주식회사에서 「천식제 일람」이라는 팜플렛을 제공하고 있으므로, 외래나 병동에 1권씩 놓아두면 편리하다.

*8
혈액 속의 항원 특이적 IgE를 측정하는 방법과 항원에 대한 반응을 보는 피부 프릭테스트(prick test)가 있다.

*9
중증도에 따라 흡입 스테로이드의 양을 조절해, 장기작용형 β_2 자극제, 항류코트리엔제, 서방성 테오필린을 병용한다. 안정된 상태를 유지하는 최소의 약을 사용하는 것이 이상적이다. 그러기 위해서는 천식증상이 있고 천식 조절이 안 되면 약을 늘리고(치료단계 올리기), 잘 되면 약을 줄인다(치료단계 내리기).

② 기관지확장제(β_2 자극제)

기관지에 분포하고 있는 아드레날린 β_2 수용체에 선택적으로 작용해 기관지를 확장시킨다. 단시간 작용형과 장시간 작용형이 있는데, 단시간 작용형은 즉효성이 뛰어나 발작 시의 제1차 선택약이 된다. 장시간 작용형은 흡입 스테로이드와 병용해서 사용되고 있으며 예방약으로 정착되어 있다*10.

장점과 단점

단시간 작용형은 환자가 가지고 다니면서 언제 어디서나 사용할 수 있다.

가벼운 발작은 이것만으로 진정되는 경우가 있다.

발작이 중증화하고 있는데 단시간 작용형에만 의지하면, 진찰 타이밍이 늦어져 치명적이 되는 경우가 있다. 흡입하고 1~2시간 만에 발작하는 경우나, 효과가 충분히 나타나지 않는 경우는 스테로이드의 복용이나 검진이 필요하다. 또, 연용하면 효과가 없어진다는 말이 있으므로 정기적인 사용은 권장하지 않는다. 일반적인 부작용으로 손떨림이나 두근거림 등의 증상이 나타난다.

③ 테오필린(theophylline) 제제

기관지 확장 작용이 있다.

장점과 단점

스테로이드와의 상승효과가 있고 가격이 저렴하다. 서방정이 장기적인 관리약으로서 사용되지만 과잉 투여하면 부작용(구역질이나 경련)이 있으므로, 발작 시에는 별로 사용되지 않는다*11.

④ 류코트리엔(leukotriene) 길항제

기관지수축 원인물질의 하나인 류코트리엔의 작용을 차단한다.

*10
최근에는 흡입 스테로이드와의 병용제도 사용되고 있는데, 각각을 단독으로 사용했을 때보다 효과가 높다고 알려져 있다.

*11
일상적으로 사용하고 있는 환자가 발작으로 검진을 받았을 때 주사를 맞고 경련을 일으켰다는 사례가 보고되어 있다.

장점과 단점

부작용이 적어 소아에게도 사용하지만, 유효율은 흡입 스테로이드보다 떨어진다.

2. 항원회피

천식의 원인 알레르기 유발물질로서 가장 빈도가 높은 것은 진드기이며 그 다음은 고양이나 개이다. 대책으로 청소기를 사용한 이불 청소나 진드기 방어용 시트 등이 있다.

장점과 단점

천식 원인의 하나가 환경 알레르기 유발물질이라는 것을 생각하면, 발본적인 치료의 하나라고 할 수 있다.

고온다습한 환경은 진드기의 생육에 이상적이어서 진드기를 없애는 것이 매우 어렵다. 영국의 한 연구에서는, 가정에서 할 수 있는 진드기 대책이 성인 천식에는 효과가 없었지만 소아의 천식에는 일정한 효과가 있다고 알려져 있다. 애완동물을 기르는 것은 피할 수 있기 때문에 어린아이가 있는 환자에게는 환경 정비에 대해 설명해 주는 것이 좋다.

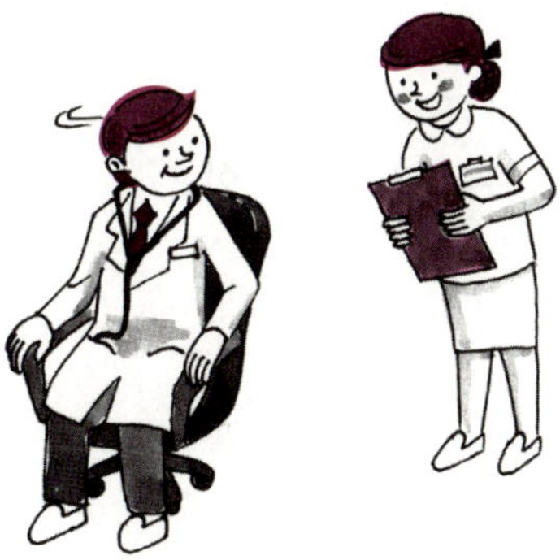

Memo
천식은 만성 질환이므로, 환자의 자기관리가 중요하다. 환자가 스스로 판단하여 예방약과 발작 치료제를 적절히 사용하는 것이 바람직하다. 그러기 위해서는 환자와 의사, 간호사, 약사와의 파트너십이 중요하다.

Doctor의 조언

간호의 요령

① 장기적인 관리

주체는 흡입제이지만 흡입조절 기능이 나쁘면 충분한 효과를 얻을 수 없다. 흡입조절 기능에 문제가 없는지 확인하는 것이 중요하다[*12].

② 일상 관리

증상이 없어도 정기적인 관리가 필요하다는 것을 환자에게 충분히 설명한다. 또 대부분의 경우에는 액션 플랜(action plan)이 의사와 환자 사이에 만들어져 있어, 발작의 정도에 따라서 기관지확장제의 사용, 스테로이드 흡입제의 증량, 스테로이드제의 경구투약, 응급 외래의 검진 등이 사전에 협의되어 있다. 문서로 만들어 상세하게 지시하는 의사도 있지만 구두만으로 설명하는 경우도 있다. 환자가 잘 이해하지 못하는 경우도 있으므로, 이해한 정도를 확인해 의사의 설명을 보충해 주는 것이 좋다.

③ 발작 시

중증도를 파악하는 것이 중요하다. 누울 수 있는지, 대화를 할 수 있는지, 노력호흡 등의 호흡상태나 청색증(cyanosis)의 유무, 청진이 관찰의 포인트가 된다. SpO_2가 90% 이상이라도 괴로운 경우가 많기 때문에, β_2 자극제의 흡입이나 스테로이드 점적 등의 치료를 충분히 하는 것이 좋다.

*12
스프레이 타입(MDI)에서는 에어로졸을 일시적으로 모아둔 스페이서가 준비되어 있다. 드라이 파우더 타입(DDI)인 것은 잘 흡입하고 있는지 확인하기 위한 기구가 제약회사에서 무상으로 공급되고 있으므로 약사에게 확인하여 이용한다.

이럴 때는 의사에게 상담 !

흡입 조절 기능은 아무리 해도 잘 되지 않는 경우가 있다. 예를 들어, 드라이파우더(DDI)는 일정 이상의 흡입 유속이 필요하지만 고령자에게는 무리인 경우도 있다. 스프레이 타입(MDI)으로 바꾸는 것이 좋을 수도 있으므로 의사와 상담하기 바란다.

발작 시에도 흡입이나 점적주사의 사전지시가 나오는 경우가 많지만, 발작이 악화되고 있는 경우에는 현재의 치료로 불충분할 가능성이 있기 때문에 의사에게 연락해서 상담해야 한다.

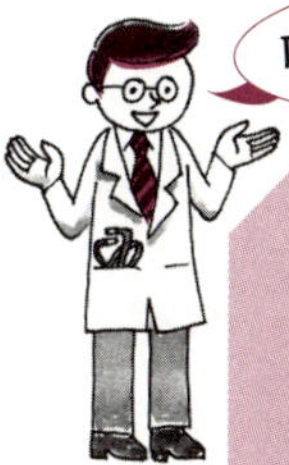

Doctor의 한마디

천식은 환자와 의사, 간호사, 약제사 등 의료진 측의 파트너십이 중요한 질환이다. 일상관리의 대부분은 환자 자신의 손에 달려 있기 때문에 환자가 올바르게 이해하고 있는지 확인하면서 스스로 적절한 대응을 할 수 있게 해야 한다. 간호사 여러분도 이와 같은 관점에서 환자를 도와주기 바란다.

발작 시에 환자 곁에서 격려해주거나 가래 뱉는 것을 도와주고, 의사에게 연락해주는 간호사는 환자에게 있어서 매우 중요한 존재이므로 정성껏 대응해 주어야 한다.

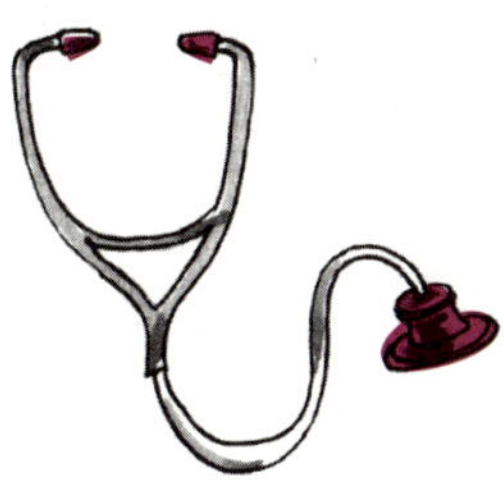

05. 과다환기증후군

hyperventilation syndrome

질환의 개요

어떠한 병인가?

우선 환기란 무엇인가부터 알아보자. 폐의 주된 기능인 호흡은 그림 1에 나타내 놓았듯이 허파꽈리환기(폐포환기)와 가스교환의 2가지 기능으로 나뉜다. 허파꽈리환기는 바깥 공기와 허파꽈리 내의 공기를 교체해 CO_2의 배출에 영향을 주며, 또 가스교환은 허파꽈리 내와 폐 실질의 모세혈관 내의 교환으로 산소화에 크게 영향을 준다.

그림1 폐에서의 호흡

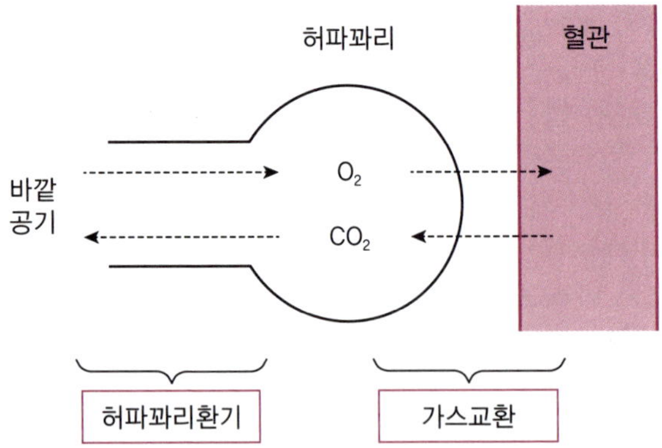

과다환기증후군(hyperventilation syndrome)이란 어떠한 자극 원인에 의해 뇌 속에 있는 호흡중추가 과잉으로 자극되어 환기(호흡 수)가 비정상적으로 증가해 혈액 속의 CO_2가 지나치

게 감소하는 질환이다. 그 결과, 호흡성 알칼리증 상태가 되어(혈액의 pH가 높아진다), 여러 가지 증상이 발생한다. 또 O_2는 충분한 데도 불구하고 환자는 불안으로 공기를 들이마실 수 없는 호흡곤란(공기 기아감)을 강하게 느껴, 더욱 환기가 증가하게 되어 병태가 악화된다. 젊은 여성에게 많은 병이라고 알려져 있으나 고령자나 남성에게서도 볼 수 있다.

✚ 어떠한 증상이 나타나는가?

불안, 긴장, 흥분, 공포 등 심리적인 요인이 발생하는 상황에서 아래의 증상이 나타난다.

① 돌발성 호흡곤란과 과다호흡
② **테타니(tetany) 증상** : 양손의 손가락이나 입 주위의 마비, 사지마비, 경련 등
③ 혈액 속의 CO_2가 극도로 저하해 뇌혈류가 감소하거나 알칼리증이 진행해 뇌의 저산소화가 일어나면, 의식이 희미해지는 경우도 있다.

검사의 포인트

1. 동맥혈 가스분석

이 질환의 병태인 과다환기에 동반되는 저이산화탄소혈증($PaCO_2 < 35$ Torr)과 호흡성 알칼리증($pH > 7.45$)을 확인한다. 발작 시에는 혈액 속 이산화탄소 분압이 비정상으로 내려가며 pH가 알칼리쪽으로 치우쳐 옮겨가고(호흡성 알칼리증), 산소분압은 오히려 높아진다. 산소분압이 내려갔을 때는 공기가슴증(기흉)이나 폐색전증을 의심해서 X선이나 폐혈류 섬광

조영술(scintigraphy) · 혈중 D-다이머(D-dimer)측정 등을 실시한다.

발작 시에 동맥혈의 산소 분압과 이산화탄소 분압을 조사하면 진단이 용이해진다. 그러나 동맥혈의 채취가 필요하다. 활력징후에 문제가 없으면서 호흡곤란을 강하게 호소하는 환자는 우선 경피적으로 산소포화도를 모니터하고, 저산소혈증이 없으면 이 질환이라고 생각하고 치료를 하는 것이 실제적이다.

2. 흉부 X선

폐의 기질적 질환, 특히 공기가슴증(기흉) 등을 제외할 경우에 촬영한다.

언제라도 간편하게 실시할 수 있다. 호흡곤란의 원인이 될 만한 병인의 유무를 확인하는 것뿐이므로, 보통 전문적인 판독력은 필요로 하지 않는다.

3. 심전도

협심증 등 심장질환에 속발해서 과다환기가 일어나는 경우도 있으므로 심장질환 감별을 위해 실시한다.

언제라도 간편하게 실시할 수 있다. 분명한 이상소견이 없으면 좋지만, 이상소견이 보였을 경우에는 판단 시 고려한다. 순환기 전문의에게 자문을 받는 것이 좋다.

4. 폐혈류 섬광조영술, 혈중 D-다이머 측정

폐색전을 부정할 수 없는 경우는 이 검사를 실시한다.

폐색전증은 확정진단할 수 있지만 검사의 준비가 필요하기 때문에, 보통 야간이나 휴일에 긴급하게 실시하는 것은 곤란하다.

치료의 포인트

1. 페이퍼백(paper bag) 요법

증상이 경도인 경우는 병원에 도착했다는 안심감만으로 진정되는 경우도 있다. 우선, 호흡을 천천히 하도록 지시해 본다. 그래도 환자가 스스로 호흡을 억제할 수 없을 때는 종이봉투를 입에 대고 토한 공기를 재차 들이마셔 혈중의 이산화탄소 분압을 올리는 방법을 지도한다.

2. 약물요법

불안감이 심해서 페이퍼백 요법만으로는 발작이 진정되지 않는 경우는 아래의 신경안정제를 주사한다.

- 디아제팜(세르신, cercine®) : 5~10mg/근육주사
- 히드록시딘(아타락스, atarax P®) : 25mg/근육주사

또, 평소 과다환기 발작이 빈발하는 경우에는 β차단제나 진정제의 처방이 유용하다.

3. 자문(consultation)

이 질환은 심인성 증상의 하나로 생각되기 때문에 심리내과의 자문이 유용하다.

Doctor의 조언

간호의 요령

심한 경우는 의식저하를 초래하기도 하지만 시간이 지나면 반드시 완화되며, 결코 생명과 관련되거나 후유증을 남기는 경우는 없기 때문에, 간호하는 여러분이 침착하게 대응하는 것이 중요하다. 환자 자신이 병에 대해 충분히 이해하는 것이 근본적인 치료가 되기도 하므로, 심리적인면에서 적극적으로 도와주기 바란다. 그러나 한편, 의료진이 너무 과잉으로 반응하면 오히려 환자를 불안에 빠뜨려 증상을 악화시키기도 하므로 주의가 필요하다.

이럴 때는 의사에게 상담!

만약 일상생활에서 발작의 원인이 될 만한 불안이나 불만, 분노 등을 환자 스스로 자각할 수 있다면 카운셀링으로 그것들을 정리해 나가는 것이 치료하는 데 유용하다. "기분 탓"이라고 경솔하게 생각하지 말고 의사에게 전달한다.

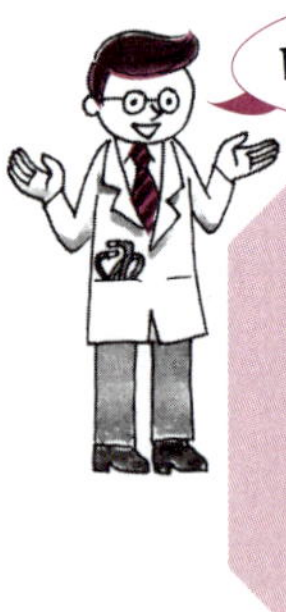

Doctor의 한마디

본인이 불안해질수록 증상이 악화될 수 있다. 그런 환자가 앞에 있을 때에도 여러분은 가능한 한 냉정하게 대처하기 바란다. 기질적인 병변이 아니라 기능적인 병변이라는 것을 납득시켜 페이퍼백 요법을 천천히 지도하기 바란다. 이것이 간호의 포인트이다.

06. 공기가슴증

기흉, pneumothorax

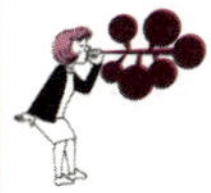

질환의 개요

✚ 어떠한 병인가?

공기가슴증(기흉)이란 가슴우리(흉강) 안에 공기가 저류하는 상태이다. 병인에 따라 표 1과 같이 3가지로 분류된다.

표1 공기가슴증의 분류와 원인

분류	원인
자연 공기가슴증	특발성 : 폐낭포(bulla · bleb)의 파열
	속발성 : 폐렴, 화농증, 폐암 등 폐내 병변의 파괴, 월경수반 공기가슴증(이소성 자궁내막증)
외상성 공기가슴증	외상에 따른 흉벽의 천통성 손상, 폐, 기관지의 손상, 식도궤양
의원성 공기가슴증	빗장밑정맥(쇄골하정맥) 천자, 가슴천자(흉강천자), 기관지경하 폐생검, 인공호흡

모든 공기가슴증(기흉)의 병태에서 항상 기억하고 있어야 할 것은 긴장성 공기가슴증(기흉)이다. 이것은 공기가 폐로부터 지속적으로 새어나와 흉강내압이 높아짐으로써 심대혈관을 압박해 순환상태가 악화되는 상태로, 생명과 관계가 있다. 긴급 치료의 주된 목적은 이 긴장성 공기가슴증의 방지에 있다.

여기에서는 위의 3가지 공기가슴증 가운데 자연공기가슴증(특발성)에 대해서 설명한다. 자연공기가슴증이란 원래 폐에 있던 낭포나 만성 폐기종이 진행되어 생긴 낭포가 찢어져, 폐로부터 공기가 누출되어 폐가 줄어든 상태를 말한다. 이 폐

낭포를 보통, 영어 표기로 bulla(기포) · bleb(수포)라고 한다. Bulla(기포)는 폐 표면의(장측) 흉막을 덮고 있기 때문에 잘 파열되지 않고, 실제로 파열되는 것은 흉막이 파괴되어 얇고 약해진 수포(bleb)가 많다. 자연공기가슴증은 젊은 남성으로서 야윈 체형에 많은 경향이 있지만 여성에게서도 발생하며 야윈 체형에 한정해서 나타나지는 않는다.

✚ 어떠한 증상이 나타나는가?

자연공기가슴증뿐만 아니라 공기가슴증이 되면 아래의 증상이 나타난다.

① 돌발성 가슴 통증, 어깨로의 방사통(radiating pain)

② 돌발성 기침

③ 호흡곤란

✚ 어떠한 징후가 있는가?

시진, 촉진에서는 특별한 소견을 얻을 수 없지만, 청진에서 환측의 호흡음이 감소되는 것이 확인되면 확정적이다. 단지, 실제로는 힘줄쪽(건측)의 호흡음이 들리기 때문에 숙달되지 않으면 청진으로 진단하는 것은 곤란하다.

검사의 포인트

문진을 실시하면, 우선 이 질환을 의심할 수 있으므로, 흉부 단순 X선을 촬영해 진단을 확정한다. 또 치료방침(특히 외과치료의 적응)을 판단하기 위해서 흉부 CT를 촬영한다.

1. 흉부 X선(그림 1)

폐 밖의 공기의 존재를 확인한다. 긴장성 공기가슴증의 유무를 진단한다. 세로칸(종격) 음영(주로 심장 음영)의 힘줄쪽(건측) 이동, 또는 환부쪽 가슴안(흉강)의 확대로 판단한다.

어느 의료시설에서나 간편하게 촬영할 수 있지만 공기가슴증이 가벼운 정도이어서 유리된 공기가 적은 경우나, 공기가슴증이 반복되어 흉막유착이 되어 있는 경우는 보지 못하고 놓치는 경우도 있다.

2. 흉부 CT

기포(bulla) · 수포(bleb)나 유착 정도와 부위를 확인해 치료 방침을 결정한다.

경도의 공기가슴증과 흉막유착 상황을 파악할 수 있다. 방사능 노출량의 문제가 있으므로, 흉부 단순X선으로 충분한 정보를 얻을 수 있으면 불필요하게 촬영하지 않는 것이 좋다.

그림1 공기가슴증의 흉부 X선상

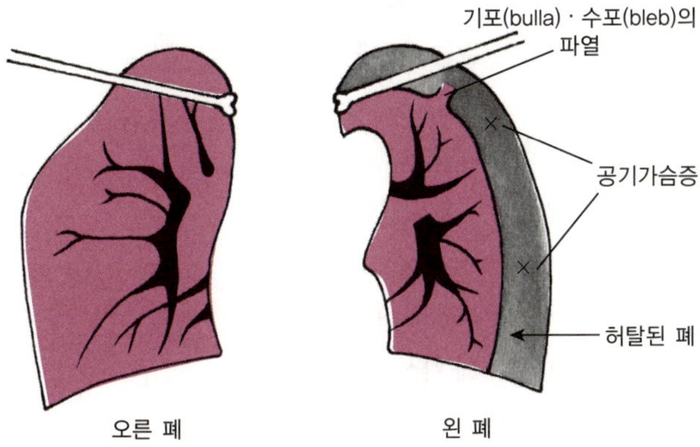

치료의 포인트

공기가슴증(기흉)의 치료는 우선 가슴(흉강) 안으로 누출된 공기를 제거하고 흉막내압을 내리고 동시에 허탈된 폐를 재확장하는 것이다. 그 다음에 원인이 된 파열 기포(bulla) · 수포(bleb)를 절제한다.

1. 흉강 배출(drainage)

폐가 어느 정도 허탈됨으로써 파열된 기포(bulla) · 수포(bleb)의 구멍이 축소되고, 피브린(fibrin)으로 폐쇄함으로써 공기 누출이 멈춘다. 따라서 경도의 공기가슴증인 경우에는 안정시키고 경과를 관찰하여, 진행이 되면 배출(drainage)을 실시한다.

거의 폐 전체 둘레에 걸쳐 흉벽과의 사이에 틈(공기 누출)이 있는 경우에는 긴장성 공기가슴증이나 호흡곤란의 진행을 방지하기 위해서 흉강 배출을 시행해 지속적으로 흡인한다(−5~−10cm H_2O). 대부분의 경우에서는 3일 정도에서 배출관(drain)을 제거할 수 있으며(공기누출이 소실되고 폐가 양호하게 재팽창), 다음 날에는 퇴원이 가능해진다. 반대로 3~4일이 경과해도 공기 누출이 지속되어 감소 경향이 없는 경우는 수술 적응을 고려한다.

흉강 배출에서는 자연공기가슴증의 원인인 기포(bulla) · 수포(bleb)는 남기 때문에 높은 비율로 재발을 일으킨다*1. 또 합병증으로서 갈비사이동정맥(늑간동정맥)의 손상에 동반하는 출혈이 문제가 된다. 상술한 "거의 폐 전체 둘레에 걸쳐, 흉벽과의 사이에 틈이 있는 경우"에서는 흉벽과 폐 사이에 충분한 틈이 있기 때문에 폐가 손상될 염려는 없다.

*1
초발 예에서 30~40%,
재발 예에서는 80~90%

2. 수술요법

수술 적응은 다음과 같다*2.

① 흉강 배출 후에도 긴장성 공기가슴증이 개선되지 않는 경우
② 혈액공기가슴(혈기흉, hemopneumothorax)에서 출혈이 지속되는 경우
③ 흉강 배출 후, 공기 누출이 지연되는 경우
④ 반복해서 재발되는 경우
⑤ 양측성인 경우
⑥ 초발이지만 흉부 단순 X선으로 확인되는 기포(bulla) · 수포(bleb)가 존재하는 경우.

수술은 보통 흉강경을 이용해 약 1cm의 3~4곳의 구멍(창)으로부터 공기가슴증의 원인이라고 생각되는 낭포를 자동 봉합기를 이용해 절제한다(그림 2). 유착이 있어 수술 조작이 곤란한 경우에는 약 5~10cm 정도의 작은 개흉창을 병용한다.

장점과 단점

흉강 배출만으로는 원인인 기포(bulla) · 수포(bleb)는 남기 때문에 이것들을 외과적으로 절제하는 것이 근본적인 치료가 된다.

구멍을 뚫은 가슴 주위에 불편감이나 다소의 통증[갈비사이신경(늑간신경)에 관련된 것]이 남는 경우가 있지만, 보통 일상생활에 지장은 없다. 그러나 수술로 완치해도 약 10%의 재발율이 있다.

3. 수술 후 합병증

수술 자체는 자연공기가슴증에 대해서 표준적으로 행해지는 것으로서, 특히 위험성이 높은 것은 아니다. 그러나, 전신마취로 크든 작든 가슴을 절개하는 것이므로, 매우 드물게 다음과 같은 수술 중 · 후에 합병증이 생기는 경우가 있다.

*2
절대적으로 수술이 필요한 경우는 ①, ②, ③이며, ④~⑥은 장래를 위해 예방적으로 추천한다.

① 출혈 : 출혈량은 보통 100ml 이하로 수혈할 필요는 없다.
② 폐렴
③ 혈전증 : 뇌경색, 심근경색, 폐경색
④ 부정맥
⑤ 창상화농
⑥ 폐가 잘린 끝부분에서 공기 누출의 지연화 등

그림2 흉강경하 폐 (bulla · bleb) 절제

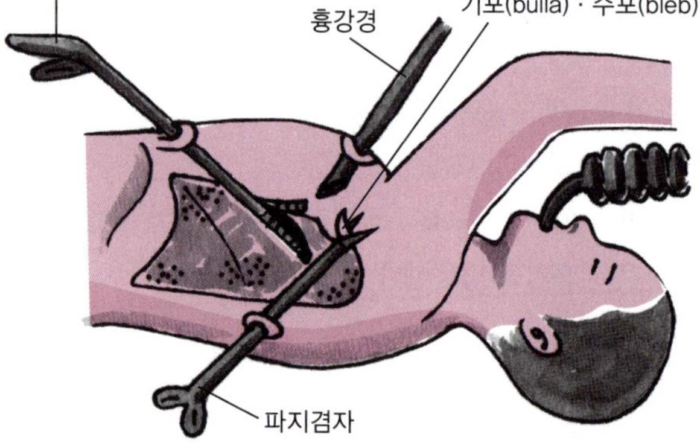

Doctor의 조언

간호의 요령

흉강 배출 후 국소마취가 깨면 상당한 통증이 나타난다. 자연공기가슴증의 대부분의 환자가 10~20대의 젊은이로, 특히 통증에 민감하며 심한 사람은 침대에 누워버린다. 실제로 아픈 것이므로 도와준다.

그 이외는 배출관이 확실하게 되어 있으면 특별히 문제는 없다. 배출관이 구부러지거나 몸에 깔려 폐쇄되지 않도록 충분히 주의한다. 지속 흡입기만의 관찰은 위험하다.

이럴 때는 의사에게 상담 !

의사의 대부분은 "배출관 하나 넣었을 뿐"이라는 의식에서 치료 후의 통증대책에 의외로 소홀해지기 쉽다. 담당 의사에게 확실하게 통증 상황을 보고해 지시를 받도록 한다.

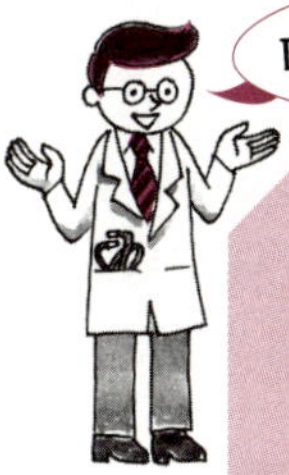

Doctor의 한마디

자연공기가슴증 환자는 보통 먼저 내과에 입원해서 배출(drainage)을 받게 된다. 그러나 곧바로 공기 누출이 멈추면 좋지만, 여간해서 멈추지 않는 경우 환자는 점차 '수술을 받지 않으면 좋아지지 않을 것 같다'는 불안감이 생겨, 정신적으로 초조해지기 시작한다. 누구나 수술 받는 것에 대한 두려움이 있어 가능하면 수술을 받고 싶지 않을 것이다. 그러나 배출 기간을 오래 끌면 여러 가지 문제(활동, 청결, 감염 등)가 발생한다.

한편, 수술은 호흡기 외과수술 중에서는 비교적 평이한 수기로 안전하게 시행할 수 있다. 실제로, 수술 후의 환자 대부분이 "이렇게 빨리 배출관을 뽑고 퇴원할 수 있었다면 좀 더 빨리 수술할 걸 그랬다"고 말한다. 이러한 사정을 충분히 이해하고 적극적으로 환자를 지원하자.

07. 폐암
lung cancer

질환의 개요

✚ 어떠한 병인가?

폐암은 진단 시 대부분이 이미 진행기에 있어, 외과적 절제의 대상이 되는 I~II기(표 1)는 3명 중 1명에 지나지 않는다.

✚ 어떠한 증상이 나타나는가?

수술 대상이 되는 조기에는 보통 거의 증상이 없다. 일반적인 증상은 기침, 가래, 혈성 가래이다. 그러나 진행에 따라 다음과 같은 다양한 증상이 나타난다.

① 기도협착 · 폐쇄 → 무기폐, 폐쇄성 폐렴

② 폐내로부터 가슴벽 측으로의 침윤 → 가슴 통증, 가슴막삼출액(pleural effusion fluid) 저류

③ 판코스트증후군(pancoast syndrome)*1 → 가슴어깨통증, 호너증후군(Horner syndrome, 환측의 축동, 눈꺼풀처짐(안검하수))

④ 폐내로부터 세로칸(종격)측으로의 침윤 → 되돌이신경(반회신경)마비(쉰목소리), 가로막신경(횡격신경)마비, 위대정맥(상대정맥)증후군, 식도압배(삼킴곤란)

⑤ 원격전이 → 뇌전이(의식장애나 마비 등), 뼈전이(통증, 병적 골절)

Memo
폐암은 우리나라의 암 사망원인의 제1위로, 연간 사망자 수는 2011년에 약 1만6천 명, 10년 후에는 3만 명을 넘을 전망이다. 폐암 증가의 가장 큰 원인은 금연대책의 지연과 조기발견 · 조기치료(절제) 외에 확실한 치료법이 아직도 확립되어 있지 않은 것이다.

*1
허파꼭대기부분(폐첨부)에서 빗장뼈(쇄골)~제1갈비뼈(늑골)~제1등뼈(흉추)로의 가슴벽 침윤

✚ 어떠한 징후가 있는가?

조기에는 보통, 거의 증상이 없기 때문에 여기서는 암의 진행도를 보겠다.

① **시진** : 가슴우리(흉곽)의 변형 유무나 좌우대칭성, 목부분(경부)의 정맥 확장의 유무를 본다.

② **촉진** : 목부분~빗장뼈(쇄골) 상부의 림프절 종대의 유무를 확인한다.

③ **청진** : 만성 폐쇄폐질환*2(만성 폐기종이나 기관지염)이 기저에 있는 경우도 많으므로, 청진으로 습성 거품소리(수포음, moist rales)를 청진해 가래의 정도를 파악해야 한다. 한편, 흡기(들숨) 시에 쌕쌕거리는 소리는 비교적 큰 기관지협착을 나타내므로 주의한다.

*2
만성폐쇄폐질환
(만성 폐쇄성 폐질환, chronic obstructive pul-monary disease〈COPD〉)

표1 폐암의 병기(단계)

병기	
Ⅰ A	암의 크기가 3cm 이하로(T1), 림프절전이도 없다(NO).
Ⅰ B	암의 크기가 3~5cm로(T2a), 림프절전이는 없다(NO). 폐의 표면에 나와 있지만(T2), 림프절전이는 없다(NO).
Ⅱ A	암의 크기가 5cm 이하로(T1–T2a), 폐문림프절 전이가 있다(N1). 암의 크기가 5~7cm로(T2b), 폐문림프절 전이는 없다(NO).
Ⅱ B	암의 크기가 5~7cm로(T2b), 폐문림파절 전이가 있다(N1). 암의 크기가 7cm보다 크고, 또는 흉벽에 침윤하고 있지만(T3), 폐문림프절 전이는 없다(NO).
Ⅲ A	종격림프절 전이가 있다(N2). 폐문 림프절 전이가 있고(N1), 암이 흉벽에 침윤해 있다(T3). 암이 주위의 장기(심장이나 식도)에 침윤해 있거나 같은 쪽 폐 전위가 있지만(T4), 종격림프절 전이는 없다(NO, N1).
Ⅲ B	암이 주위의 장기(심장이나 식도)에 전이되어 있거나 같은 쪽 폐 전위가 있고(T4), 종격림프절 전위도 있다(N2). 암과 반대쪽 림프절에 전이가 있다(N3).
Ⅳ	뇌, 뼈, 반대쪽 폐 등, 먼 장기에 전이 또는 악성 가슴막삼출액(pleural effusion fluid)이 저류한다(M1).

검사의 포인트

폐암 진단에 이를 때까지의 검사의 흐름을 그림 1에, 또 수술 전의 폐기능 평가와 수술 부적응에 대해서는 그림 2에 나타내었다.

1. 기관지경 검사

직접소견(종양)이나 간접소견(벽외성 협착, 폐쇄)을 관찰해서, 확정진단을 위한 직접소견이 있는 경우는 종양에서 직접 생검 또는 찰과 세포진단을 실시한다. 소견이 없는 말초성 병변에 대해서는 투시하 또는 CT 가이드하에서 기관지를 통한 폐생검(TBLB[*3]) 또는 찰과 · 세정 세포진단을 실시한다.

국소마취로 실시할 수 있다. 말초의 작은 병소에서 시행하는 투시하의 TBLB에서는 정확하게 재료를 채취하는 것이 어려워, 확정진단을 얻지 못하는 경우도 많이 있다. 생검 후에 혈성가래나 공기가슴증(기흉)의 합병증이 일어나는 경우가 있으므로 관찰이 필요하다.

2. CT

현재 고분해능 CT[*4]는 작은 말초병변의 성질과 상태를 상세하게 관찰할 수 있어, 양성과 악성 가능성을 판단하는 데 유용하다. 기관지경 검사에서 확정진단을 얻지 못하는 경우도 이 검사로 폐암 의혹이 강하면 흉강경이나 가슴절개술(개흉)로 외과적인 절제 생검을 실시한다.

3. MRI

머리 MRI에서는 뇌의 전이 유무를 진단한다. 뼈 섬광조영술 등에서 골전이가 의심되는 경우 같은 부분의 MRI 검사는 보조진단(확정 또는 부정)이 된다.

*3
TBLB ; transbronchial lung biopsy

*4
High-resolution CT ; HRCT

Memo
기관지경 검사의 개요

① 검사 전 3시간 · 검사 후 2시간의 금식이 필요 : 약 5시간의 금식시간이 되기 때문에, 뇌경색증의 기왕이 있는 사람이나 고령자는 수액을 하는 것이 안전
② 전처치 : 보통은 황산아트로핀 0.5mg(70세 이상은 절반량)과 아타락스 P25mg을 근육주사(녹내장, 전립샘비대, 심장질환이 있는 경우에는 황산아트로핀은 사용하지 않음)
③ 시행 전에 혈압, 맥박, 산소포화도, 체온을 측정해 이상이 있으면 수술 전 처치를 하지 않고 주치의에게 연락한다.

4. 뼈 섬광조영술

뼈 전이의 유무를 진단한다. 특이성이 낮기 때문에 증상이나 징후가 없는 환자에서는 어디까지나 선별검사밖에 되지 않는다. MRI 등의 보조 진단이 필요하다. 그런 점에서 PET가 우수하다.

5. PET

CT와 조합하면 폐 병소의 양성과 악성의 진단 및 종격림프절 전이의 보조진단이 된다.

뇌의 전이 외에 전신의 원격장기로의 전이 유무를 한번에 검사할 수 있다. 그러나 실시할 수 있는 의료시설이 한정되어 있으며 검사에 시간도 걸린다. 당(글루코스)대사를 측정하기 때문에 당의 소비가 활발한 뇌 전이의 진단에는 적합하지 않다. 또, 당뇨병이 있는 사람은 정확한 진단을 할 수 없다.

6. 종양 표지자(marker)

비소세포 폐암에서는 CEA와 cifra, 소세포 폐암에서는 NSE와 pro-GRP를 이용한다.

혈액 검사이므로 수술 후의 경과관찰이나 치료효과 판정을 하는 데 간편하게 할 수 있어 유용하다. 그러나 원래 표지자가 상승하지 않는 암이나 조기암에서는 사용할 수 없다.

7. 폐기능검사(그림 2)

폐의 절제가 어느 정도 가능한지 수술 전에 평가한다. 측정된 노력성 폐활량(FVC)이나 1초량($FEV_{1.0}$)으로 절제 예정된 폐의 구역 수에 상당하는 폐용량을 빼서 폐 절제 후의 예측 잔류 폐활량이나 1초량을 계산한다. 그때, 폐혈류 섬광조영을 실시하여 폐혈류의 좌우와 상하의 분포를 측정해 두면 더욱 정확

Memo

CT에서의 암의 진행 정도 평가

① 흉벽이나 세로칸(종격) 등의 침윤이나 가슴막삼출액(pleural effusion fluid)의 유무

② 림프절전이의 유무와 단계

③ 폐, 간, 콩팥위샘(부신) 등의 전이 유무

해진다. 폐 절제에서는 특히 1초량 $FEV_{1.0}$가 중요하다.

폐확산능 D_{LCO}는 폐실질(사이질)의 변화를 반영하고 있어, 예측치 70% 이하의 환자로서 실제로 저산소혈증이 있는 경우는 수술이 곤란하다.

그림1 **폐암의 진단**

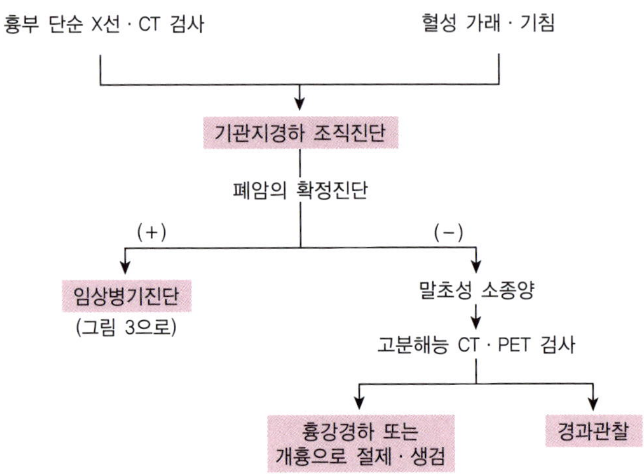

그림2 **수술 전 폐기능의 평가와 수술 부적응**

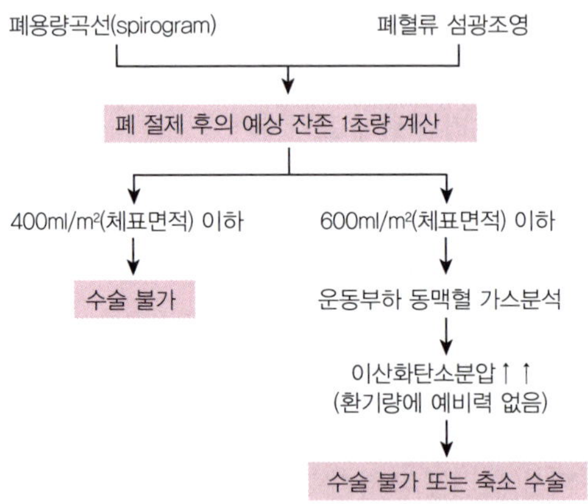

치료의 포인트

폐암(비소세포 폐암)에 대한 임상병기(치료개시 전 검사에서 진단한 병기)에 근거한 치료방침을 그림 3에 나타내었다. 여기에서는 수술요법에 대해 자세하게 살펴보자.

1. 주술기 관리

폐암에 대한 표준 수술방법은 암이 존재하는 폐엽의 절제 및 동측의 폐문림프절과 세로칸림프절(종격림프절)의 제거이지만, 암의 진행에 따라 해부학적으로 폐엽 절제가 곤란한 경우는 한쪽 폐 전적출술이 적용된다.

한편, 심폐기능이 좋지 않은 경우나 다발폐암의 경우에는 축소 수술(구역절제 또는 부분절제)이 선택된다(그림 4).

① 수술 전

금연 지시. 70세 이상의 환자인 경우에는 호흡 훈련기(souffle)를 이용한 호흡훈련*5.

*5 사강(dead space) 증가와 호기(날숨)종말양압에 의한 환기증가와 말초기도폐쇄 방지효과.

② 수술 시

심부 정맥혈전증을 예방하기 위해 양쪽 다리에 탄성 스타킹을 착용시키고, 전용 기계로 발바닥 정맥펌핑(pumping)을 실시한다. 항균제의 예방투여는 집도 직전과 3시간 후로, 2회 투여를 원칙으로 한다.

③ 수술 후

- **당일** : 산소는 1L/분를 비강 캐뉼러로 투여하고 상체를 20~30도 올려(침대를 올림) 심호흡과 기침을 하게 한다. 흉강 배출관(draine)은 $-5cmH_2O$로 지속 흡인한다.
- **1일째** : 아침부터 산소투여를 중지하고 자력으로 앉게 한 자세에서 분무 흡입(nebulizer inhalation)으로 가래를 수화시

켜 배출하게 한다. 충분한 발성 확인 후 물 마시기를 시작하고 낮부터 식사를 시작한다(환자 자신이 자력으로 앉은 자세를 유지할 수 있는 상태가 필수조건). 요도 카테터를 뽑고 보행을 시작한다. 흉강 배출관(draine)은 하루의 배액이 장액성으로 200ml 이하가 되고 공기 누출이 없으면 제거한다.

그림3 비소세포성 폐암의 임상병기에 의한 치료방침

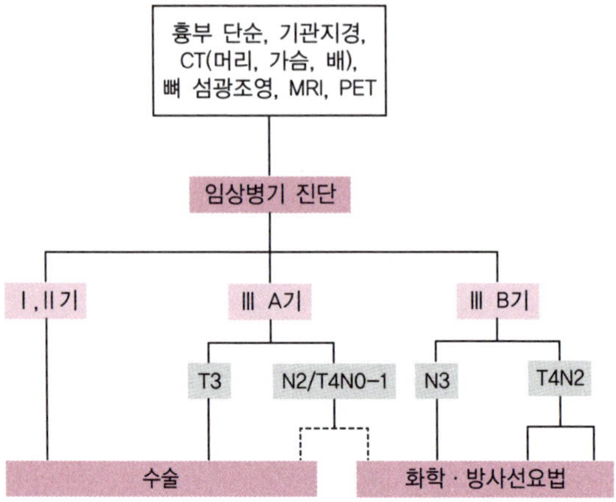

2. 수술 후 합병증

① **생명에 관련이 없는 합병증**(빈도 : 약 20%)

부정맥[심방잔떨림(심방세동), 심실위빠른맥(상실성 빈맥증). 산발성 심실주기외수축(심실성 기외수축)], 무기폐(1엽 이상에 미친다), 간기능장애(GOT, GPT > 100 IU), 지연성 공기누출(7일간 이상), 수술상처부분(표층부) 감염.

② **생명에 관련된 합병증**(빈도 : 12%)

폐렴(세균성), 호흡부전($PaO_2 < 60mmHg$ 또는 $PaCO_2 > 50mmHg$/수술 후 7일째).

가슴고름집(농흉), 기관지 절단 끝부분 종양 및 농흉, 간질폐렴, 폐색전증, 심근경색, 뇌혈관장애.

그림4 **폐절제 수술방법**

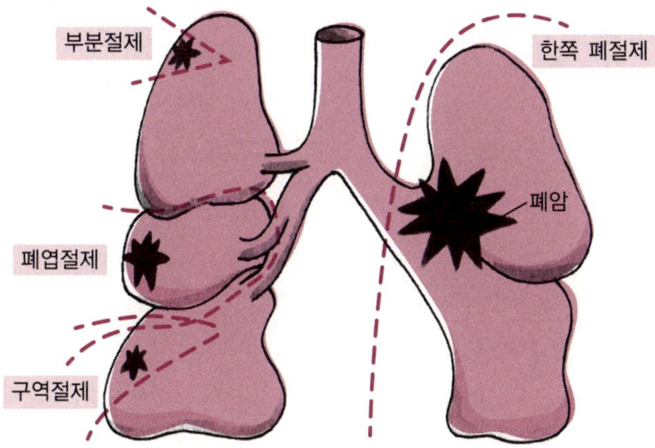

> Memo
> 기관지 절단끝 종양 및 가슴고름집(농흉), 사이질폐렴(간질성 폐렴), 폐색전증은 수술 관련 사망(약 1%)의 3대 원인이다.

Doctor의 조언

간호의 요령

① **호흡기능 회복훈련기**(Souffle)

수술 전 호흡훈련기(souffle)의 원리를 한마디로 말하면, 죽은공간(사강, dead space)의 증가와 호기종말 양압호흡에 의한 폐기능의 개선이다. 통의 용적만큼 죽은 공간이 증가하므로, 동일한 호흡(환기량)이라면 점차 환기부족이 되어 이산화탄소가 축적된다. 그 결과, 자연히 심호흡(환기량 증가)을 하는 훈련이 된다. 다시 토해낼(호기 종말) 때에, 만성 폐쇄폐질환 환자라도 세기관지가 폐쇄되지 않도록 통 끝에 양압피판이 붙어 있기 때문에 충분히 토해내는 훈련도 이루어지는 것이다.

이 원리를 이해했다면, 코호흡이 되지 않도록 코마개가 필요한 점과 또 마우스피스를 확실히 입에 물어 입꼬리로부터 숨이 새어나가거나 숨을 들이마시거나 하지 않게 지도하는 것이 중요하다는 것을 알았을 것이다. 천천히 일정한 유속으로 끝까지 토해내는 것이 효과적이다.

② 조기 운동 시작(early ambulation)의 포인트

수술 다음 날부터 적극적으로 환자를 움직이게 한다. 수술 직후부터 손발은 자유롭게 움직일 수 있다는 것을 말해준다(폐색전증 예방). 수술 다음 날 아침부터 앉는 자세를 취하고 가래를 뱉게 한다(무기폐 예방). 1일 3~4회 초음파 분무기(초음파 nebulizer)를 이용해 흡입하게 한다. 이때 가능한 한 자력으로 앉은 자세를 유지하도록 돕고, '입으로만 들이마시지 말고 배 바닥까지 들이마셔 숨이 막힐 정도'로 하라고 충고한다. 폐 절제 수술 후에는 2~3회 암적색의 혈성 가래가 반드시 나오므로 그 정보를 미리 알려주는 것도 중요하다.

조기 운동 시작은 모든 합병증 예방에 중요하므로, 수술 후 1일째부터 적극적으로 진통제*6를 사용해 보행을 하도록 한다. 환자는 진통제를 너무 사용하면 몸에 나쁘다고 생각해 무리하게 참다가 드러눕는 경우도 있으므로 그에 대한 환자 교육도 필요하다.

*6
금기가 아니면 비스테로이드성 소염진통제.

이럴 때는 의사에게 상담 !

① 흉강 배출관(drain)의 관리

수술 당일부터 활력징후(vital sign)를 관찰할 때, 흉강 배출관의 공기누출(air leak) 유무, 배액의 성질과 상태, 양을 확인한다. 보통은 수술 직후부터 저압($-5cmH_2O$)으로 지속흡인을 하지만, 그 다음의 조건*7은 매일 상황을 보고 의사의 지시를 받는다. 배출이 잘 되지 않아 피하기종이 형성되는 경우가 있는데 확대 정도가 중요하므로 표시를 하면서 변화를 확인한다.

*7
흡인압이나 수봉(water seal)의 필요성 여부.

② 산소 투여

수술 후의 산소 투여는 최소한으로 하도록 유의한다(모든 폐 합병증의 예방). 기저에 폐병변[*8]이 있는 경우가 많아 과량의 산소 투여는 잔존 폐를 손상시킨다. 산소포화도를 확인해 95%면 충분하다. 90%로 유지하는 경우도 있으므로 의사에게 확인하기 바란다.

수술 후 병실로 돌아와서, 특별히 활력징후에 이상이 없으면 상반신을 약 30° 침대 채로 일으켜 산소는 1L/분 비강 캐뉼러로 시작하고 산소포화도를 보면서 증감한다. 보통, 수술 다음날부터 산소 투여를 중지하고 시간이 경과함에 따라 피부경유(경피적) 산소포화도를 측정한다. 90% 이하에서는 산소의 흡입 재개와 함께 저산소의 원인 검색이 필요(폐합병증의 유무)하다.

*8
폐기종, 사이질폐렴(간질성 폐렴)

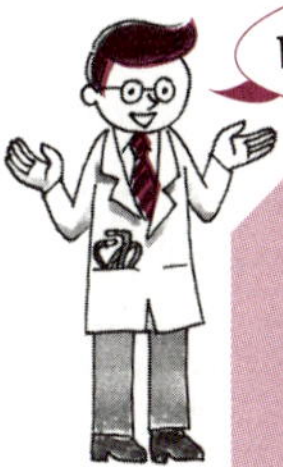

Doctor의 한마디

수술 후 조기합병증의 대부분은 수술 당일부터 몸을 움직이는 것과 조기 운동 시작으로 예방할 수 있다. 입으로 아무리 "움직이세요"라고 말해도, 환자는 두려워서 스스로 움직이지 못한다. 간호사 여러분이 환자를 거들면서 움직여도 괜찮다는 것을 알려주는 것이 중요하다.

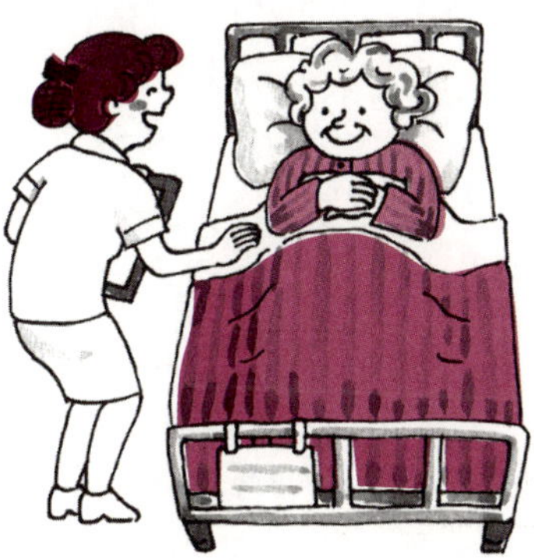

100가지 질병에 관한
Doctor's Advice

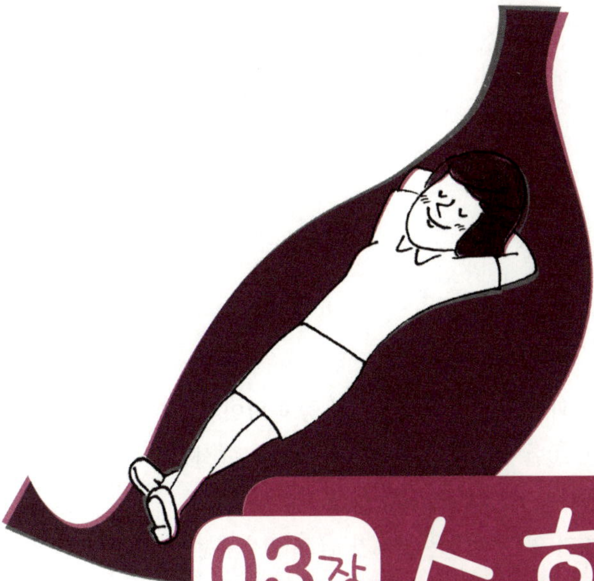

03장 소화기

01. 치아우식증(dental caries)
02. 치주질환(periodontal disease)
03. 위 · 십이지장 궤양(gastric · duodenal ulcer)
04. 염증성 장질환(inflammatory bowel disease ; IBD)
05. 큰창자곁주머니(대장게실, intestinal diverticulum)
06. 창자막힘증(장폐색증, ileus)
07. 간염(hepatitis)
08. 간경변(hepatic cirrhosis)
09. 쓸개돌증(담석증, cholelithiasis)
10. 이자염(췌장염, pancreatitis)
11. 식도암(esophageal cancer)
12. 위암(gastric cancer)
13. 대장암(colorectal cancer)
14. 간암(hepatoma)
15. 이자암(췌장암, pancreatic cancer)
16. 담도암(biliary tract cancer)

01. 치아우식증
dental caries

질환의 개요

✚ 어떠한 병인가?

치아우식증은 치주병과 함께 치과의 2대 질환 중 하나이다. 영구치의 충치를 보면, 20년 전에는 중학생 이하의 90%에서 충치가 있었지만, 최근에는 60%로 줄어들었다. 그러나 현재도 20세 이상에서 충치가 있는 사람은 90%가 넘고 30세에는 거의 모든 사람에게 충치가 있다고 알려져 있다. 한 명당 충치의 갯수는 중학생 이하에서는 4개이지만 20세에는 8개 이상이 된다.

치아는 대사에 관여하지 않기 때문에 자연치유가 없다. 차가운 것이나 단것에도 시린 느낌이 없으므로 나았다고 착각하는 사람이 있지만, 치수(치아 속 신경)(그림 1)가 괴사를 일으킨 것뿐이고, 우식은 진행되고 있으므로 조기 치료가 중요하다.

✚ 어떠한 증상이 나타나는가?

치아우식의 분류를 표 1에 제시하였다.

그림1 치아의 구조

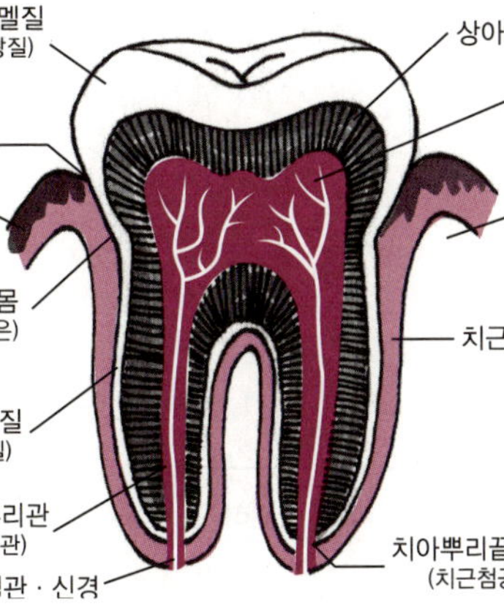

치아는 치관부와 치근부로 되어 있으며, 그 경계선을 치아목 부분(치경부)이라고 한다. 어금니의 치관부에는 작게 움푹한 곳(소와)이나 고랑(열구)이 있어, 충치의 호발부위가 된다. 바깥쪽에서부터 에나멜질(법랑질), 상아질, 치수가 있으며, 치근부에는 시멘트질(백악질)이 있다. 치아를 받치고 있는 이틀뼈(치조골)와 치아 사이에는 치근막이라고 불리는 쿠션 역할을 하는 막이 있다. 치아의 혈관이나 신경은 치아뿌리끝구멍(치근첨공)으로부터 치수 안으로 들어간다. 치경부의 구조를 자세히 보면, 치아와 치경 경계선에는 잇몸고랑(치은열구)이라는 고랑이 있다. 잇몸고랑에서 부착잇몸까지의 깊이를 치주낭(paradental cyst)이라고 하며, 치주질환의 지표가 된다.

표1 치아우식의 분류

C_0	에나멜질(법랑질) 표면이 조금 희어진(탈회했다) 경우. 증상은 없고, 칫솔질을 잘 하면 다시 석회화하기도 한다.
C_1 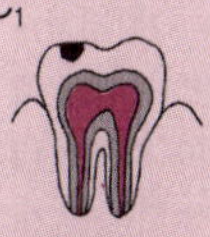	우식이 에나멜질에 국한된 경우. 거의 증상이 없지만, 차가운 것에 시리고, 단맛에 예민해진다. 치주병으로 인한 잇몸퇴축(치은퇴축)으로 발생하는 지각과민증과 혼동하지 말아야 한다.
C_2 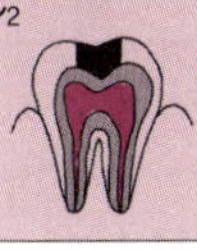	우식이 상아질까지 진행된 경우. 차가운 것이나 단 것, 뜨거운 것에 심하게 시리거나 통증을 느끼기도 한다.

C_3 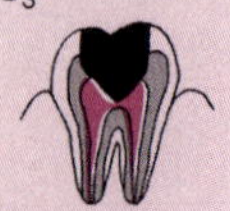 치수염	우식이 치수까지 진행된 경우. 자발통을 느끼게 된다. 치수가 괴사하면 일시적으로 자발통은 진정되지만, 더욱 진행되면 씹을 때 통증이 일어난다. 감염이 발생되면 부어오르기도 한다.
C_4 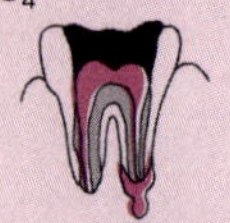 치근단 치주염 치근막염	치관부가 없어지고 치근부만 남아 있는 상태. 통증이 있는 경우와 없는 경우가 있다.

- 이 분류는 외견의 진행 상태에 의한 것이므로 증상과는 일치하지 않는 경우가 있다.

검사의 포인트

- C_3, C_4에서는 치수(치아의 신경) 상태를 검사해야 한다. 에어나 냉각 스프레이로 차게 한 스펀지를 환부에 대거나 전류를 조금씩 흘려보내 치수가 살아 있는지의 여부를 검사하고, 두드려서 통증이 있는지(타진통)의 여부도 검사한다. 문진으로 증상의 경과를 확인하는 것도 중요하다. 치과에서는 경조직을 취급하는 경우가 많기 때문에 X선 검사는 필수적이다.

1. X선

① 디지털 X선 검사

구강 내에 X선 필름을 삽입하고 구강 밖에서 방사선을 조사해 충치나 이틀뼈(치조골) 상태를 검사한다. 이것이 최근 주류가 되고 있다.

Memo
치과에서의 X선 검사는 선량이 미량이기 때문에 임신 중이라도 걱정할 필요는 거의 없지만, 임신 가능성이 있는 사람은 그 전에 확실하게 치과치료를 끝내도록 한다. 또 최근에는 디지털 X선 검사가 주류를 이루고 있다.

② 파노라마 X선 촬영

단층촬영법의 하나로, U자형의 아래턱뼈(하악골)를 전개도와 같이 촬영한 것. 상하 턱뼈를 1장의 필름에 촬영할 수 있어 매우 유용하다. 다만 단층촬영이기 때문에 세밀한 부분의 진단에는 디지털 X선 촬영법을 병용한다.

③ 머리 X선 규격 촬영

X선원 · 피사체 · 필름 간의 거리, X선의 조사방향을 일정하게 해 촬영하는 방법으로 필름에서 거리나 각도를 비교할 수 있기 때문에 치열의 치료(교정치료) 등에서 이용한다.

④ CT, MRI

충치나 의치 검사에서는 거의 사용되지 않지만, 구강외과나 임플란트 치료*1 시에는 CT나 MRI 등을 촬영하기도 한다.

*1
치아가 빠진 후에 인공 치아뿌리(치근)를 심는 치료법.

2. 치아의 기호와 치아식(그림 2)

치아에는 유치와 영구치가 있다. 유치는 20개, 영구치는 제3큰어금니(대구치)를 포함해서 32개가 있다. 상하좌우는 +기호를 붙이고, └3은 왼위턱송곳니(좌상악견치), A┐는 오른아래턱유중절치(우하악유중절치), 7┘은 오른위턱제2큰어금니(우상악제2대구치)라고 표시한다.

그림2 **치열치식**

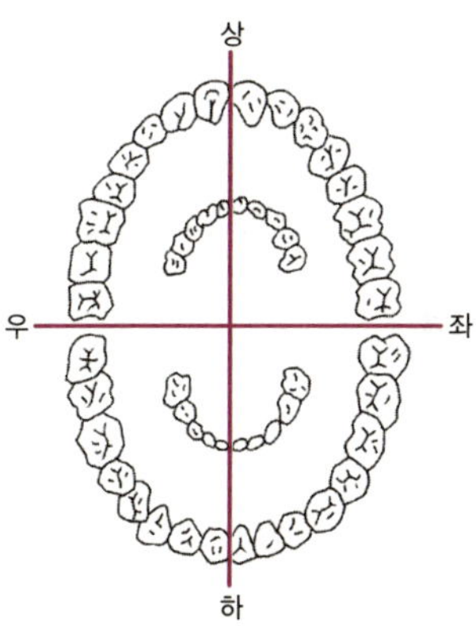

유치열 치식

E D C B A | A B C D E
E D C B A | A B C D E

A : 유중절치 B : 유측절치 C : 유견치
D : 제1유구치 E : 제2유구치

영구치열 치식

8 7 6 5 4 3 2 1 | 1 2 3 4 5 6 7 8
8 7 6 5 4 3 2 1 | 1 2 3 4 5 6 7 8

1 : 중절치 2 : 측절치
3 : 견치(송곳니) 4 : 제1소구치
5 : 제2소구치 6 : 제1대구치
7 : 제2대구치 8 : 제3대구치(사랑니)

치료의 포인트

충치는 표층의 미세한 탈회[*2]에서는 재석회화되는 경우도 있지만 자연 치유는 되지 않는다. 따라서 우식된 부분은 깎아 없애고 인공물로 바꾼다.

1. 충전 치료

C_1, C_2는 충전 치료를 실시한다. C_3, C_4에서는 근관치료 후에 충전 치료나 보철 치료를 실시한다. 발치해야 하는 경우도 있다.

① **레진(resin) 충전** : 충치 부분을 깎은 후 부식(etching)[*3]시키고 본드제를 바른 다음 레진[*4]을 충전한다. 앞니나 어금니의 비교적 작은 충치에 이용된다.

② **인레이(inlay) 충전** : 충치 부분을 깎은 후 움푹 들어간 부분에 시멘트를 채워 형을 떠서 후일 인레이(금속 주물)를 붙이는 방법이다. 어금니 부분의 인접 면을 포함한 충치에 이용된다[*5].

2. 치은 요법

① 단수 치료

치관부의 치수만을 제거하고 치아뿌리(치근)의 치수를 보존하는 방법이다. 젖니(유치) 또는 맹출한 지 얼마 안 된 영구치에 실시한다.

② 발수 치료

차가운 것에 통증을 느끼거나 욱신욱신 아플 때, 치수강 속의 연부조직을 소파하는 방법이다. 치수강의 형태를 정돈한 후 치근관 충전제를 채운다.

Memo
치아를 삭제할 때는, 에어터빈이나 마이크로 모터에 회전 절삭기구(버·포인트)를 부착하여 깎는다. 회전 절삭기구의 종류와 형태는 목적에 따라 구분해서 사용한다. 최근에는 레이저를 사용해 삭제하는 방법이나 충치를 전부 삭제하지 않고 특수한 약제를 채우는 방법 등도 등장했다.

*2
칼슘 부분이 녹는 것.

*3
표면을 산으로 약간 녹이는 것.

*4
플라스틱과 세라믹 미립자를 혼합한 것.

*5
이전에는 아말감(amalgam)이라고 하는 은·주석·아연의 분말과 수은을 혼합해서 굳힌 것이 사용되었지만 지금은 거의 사용되지 않는다.

③ 감염 치근관 치료

치수의 괴사, 치수를 절제한(발수) 치아의 근첨부 염증에 적용한다. 치료는 발수 치료와 같지만 뿌리관(치근관) 속이 무균이 될 때까지 상당한 회수를 필요로 한다.

3. 보철 치료

① 치관 보철

근관치료을 실시한 치아는 변색하거나 남은 부분이 작아지거나 하기 때문에 치관부 전체를 덮듯이 수복한다*6.

② 결손 보철

충치나 치주질환, 외상 등으로 치아가 상실되었을 때, 결손된 부분을 인공치아로 수복하는 것을 결손 보철이라고 하며 고정식과 가철식이 있다.

- **가공의치**(bridge) : 고정식의 방법으로 주로 중간 치아가 없어졌을 경우, 전후의 치아를 삭제하여 몇 개의 치아로 연결된 금속 치아를 붙이는 방법이다. 불편감은 적지만 결손 치아가 많은 경우에는 적응되지 않는다.
- **국소의치**(partial denture) : 착탈식 방법으로 가공의치가 적응되지 않는 다수의 치아결손에 이용된다.
- **총의치**(complete denture) : 이른바 틀니를 말한다.

*6
보험 치료에서는 앞니부분은 금속에 레진을 붙인 레진 전장관, 어금니부분에서는 모두 금속인 완전 주조관인 경우가 대부분이다. 보험 치료가 적용이 되지 않는 것으로는 레진 대신에 도재를 소부한 금속 본드나 모두 도기인 포세린 재킷 금관(porcelain jacket crown)이 있다.

Doctor의 조언

간호의 요령

60세 이상에서는 약 50%, 70세 이상에서는 약 80%의 사람들이 착탈이 가능한 의치를 사용하고 있다. 따라서 구강 내의 의치 철사가 걸려 있는 치아와 의치 청결을 철저하게 유지하도록 지도한다. 또, 병상 옆 테이블 위에 있는 휴지뭉치는 함부로 버리지 않도록 주의한다. 속에 의치가 들어 있을지도 모른다. 의치를 잃어버리면 환자는 당분간 식사가 곤란하게 되며 보험치료로는 6개월간 새로운 의치를 만들 수 없다.

임신 중, 아이에게 칼슘을 빼앗겨 충치가 되는 경우는 없지만 임신구토나 출생 후 수유 시, 양치질을 소홀히 하여 충치가 되기 쉬운 것은 사실이다. 또 치은염을 일으킬 수도 있다. 이유식을 만들거나 먹일 때 스푼 등에 의해 모친의 구강 내 세균 환경이 아이에게 전해지는 경우가 있으므로 주의해야 한다.

국소의치를 사용하는 환자는 심한 불편감을 느끼는 경우도 있는데 의치는 만들어진 때부터 재활훈련이 필요하다. 가끔 "의치=노인"이라는 이미지 때문에 의치를 만들어 놓고도 사용하지 않는 사람도 있다. 특히 갱년기의 여성에게는 심리적인 배려도 필요하다.

총의치(완전의치, complete denture)를 하고 있는 경우에는 수술 후 IVH[*7] 등이 계속된 후, 죽식으로 이행한 환자로부터 "씹을 수가 없다"는 호소를 듣는 경우가 많다. 치경이 여위었기 때문만이 아니라 저작근이나 혀의 움직임의 기능저하와도 관계되어 있다. 특히 소화기의 수술 후에는 섭취기능이 회복될 때까지 생각한 간호계획에는 의사와 치과의사를 참여시킨 치료계획이 필요하다.

*7
IVH(intravenous hyper-alimentation, 정맥내영양주입)

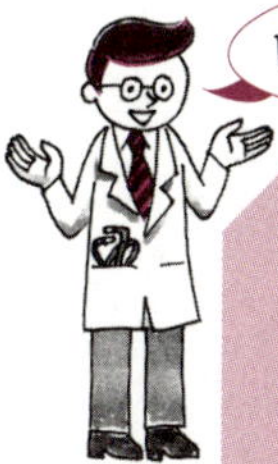

Doctor의 한마디

치아우식증은 가능한 빨리 치료하는 것이 중요하다. 작은 인접면의 우식(치아와 치아 사이의 우식)은 보통의 집단검진에서는 발견되지 않는다. 환자는 단골 치과병원을 정해두고 적어도 해마다 1회는 검진을 받도록 한다.

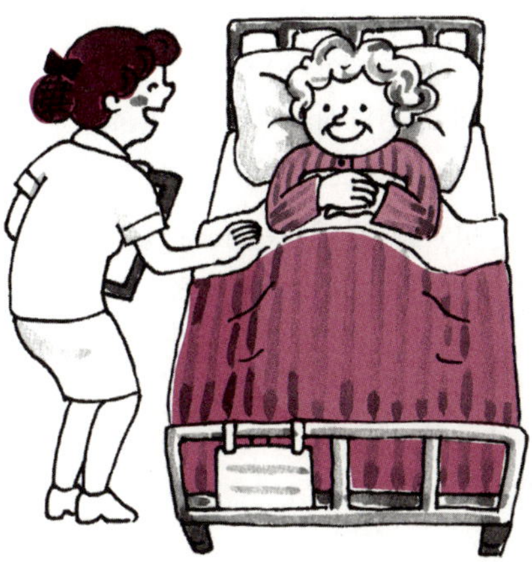

02. 치주질환
periodontal disease

질환의 개요

✚ 어떠한 병인가?

치아목(치경)이나 이틀뼈(치조골), 치근막 등 치아를 지탱하는 조직에서 일어나는 모든 질환을 치주질환이라고 한다.

치주질환에는 잇몸에 발적과 팽창이 있고 칫솔질할 때 출혈하기 쉬운 치은염과 치주조직에 파괴가 일어나며, 치주낭이 깊어지거나 치조근이 흡수되며 중증이 되면 치아동요가 나타나는 치주염이 있다(그림 1). 치주질환은 충치와 함께 치아를 상실하는 큰 원인의 하나이다.

10세 이상에서는 이미 반수 이상에서 치주질환 증상(잇몸의 발적 · 종창 · 출혈성 증가)이 있으며, 30세 이상에서는 치주질환 증상이 나타나는 사람이 80% 이상에 이른다. 또한 치주염으로 판정되는 4mm 이상의 치주낭은 45세 이상에서는 40%가 넘는 사람에게서 볼 수 있으며 중증인 6mm 이상의 치주낭은 55세 이상에서는 약 10%에서 볼 수 있다.

✚ 어떠한 증상이 나타나는가?

잇몸에서 출혈이 있으면 주의가 필요하다. 다만 혈액질환의 초발증상으로서 잇몸출혈이 있는 경우가 있기 때문에 감별이 필요하다. 아침에 일어났을 때 입속이 끈적끈적한 느낌이 들기도 하고 구취도 있다. 심해지면 잇몸이 부어오르고 깨

물면 통증이 있거나 치아동요도 나타난다. 가끔 어깨결림으로 인해 치아가 아프다거나 반대로 치아가 들떠서 어깨결림이 왔다고 호소하는 사람이 있다. 확실히 그러한 증상은 같은 시기에 발생하는 경우가 많지만 치주질환이라는 것은 만성 염증이기 때문에 피로가 쌓였을 때 급성화한 것에 지나지 않는다고 생각된다. 또 어깨가 결리는 작업을 하는 경우 사람은 무의식 중에 이를 악물게 되므로 그 결과로 교합통이 유발되는 경우가 있다.

그림1 **치주질환의 진행**

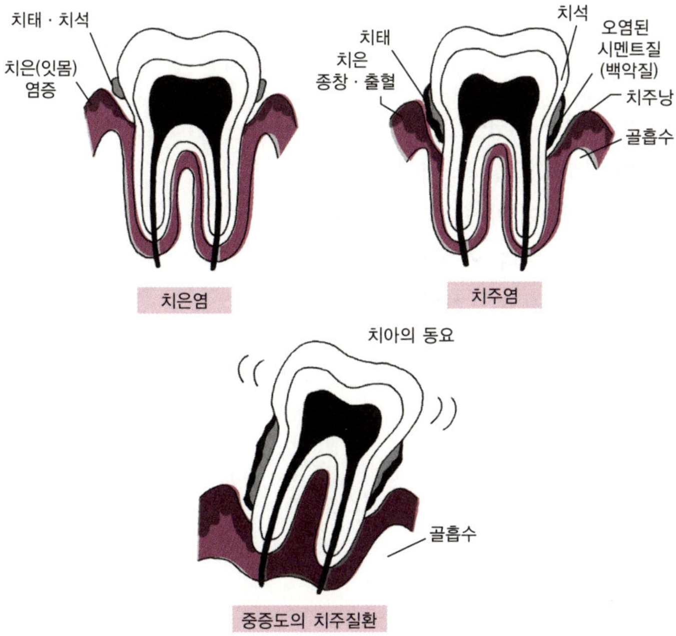

검사의 포인트

1. X선

이틀뼈(치조골)의 흡수 정도나 충전, 보철물의 적합상태 등을 조사한다. 파노라마 X선 촬영이나 dental X선 촬영(10매법 · 14매법)을 실시한다. 치조골의 흡수 방식에는 전체적으로 흡수가 초래된 수평적 흡수와 특정 치아만이 흡수된 수직적 흡수가 있다. 수직적 흡수가 있는 경우에는 교합 문제 등도 고려해야 한다.

2. 치주낭 검사(그림 2)

치아와 잇몸(치은)의 경계에 있는 고랑(구)의 깊이를 한 개 치아당 1~6곳에서 측정하여 진행 정도를 조사한다. 3mm 이하를 정상으로 하지만 치아목(치경)이 야윈 경우는 에나멜질(법랑질) 경계와의 거리를 고려해야 한다. 또 잇몸염(치은염)의 경우는 잇몸이 부어 있기 때문에 겉으로 보기에 깊이가 더 깊은 경우가 있는데 이것을 가성 치주낭이라고 한다.

3. 치아의 동요도

동요가 나타났을 경우 치주질환이 상당히 진행되었다고 판단한다. 동요도의 기준은 표 1에 나타나 있다.

4. 잇몸 출혈

치주낭을 측정할 때 잇몸에서 출혈이 있었는지의 여부를 확인한다. 출혈하는 경우에는 염증이 활발한 상태에 있다고 판단한다.

5. 구강청결 상태(치태의 조절 상태)

치태(dental plaque)를 착색액으로 물들여 부착 상태를 조사한다. 칫솔질을 해도 음식잔사가 남아 있으면 전혀 의미가 없다. 닦는 것이 중요한 게 아니라 잘 닦는 것이 중요하다. 당뇨병에서의 칼로리 계산처럼 환자 자신이 얼마나 이닦기를 잘 하느냐(칫솔질, 치태조절) 하는 것이 치주질환의 예후를 좌우한다. 이것은 충치의 예방에서도 마찬가지이다.

> Memo
> 예전에 치아를 3분간 닦을 것을 주장한 적이 있었는데, 실제로는 3분만에 완전하게 닦는 것은 어려운 것 같다.

그림2 **치주낭 검사**

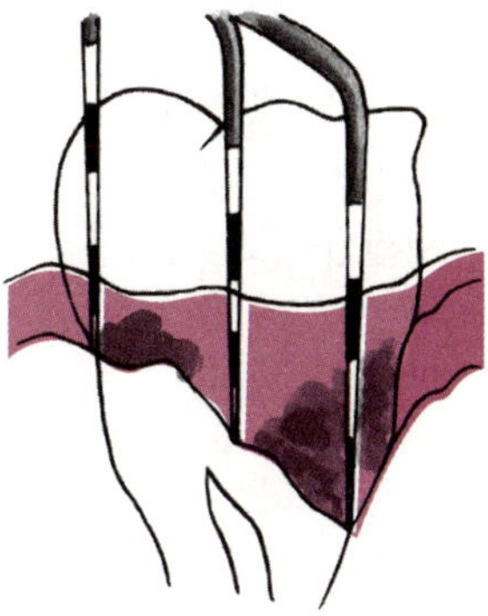

표1 **치아 동요도의 기준**

0도	0.2mm 이내의 생리적 동요
1도	0.2~1mm의 경도 동요
2도	1~2mm의 중등도 동요
3도	2mm 이상의 고도 동요

치료의 포인트

치주질환의 치료는 그림 3과 같이 진행된다. 생활습관병과 마찬가지로 오랜 시간이 걸리기 때문에 2, 3회로 끝나거나 3주일 동안 매일 통원한다고 끝나는 것이 아니다. 경증인 경우에도 한 주에 1회 정도의 통원 치료로, 적어도 반년 이상 걸린다. 대부분의 경우, 치주질환은 평생 함께한다고 생각해야 한다.

1. 동기부여

치주질환의 치료는 장기간 걸리는 경우가 많기 때문에, 얼마나 환자에게 그 중요성을 인식시키느냐 하는 것이 성공적인 치료의 열쇠가 된다. 구강 내 사진이나 치태의 부착상태를 그때그때 보여주거나 전신에 미치는 영향을 이해시킴으로써 치료에 대한 의욕을 높여 준다.

2. 치태 조절(plaque control)

치주질환의 주된 원인인 치태의 조절이 가장 중요하고 또 기본이 된다. 치태를 착색액으로 착색하고 칫솔이나 치실(dental floss), 치간칫솔 등을 이용하여 칫솔질 방법을 지도한다.

3. 치석 제거(scaling)

치아면에 부착한 치태나 치석 또는 그 외의 다른 침착물을 도구를 이용해 기계적으로 제거한다. 또 치석 제거와 함께 세균이나 그 대사물을 함유한 병적인 시멘트질(백악질)을 벗겨내서 매끄러운 치근면으로 만들어 잇몸에 대한 위해성을 제거한다(스케일링 및 치근활택술, scaling and root planing : SRP).

4. 치주낭 소파

스케일링 및 치근활택술(scaling and root planing)과 함께 치주낭 내벽의 상피와 염증성 결합조직 부분을 긁어내 염증을 진정시키고 치주낭을 얕게 한다.

5. 치주 외 치료

잇몸(치은)을 절제하거나 잇몸을 박리하고 개방해서 염증 조직의 소파나 이틀뼈(치조골)를 정형하는 외과적인 방법이다. 다양한 수술방식이 있으므로 증례에 따라 구분해서 사용한다. 최근에는 보호막을 잇몸 속에 묻어 새로운 결합조직성 부착을 얻는 치주조직 재생유도법[*1]이라는 방법도 사용한다. 그 외에도 치아의 치료는 물론 적합이 좋지 않은 치관수복물을 다시 만들거나 교합 상태의 조절 등도 시행되고 있다.

정기적으로 치주조직을 검사해서 필요에 따라 치료를 한다. 병태가 안정되었다고 판정되면 정기적으로 통원을 하도록 하여 치태조절(plaque control)이나 스케일링(scaling) 등을 실시한 다음 유지관리하도록 한다[*2].

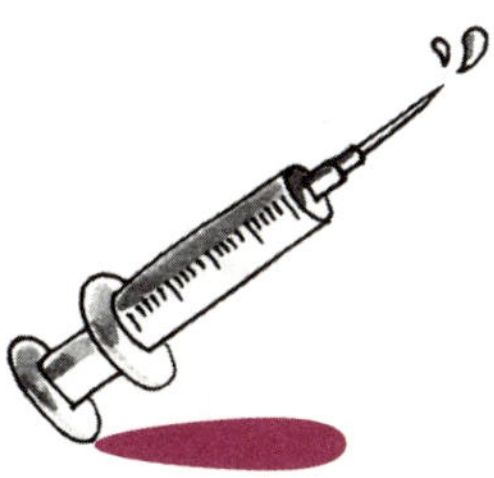

*1 GTR ; guided tissue regeneration

*2 Supportive periodontal therapy : SPT

그림3 **치주기본치료의 흐름**

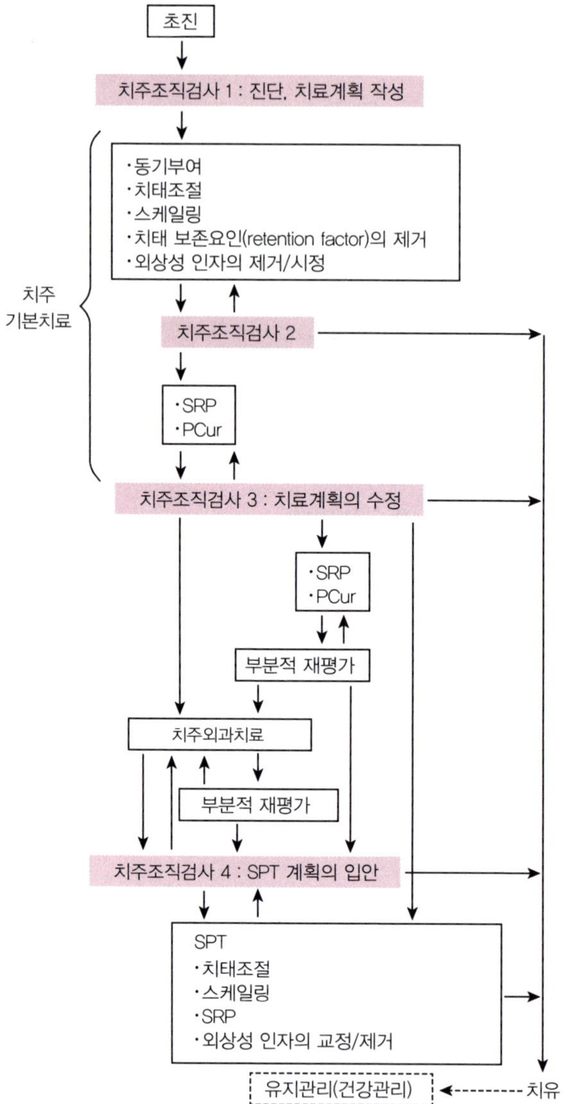

Doctor의 조언

간호의 요령

① 구강 관리

야근하는 중에 환자가 갑자기 열이 나서 고생했던 적은 없는가?

섭식연하 기능이 저하된 환자에서는 치주병원세균을 함유한 타액이 기관으로 들어가 흡인성 폐렴을 일으켜 발열하는 경우를 많이 볼 수 있다. 의치의 세척도 포함하여 구강 내 세정을 꼼꼼하게 실시하면 갑작스러운 발열은 상당히 줄일 수 있다. 병동 · 병원 차원에서 전체적으로 구강관리를 시도해 보기 바란다.

② 칫솔질 방법

칫솔질하는 방법은 여러 가지 있지만 칫솔모 끝을 사용하는 방법과 칫솔모의 옆구리를 사용하는 방법으로 크게 나누어진다. 치주질환 치료에서는 칫솔모 끝을 치아축 방향으로 90° 또는 45°로 대고, 칫솔모 끝을 치아와 치아 사이, 치아와 잇몸 경계선에 밀어넣듯이 넣는다. 그것을 근원심적으로 1~2mm 진동시킨다. 이때 움직임이 커져 칫솔모 끝이 치아와 치아의 틈에서 튕겨나가지 않도록 주의한다. 또 왼쪽 위, 오른쪽 위 등, 여기저기 블록 단위로 닦는 것이 아니라 치아를 1개씩 차례를 정해 붓을 떼지 않고 단숨에 글을 쓰듯이 입속을 단번에 닦으면 음식잔사가 없어진다. 그렇다고는 하지만 아무리 노력을 해도 칫솔만으로는 전체 치태(plaque)의 60% 정도밖에 닦지 못한다고 알려져 있다. 잇몸퇴축(치은퇴축)이 나타난 경우에는 치실(dental floss) 외에 치간칫솔의 병용이 필수불가결하다. 구강관리 도구에는 큰 면봉과 같은 것이나 면 대신

Memo
치주질환은 전신질환과도 많은 관계가 있어, 당뇨병에 의한 면역계 기능장애나 말초혈관순환장애 등에 의해서도 악화된다. 또, 비만에 의한 지질이상이나 인슐린 저항성, 흡연이나 스트레스도 치주질환의 악화인자라고 생각된다. 그 외 세균성 심내막염 환자의 병소에서 치주병원세균이 발견되고, 허혈성 심장질환(협심증 · 심근경색)에서의 혈전 형성에도 관여할 가능성이 있다. 모친이 중등도 이상의 치주질환을 가진 경우는 조산이나 저체중아 출생의 위험이 높아진다.

에 스펀지가 붙은 것도 있다. 의치는 전용 칫솔을 사용하면 효율적으로 세정할 수 있다. 의치 전용 세정제에 하룻밤 담가 두는 것도 효과적이다. 매회 연마제를 사용해서 닦으면 의치가 닳아 줄어들어서 맞지 않게 되는 경우가 있으므로 권장하지 않는다.

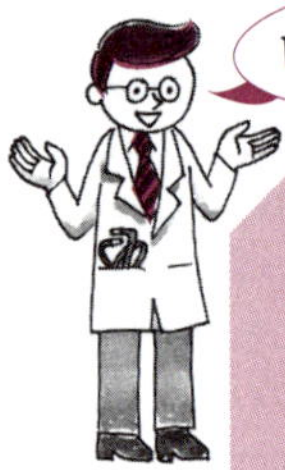

Doctor의 한마디

칫솔질을 완벽하게 하는 것은 매우 어려운 일이다. 자기 자신의 구강관리를 제대로 하지 못하는 사람은 환자의 구강관리를 할 수가 없다. 우선 자신의 구강관리부터 시작하자.

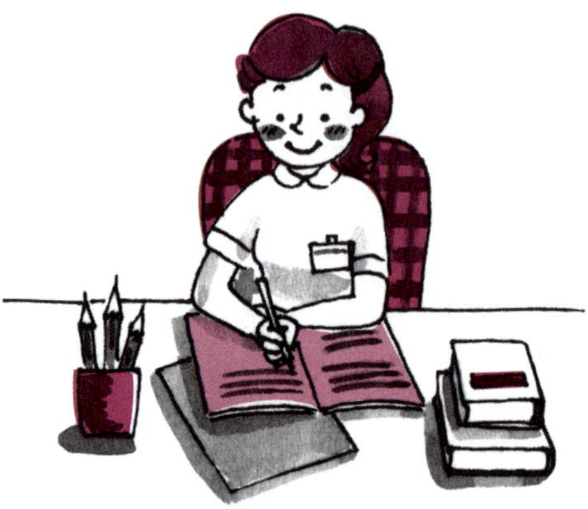

03. 위·십이지장 궤양

gastric·duodenal ulcer

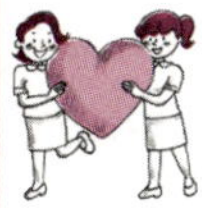

질환의 개요

✚ 어떠한 병인가?

위 · 십이지장 궤양이란 위점막으로부터 분비되는 위산 · 펩신의 소화작용에 의해 형성되는 점막하층보다 깊은 점막의 결손을 말하는데, 일반적으로는 이것을 소화성 궤양이라고 한다*1. 위 · 십이지장 벽에 형성되는 궤양의 깊이에 따라 그림 1에 나타난 것처럼 분류되고 있다. 위 · 십이지장 궤양의 발생부위는 연령에 따라 달라 위궤양은 중장년 층에 많고 십이지장궤양은 젊은 사람에게 많다는 특징이 있다.

그림1 위 · 십이지장궤양의 깊이에 따른 분류

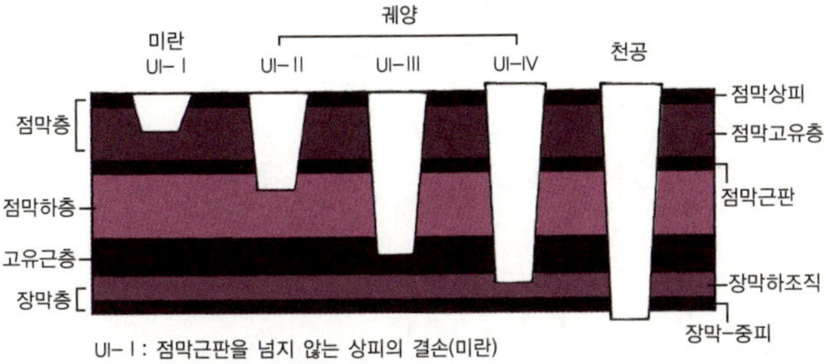

UI– I : 점막근판을 넘지 않는 상피의 결손(미란)
UI– II : 점막하층까지의 궤양
UI–III: 고유근층까지의 궤양
UI–IV: 장막층까지의 궤양
천 공: 장막보다 깊고 전층을 관통하는 궤양

소화성 궤양의 병인은 균형설이 가장 유명하다. 이것은 위산 · 펩신 등의 공격인자와 점액 · 혈류 등의 방어인자의 균형

Memo
위 · 십이지장 벽은 안쪽으로부터 점막층(점막상피, 점막고유층, 점막근판), 점막하층, 고유근층, 장막층으로 이루어져 있다.

*1
점막 내에 제한된 상피의 결손은 미란이라고 한다.

이 무너져 점막이 장애를 받아 궤양이 생긴다는 것이다. 원인으로 헬리코박터파일로리 위염, 약제(특히 비스테로이드성 소염진통제[*2]), 그리고 기타[*3]를 들 수 있다. 우리나라에서는 파일로리균이 많고 약제성은 적다고 알려져 있었지만 최근에는 약제성에 의한 것도 증가하고 있어 환자가 복용하는 약을 점검하는 것이 중요하다.

*2
진통제나 아스피린 등의 항혈소판제

*3
내시경에 의한 위점막 절제술 등에 의한 인공적 궤양, 뇌출혈 · 영상 등의 강한 스트레스, 졸링거엘리슨 증후군(Zollinger–Ellison syndrome) 등.

✚ 어떠한 증상이 나타나는가?

증상은 궤양 그 자체에 의한 주증상과 궤양에 동반되는 합병증에 따라서 다르다.

주증상은 명치부위 통증(심와부통)으로 식사와 관계가 있어 공복 때 복통이 일어나고 식사를 하면 가벼워지는 것이 특징이다. 십이지장궤양에서는 야간에, 위궤양에서는 식후 2시간 후에 명치부위 통증이 일어나기도 한다. 그 외에 속쓰림, 구역질, 트림 등 다양한 상복부 증상이 동반된다. 소염진통제에 의한 위 · 십이지장 궤양은 무증상인 경우가 많아 주의가 필요하다.

합병증으로는 출혈, 천공, 협착이다. 위 · 십이지장 궤양으로 출혈하면 타르변(tarry stool), 토혈을 하며, 천공이 되면 복막염이 합병되고 십이지장 궤양으로 인해 십이지장이 협착되면 음식물의 통과장애가 일어나고 구토가 동반된다.

✚ 어떠한 징후가 있는가?

징후도 궤양 그 자체에 의한 주징후와 합병증에 의한 징후가 다르다. 주 징후는 명치부분(심와부)의 압통이다. 합병증에 의한 징후는 출혈 정도가 심해짐에 따라 빈혈, 쇼크상태를 나타내며 천공으로 인해 복막염이 합병되면 복막자극 증상, 발열, 쇼크 상태가 따르게 된다.

검사의 포인트

1. 단순 X선

천공이 의심되는 경우는 선 자세로 흉부와 복부의 단순 X선 사진을 촬영해 free air*4의 유무를 조사하는 것이 중요하다.

*4
가로막(횡격막) 아래 존재하는 소화관 밖의 유리 가스 영상

2. 상부소화관 내시경검사

현재는 먼저 상부소화관의 내시경검사를 시행하는 경우가 많아지고 있다. 급성기의 궤양은 점막의 결손에 의해 궤양바닥이 백태로 덮여 있으며, 주위는 발적, 종창된 점막이 붙어 있는 소견을 나타낸다(그림 2). 호발부위는 위궤양에서는 연령에 의해 달라 젊은 사람은 위각, 고령자는 위체 상부이며, 십이지장 궤양에서는 십이지장팽대(그중에서도 전벽)가 호발부위이다.

치유기에는 궤양 가장자리부터 붉은 재생 상피가 나타나 결손된 점막부위를 덮어 백태가 소실된다. 모든 궤양이 재생 상피로 덮이고, 잠시 지나면 발적도 소실되고 궤양이 수축된다. 그리고 다시 중심을 향해 점막주름이 집중되어 완전히 치유된 백색의 궤양 반흔이 된다.

memo

- 십이지장궤양(duodenal ulcer)
- 샘창자팽대(십이지장구, duodenal bulb)

그림2 위궤양의 내시경검사 소견

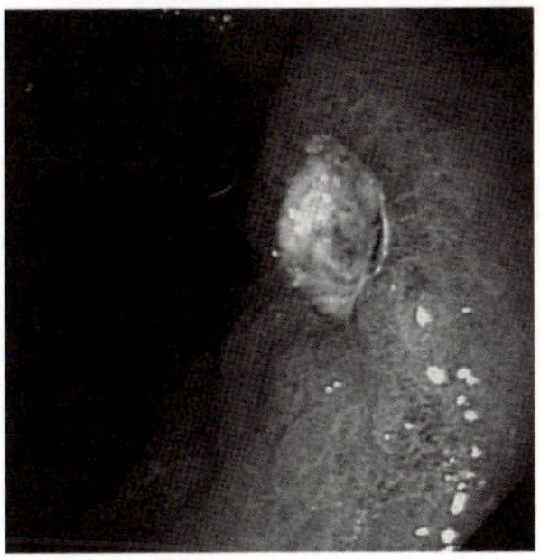

3. 바륨(barium) 등의 조영제를 이용한 X선

점막이 결손된 부위에 바륨이 고이고, 주위가 부어올라 있는 영상으로 진단할 수 있다. 결손된 점막을 측면에서 보면 위벽의 바깥쪽을 향해 바륨이 돌출되어 있는 것처럼 보이므로 이 함요(niche, 돌출상)의 존재로도 궤양을 진단할 수 있다.

4. 세균학적 검사(헬리코박터파일로리 감염 진단)

소화성 궤양으로 진단된 경우 헬리코박터파일로리균의 유무에 대해 조사하는 것이 가장 중요하다. 파일로리균에 의한 만성 위염이 궤양의 원인인 경우, 파일로리균을 제거하면 궤양의 재발을 예방할 수 있기 때문이다.

파일로리균이 위점막에 감염하고 있는가를 조사하는 주된 진단법은 내시경을 이용한 위점막 생검 방법*5과 내시경을 이용하지 않는 방법*6이 있다.

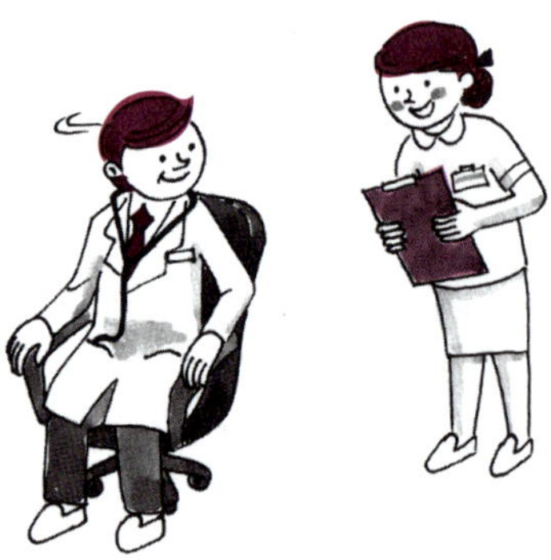

*5
현미경 검사법, 신속 우레아제 시험(urease test), 세균 배양법

*6
요소날숨검사(요소호기시험, urea breath test), 혈액 속 항헬리코박터항체 측정

치료의 포인트

치료는 크게 나누어 궤양에 대한 치료, 합병증에 대한 치료, 궤양 재발을 예방하는 치료가 있다.

1. 궤양에 대한 치료

① 약물요법

현재는 위산 등의 공격인자를 억제하는 치료가 중심이 된다. 주로 위산분비를 억제하는 프로톤펌프 저해제(proton pump inhibitor, PPI), 또는 히스타민 H_2수용체 길항제(H_2차단) 단독으로 대부분의 궤양을 치료할 수 있다. 또한 방어인자를 증가시키는 약제의 병용으로 궤양의 치유를 촉진한다고 알려져 있지만 현재 임상에서는 별로 사용되지 않는다.

② 수술요법

난치성 궤양이나 위암과의 감별진단이 어려운 경우 예전에는 외과적으로 위 부분 절제술 등이 시행되었다. 그러나 약물요법이나 내시경 진단의 발달에 따라 내과적으로 치료가 곤란한 합병증(출혈 · 천공 · 협착)을 제외하면 위 · 십이지장 궤양은 수술요법의 대상이 되지 않는다.

2. 합병증에 대한 치료

출혈에 대해서는 환자의 활력징후(vital sign)가 안정되어 있으면 혈관을 확보한 후에 긴급 내시경을 시행해 위 · 십이지장 궤양의 확정진단과 함께 출혈이 일어난 혈관을 분류하여 내시경적 지혈방법을 실시하는 것이 제1선택이다. 구체적으로는 내시경의 겸자구멍을 통해 다양한 치료도구를 삽입해 출혈이 일어난 혈관을 직접 내시경적으로 지혈하는 내시경적 지혈술*7을 실시한다. 그 밖에 환자의 전신상태가 나빠서 긴

*7
지혈겸자나 heat-probe를 이용한 소작법, 지혈 클립을 이용한 압박법, 에탄올 국소주사 등.

급 내시경을 시행할 수 없는 경우나 내시경적으로 지혈이 곤란한 경우에는 혈관조영에 의한 지혈방법, 외과적 수술(유문측 위 절제)을 시행하기도 한다.

3. 궤양의 재발을 예방하는 치료

헬리코박터파일로리 감염 양성이면 궤양 치료 후에 파일로리균의 제균요법을 실시한다. 제균을 하기 위해서는 3약제 병용요법*8이 원칙이다. 이것으로 제균할 수 없으면, 항균제의 종류를 클래리스로마이신(Clarithromycin)에서 메트로니다졸(Metro- nidazole, MNZ)로 변경한 3약제 병용요법(2차 제균)을 실시한다.

약제가 궤양의 원인인 경우는 가능하면 원인 약제의 투여를 중지하는 것이 원칙이다. 다만 심각한 심혈관계의 질환에 대한 저용량의 아스피린 투여는 단순히 중지할 수 없는 경우도 많으므로 순환기나 뇌혈관 등의 전문의와 연계하는 것이 필요하다.

*8
프로톤펌프 저해제과 암피실린(AMPC) 및 클래리스로마이신(CAM)의 2종류의 항생제를 1주일 동안 투여한다.

Doctor의 조언

간호의 요령

우선 증상으로 보아 위· 십이지장궤양이 의심스러울 경우 심각하게 긴급성을 요하는 합병증(출혈, 천공, 협착)을 가지고 있는지 확인하는 것이 중요하다. 출혈(토혈 · 하혈), 천공성 복막염이 있는 경우는 활력징후(vital sign)를 확인해 쇼크의 유무를 파악해야 한다. 동시에 최근에는 비스테로이드성 소염진통제가 원인이 되고 있는 경우가 많으므로 환자에게 어떤 심혈관계 질환(허혈성 심장질환, 뇌혈관 장애 등)의 이환력이 있는지 또 시판 약제를 포함해 소염진통제를 복용하고 있는지 문진하는 것이 중요한 포인트이다.

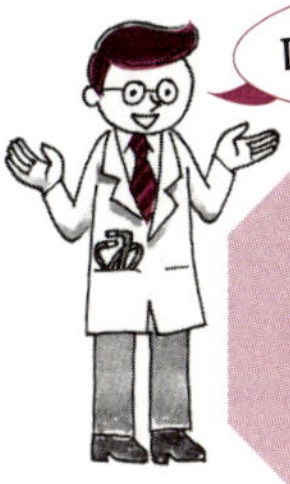

Doctor의 한마디

대량 출혈(토혈 · 하혈)에 의한 쇼크나 천공성 복막염은 위중하고 긴급을 요하는 합병증이다. 먼저 위중하고 긴급을 요하는 상태인지 판단하는 것이 중요하다.

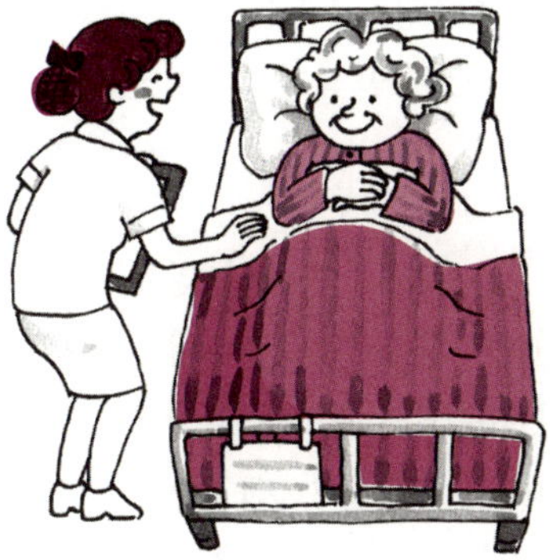

04. 염증성 장질환

inflammatory bowel disease ; IBD

질환의 개요

염증성 장질환[*1]은 주로 젊은 사람에게 일어나는 원인 불명의 장질환으로, 재발과 관해를 반복하며 만성적인 경과를 거치는 것이 특징이다. 크게 궤양성 대장염(ulcerative colitis)과 크론병(crohn's disease)으로 나뉘는데 병태, 증상, 징후가 다르기 때문에 다른 질환으로 취급되며 치료법도 다르다(표 1).

✚ 어떠한 병인가?

① **궤양성 대장염**(ulcerative colitis)

주로 곧창자(직장)에서 이어져 대장에서 생기는 미만성의 얕은 궤양성 병변에 의한 원인 불명의 만성 염증성 장질환이다(그림 1). 이환 부위에 따라 직장염형, 원위대장염형(직장, S상결장), 좌측 대장염형(직장, S상결장, 하행결장), 전대장염형으로 분류된다.

② **크론병**(crohn's disease)

대장에만 염증이 발생하는 궤양성 대장염에 비해 크론병은 소장 및 대장을 비롯해 전체 소화관에 육아종성, 전층성의 염증이 발생하는데, 궤양 등의 병변이 연속되지 않고 구역성(regional)으로 일어나는 것이 특징이다(그림 2, 그림 3). 궤양도 깊기 때문에 누공, 협착, 복강내 농양, 천공 등의 장관 합병증이 높은 빈도로 일어난다. 주된 이환부위별로 소장형, 대장형, 소장대장형으로 분류된다.

Memo
염증성 장질환은 과거에는 서양에 많고 우리나라에서는 드물 질환으로 인식되었지만, 최근 우리나라에서도 환자 수가 증가세를 보이고 있다.

*1
inflammatory bowel disease ; IBD

*2
혈변의 증상이나 정도는 병변의 범위나 중증도에 따라 다양하게 나타나지만 중증도가 경도인 경우에는 혈액과 변의 관계를 통해 병변의 범위를 예측할 수 있다. 가령, 화장지에 묻어날 정도의 혈변을 보는 환자의 병변의 범위는 주로 직장이고, 변의 표면에 묻는 정도의 혈변은 직장과 S상결장이며, 변과 혈액이 혼재되어 있는 것은 전체 대장이다.

표1 궤양성 대장염과 크론병의 감별점

	궤양성 대장염	크론병
주요 증상	혈변, 설사(점혈변), 복통, 발열	설사, 복통, 체중감소, 발열
주요 이환부위	대장	소장 · 대장을 중심으로 하는 전체 소화관
병변의 분포와 특징	직장에서 연속성, 미만성의 얕은 궤양	소장 · 대장에 비연속성의 깊은 종주궤양 (longitudinal ulcer) · 조약돌 점막상 (cobblestone appearance)
염증의 깊이	주로 점막하층까지	전층
누공 및 협착	드물다	자주 발생
항문병변	드물다	자주 발생

어떠한 증상이 나타나는가?

① 궤양성 대장염(ulcerative colitis)

가장 전형적인 증상은 지속성, 반복성의 혈변*2과 설사이며 혈액과 점액이 혼합된 점혈변이 특징이다. 중증도가 증가하면 설사의 횟수나 혈변의 양이 증가하고 복통, 발열, 빠른맥(빈맥), 빈혈 등이 동반된다. 가장 중증의 합병증으로 중독성 거대결장증이 유명하다*3.

② 크론병(crohn's disease)

주로 장관의 염증에 의한 증상과 합병증에 의한 증상으로 분류된다. 장관의 염증에 의한 증상은 설사, 복통, 발열, 소화관 출혈(혈변, 하혈), 빈혈, 체중감소, 영양장애이다. 항문병변이 합병되면 항문통, 항문주위농양*4, 치루(anal fistula)가 나타난다. 합병증에 의한 증상은 장폐쇄 증상*5(구역질, 구토, 복통), 누공*6, 복강내 농양*7, 천공되면 복막염 증상(극심한 복통, 발열, 쇼크 증상) 등 다양한 복부증상이 나타난다. 장관 밖에서도 통증이 있는 구강내 아프타, 관절통이 나타난다.

*3
염증이 확산되어 대장이 국한성으로 마비되고 확장된 상태. 앙와위 복부 단순 방사선에서 확장된 횡행결장 내의 가스영상이 보이고, 결장의 두께가 10cm 이상으로 확장된 영상을 나타낸다.

*4
항문 주위의 피하에 고름(농)이 고이고 발열, 종창, 통증 등의 증상이 나타난다.

*5
크론병의 궤양이 깊기 때문에 궤양이 치유되면 점막이 수축되어 장관이 좁아지고 장폐쇄 증상을 일으킨다.

*6
장관–피부누공, 장관–질누공, 장관–장관누공 등 다양한 장기나 부위에 누공이 형성되고 누공의 개구부에서 장관의 내용물이 흘러나온다.

*7
복강 내에 고름이 고이고 종양이 형성되거나 발열, 복통 증상을 동반한다.

그림1 **궤양성 대장염의 특징**

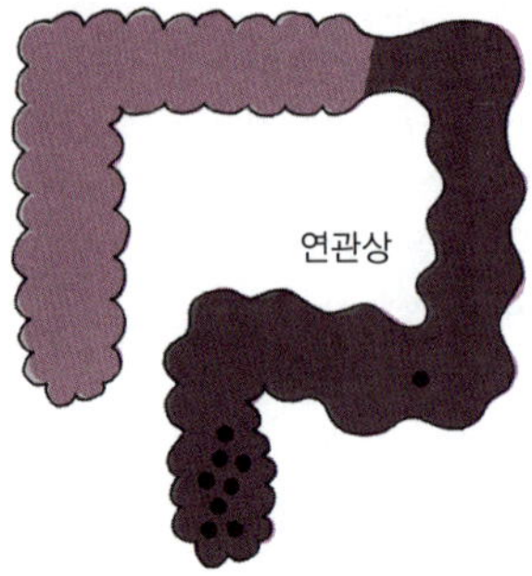

그림2 **크론병의 특징(소장) : 비연속성 병변**

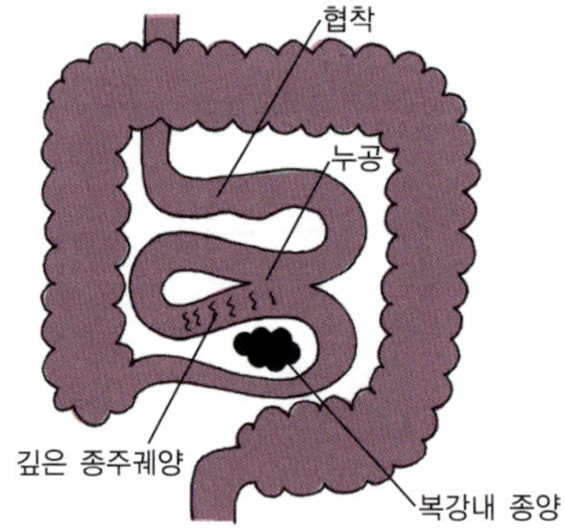

그림3 **크론병의 특징(대장) : 비연속성 병변**

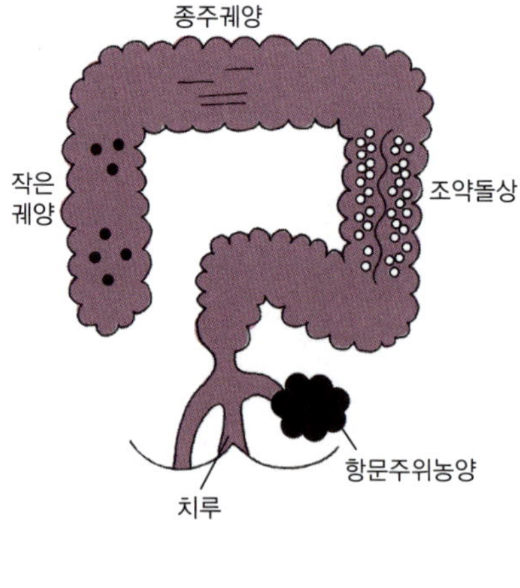

검사의 포인트

1. 궤양성 대장염

궤양성 대장염의 진단과 함께 염증이나 궤양이 직장에서 대장의 어느 부위까지 있는지에 따라 치료법이 달라지기 때문에 병변의 범위 진단도 중요한 포인트이다.

① 대장내시경 검사

혈변과 설사가 나타나는 환자는 설사제(cathartics) 등의 전처치를 하지 않고 먼저 곧창자(직장)와 구불잘록창자(S상결장) 내시경 검사를 한다. 내시경 영상은 직장에서 연속해서 미만성의 얇은 미란과 궤양이 존재하고 농성 삼출물이 부착되어 있으며, 내시경 관찰을 위해 공기를 넣으면 쉽게 출혈이 발생하는 소견(이출혈성)이 보인다(그림 4). 미란이나 궤양이 없는 점막은 대장의 정상적인 혈관상이 소실되고 과립상 점막을 띤다.

궤양성 대장염은 암이 합병되기 쉽다고 알려져 있다. 관해기에는 암의 조기발견을 위해 정기적으로 설사약을 이용한 전체 대장내시경 검사를 실시한다.

② 세균학적 검사

혈변이나 설사를 나타내는 질환에서는 궤양성 대장염 외에 감염성 장염, 허혈성 장염, 약제성 장염을 감별해야 한다. 감염성 장염을 제외하기 위해서는 변이나 대장내시경 검사 중에 점막을 생검하여 세균배양을 해야 한다.

③ 주장 방사선 검사

급성기에 구불잘록창자보다 심부에 있는 대장에 내시경을 무리하게 삽입하면 궤양성 대장염을 악화시키는 경우가 있다. 심부의 대장에 대해서는 연한 바륨에 스테로이드를 혼합하여 주장 방사선 검사를 실시해서 병변이 큰 범위나 궤양의 정도를 진단하는 경우도 있다. 정상적인 대장에서 나타나는 반달 주름이 소실된 연관상(鉛管像)을 띠고 많은 궤양이 보인다.

2. 크론병

전체 소화관에 병변이 나타나기 때문에 식도, 위, 십이지장, 소장, 대장에 대해 내시경이나 바륨을 이용한 방사선 검사를 하여, 영상진단에서 특징적인 종주궤양이나 조약돌 상이 보이면 크론병으로 진단한다. 내시경 검사 중에 생검을 실시하고 프레파라트(preparat)를 작성해서 조직상을 관찰하여 비건락성 유상피세포 육아종의 소견이 있으면 크론병을 강하게 의심하는 근거가 된다.

그림4 **궤양성 대장염의 내시경상**

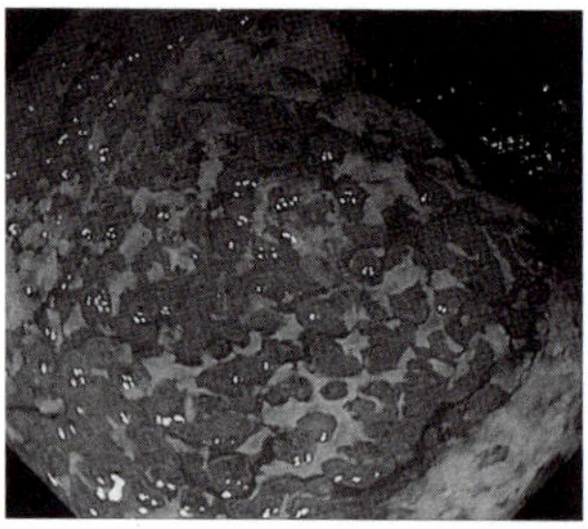

직장에서 연속적으로 얕은 궤양이나 미란이 보이고 빨갛게 부어오른 점막이 광범위하게 나타나며 농성 삼출물, 출혈성 증가가 동반된다.

치료의 포인트

1. 궤양성 대장염

① 내과요법

활동성인 염증을 억제하여 관해기로 유도하기 위한 치료와 관해상태를 유지하는 치료로 크게 구분한다.

- **관해유도요법** : 이환범위와 중증도(표 2)에 따라 달라지지만 활동기의 경증부터 중등도에는 아미노살리실산(ASA) 또는 살라조설파피리딘(SASP) 제제의 경구투여, ASA 제제 또는 스테로이드제의 주장(注腸)을 기본으로 하여 치료한다. 상기의 치료에도 불구하고 관해기 유도가 불가능할 때는 스테로이드제를 경구투여한다. 중증의 궤양성 대장염은 원칙적으로 입원하여 정맥을 통해 스테로이드를 투여한다. 이들의 통상적인 치료로 관해기 유도가 불가능한 경우, 백혈구제거요법이나 면역억제제 투여를 병용하는 경우가 있다.
- **관해유지요법** : ASA 또는 SASP제제의 경구투여가 기본이지만 쉽게 재발되거나 스테로이드 감량 중에 재발하는 경우에는 면역억제제*8를 투여하는 것이 효과적이다.

② 수술요법

원칙적으로 대장 전체를 적출하고 돌창자(회장) 말단에서 리저버(reservoir)를 작성하여 항문관과 문합하는 대장 전적출술, 회장낭항문관문합술을 실시한다. 응급 수술은 주로 거대결장증 합병, 대량 출혈이 적응된다. 대기 수술은 내과요법으로 관해유도나 관해유지가 불가능하고 사회생활에 지장을 일으키는 경우나 스테로이드 등 치료제의 부작용으로 내과요법을 지속할 수 없는 경우 등에 적응된다. 궤양성 대장염에 합병된 암이 발견된 경우는 다른 부위에도 암이 발생하는 경우가 많으므로 대장 전적출술을 실시한다.

*8
아자티오프린(azathioprine), 6-메르캅토푸린(6-mercaptopurine)

2. 크론병

장관의 염증에 대한 치료와 합병증에 대한 치료로 구분된다.

① 장관의 염증에 대한 치료

내과적 치료가 기본이고 관해유도요법과 관해유지요법이 있다.

표2 궤양성 대장염의 중증도 분류

	중증	중등증	경증
(1) 배변횟수	6회 이상		4회 이하
(2) 현미경적 혈변	(+++)		(+)~(−)
(3) 발열	37.5℃ 이상	중증과 경증의 중간	없음
(4) 빠른맥	90/분 이상		없음
(5) 빈혈	Hb 10g/dL 이하		없음
(6) 적혈구침강속도	30mm/h 이상		정상

- 중증 : (1), (2) 외에 전신증상인 (3) 또는 (4)의 어느 하나를 만족하고 또 6개의 항목 중 4개 항목 이상을 만족하는 것
- 경증 : 6개 항목 모두를 만족하는 것
- 극증 : 다음 항목을 모두 만족하는 것. ①중증 기준을 만족한다. ②15회/일 이상의 혈성설사가 지속된다. ③38℃ 이상 고열이 지속된다. ④10,000/mm³ 이상의 백혈구상 증가(중증 중에서도 특히 증상이 극심하게 중증인 것을 극증이라고 하는데, 발병 경과에 따라 급성 극증형과 재발 극증형으로 분류된다.)

- **관해유도요법** : 주로 영양요법과 약물요법이다. 소장이나 대장에 심각한 궤양 등의 염증이 있는 장관에 음식물이 통과하면 기계적인 자극이나 흡수된 영양소가 자극이 되어 염증을 악화시킨다. 한편 환자는 극심한 설사 때문에 영양장애를 일으킨다. 이들에 대해 장관에 부담이 적은 영양소만을 투여하는 성분영양요법(ED ; elementa ; diet)*9이나 절식하여 중심정맥(쇄골하정맥 등)에서 점적만으로 모든 영양소를 공급하는 중심정맥영양을 실시하면 장관의 안정과 필요한 영양소 및 칼로리를 충분히 공급할 수 있으며 장관의 염증도 치료된다. 이들을 영양요법이라고 한다.

Memo

관해유도 중에서도 영양요법이 가장 생리적이어서 부작용에 대한 걱정이 적지만, 입원하여 치료기간이 4~6주일이나 소요되고 환자의 사회생활에 영향을 미친다는 단점 때문에 외래에서도 치료가 가능하고 효과가 높은 항 TNF α항체의 점적이 많이 이용되고 있다.

*9

ED는 단백질을 포함하지 않고 탄수화물(덱스트린)을 기본으로 한 영양제이다. 소화를 필요로 하지 않고 흡수되어도 장관에 염증을 일으키지 않으며 장관의 안정과 충분한 영양을 공급할 수 있도록 조정되어 있다. 보통 분말 상태의 제제를 물에 녹여 사용한다. 가는 전용 영양튜브를 콧구멍에서 십이지장 또는 위까지 삽입하고, 입원 중에는 2,400mL(2,400kcal)를 전용 전동펌프로 24시간에 걸쳐 투여하고, 관해유도의 경우에는 6주일간 치료를 실시한다. 외래의 관해유지를 목적으로 할 때는 주간에는 식사를 2식만 섭취하고 야간의 취침 시에 1,200mL~900mL (1,200~900kcal)를 매일 투여한다.

약물요법은 궤양성 대장염과 마찬가지로 ASA 또는 SASP 제제를 경구투여하지만 작용이 약하기 때문에 많은 경우 이들만으로는 관해유도가 불가능하다. 이들 치료에도 효과가 없는 경우에 해외에서는 스테로이드 제제의 투여가 권장되고 있지만 우리나라에서는 일반적이지 않다. 최근에는 생물학적 제제인 항TNF α항체의 점적을 실시하여 관해유도를 하는 경우가 많아졌다.

- **관해유지요법** : 일상생활을 하면서 야간의 취침 중에 성분영양제를 이용하여 경장영양을 실시하는 재택경장영양[*10]이 기본이며 이들 치료가 효과가 없는 난치인 경우에는 면역억제제[*11]의 복용이나 항TNF α항체를 2개월 간격으로 점적하는 치료가 일반적이 되고 있다.

*10
home elemental diet ; HEN

*11
아자티오프린(azathioprine), 6-메르캅토푸린(6-mercaptopurine)

② 합병증에 대한 치료

협착에 대한 치료는 내시경적 풍선확장술, 외과수술에 의한 협착형성술이나 협착한 장관을 절제하는 수술이 널리 이루어진다. 이들 치료에도 재발이 반복되어 재수술을 해야 하는 경우가 많은 것이 특징이다.

- **항문병변에 대한 치료** : 항문 주위 농양에는 절개배농술, 복잡치루에는 시톤법이라는 수술이 이루어진다. 이 치료에도 재발을 반복하는 경우에는 하행결장에 인공항문(stoma)을 조성하고 직장이나 항문에 변이 통과하지 않도록 하는 수술을 실시한다. 항문병변은 환자를 오랫동안 괴롭히는 합병증이다.
- **기타의 합병증에 대한 치료** : 천공성 복막염(perforative peritonitis)에는 응급수술을, 복부농양에는 복부농양의 배농술과 병변이 극심한 부위의 장관절제술을 시행한다. 장관피부누공이나 장관질누공에는 내과적 치료가 효과가 없는 경우가 많아 개복해서 누공의 원인이 되는 장관의 절제술과 누공폐쇄술을 시행한다.

Doctor의 조언

간호의 요령

염증성 장질환은 젊은 층에서 발병하고 평생 지속적인 치료가 필요한 만성 질병으로, 오랫동안 재발과 관해를 반복하여 환자에게는 몇 차례에 걸친 수술이 필요한 까다로운 질병이다. 환자는 젊기 때문에 질병 치료를 하면서 취학, 취직, 결혼, 여성의 경우는 임신 및 출산 등 인생의 각종 중요한 문제에 직면하게 된다. 그리고 질병을 이유로 자신이 원하는 사회생활을 단념해야 하는 경우가 많다. 환자나 가족과 자주 대화를 나누어 환자의 가치관이나 배경(가족구성, 가족 중에 친한 사람, 친구, 학교나 직장, 가정에서의 일상생활) 현재 당면하고 있는 있는 문제점이나 고민을 파악하고, 몸과 마음을 동시에 관리할 수 있는 간호에 힘쓰는 것이 가장 중요한 포인트이다.

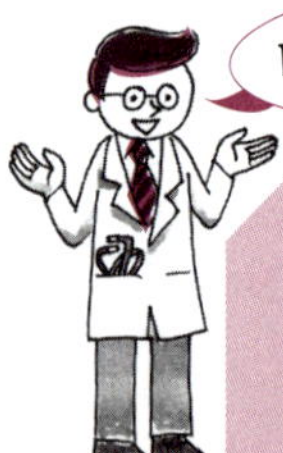

Doctor의 한마디

염증성 장질환은 청년층에서 장기간에 걸쳐 이환되기 때문에 환자는 질병 자체에서 오는 고통뿐만 아니라 인생이 계획대로 진행되지 않아 고민하게 된다. 질병뿐만 아니라 환자 본인이 당면한 문제를 말할 수 있게 하는 간호도 중요하다.

05. 큰창자곁주머니

대장게실, intestinal diverticulum

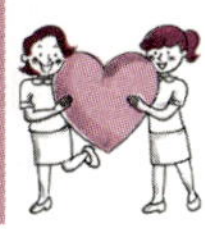

질환의 개요

✚ 어떠한 병인가?

큰창자곁주머니(intestinal diverticulum)는 보통 후천성 가성곁주머니(pseudo diverticulum)[*1]이다. 곁주머니(게실, diverticula) 일부가 내압 상승으로 주머니 모양으로 장관 밖으로 탈출하여 생기는 질환이다. 크기는 수 mm에서 1cm 정도이다. 곁주머니가 많이 발생하는 것을 곁주머니증(게실증, diverticulum)이라고 한다. 호발부위는 막창자(맹장, cecum), 오름잘록창자(상행결장, ascending colon)나 구불잘록창자(sigmoid colon), 내림잘록창자(하행결장, descending colon)이다(그림 1).

✚ 어떠한 증상이 나타나는가?

합병증을 일으키지 않는 한 증상은 나타나지 않는다. 합병증으로는 곁주머니출혈(게실출혈, diverticular bleeding)과 곁주머니염(게실염, diverticulitis)이 있다. 곁주머니(게실)의 외측에는 두꺼운 혈관이 존재하는 경우가 많아 어떤 원인으로 혈관이 찢어지면 출혈이 생기고 혈변과 빈혈이 나타난다. 곁주머니염이 일어나면 복통, 발열이 나타난다. 막창자(맹장, cecum)나 오름잘록창자(상행결장, ascending colon)의 곁주머니염은 막창자꼬리염(충수염, appendicitis)과의 감별진단이 어려운 경우가 많아 임상적으로 문제가 된다. 곁주머니염이 중증이 되면 천공이나 복막염을 일으키는 경우가 있다.

*1
돌출된 곁주머니 벽이 정상적인 큰창자벽의 전층(점막, 점막하층, 고유근층, 장막)으로 이루어진 것이 진성(선천성)곁주머니이고, 근층이 없는 것이 가성(후천성)곁주머니이다.

✚ 어떠한 징후가 있는가?

결주머니의 존재만으로는 복부의 신체소견에서 이상이 나타나지는 않는다. 곁주머니염을 합병하면 동일한 부위에 국한된 압통이나 반발통을 동반한다.

막창자나 오름잘록창자 곁주머니염인 경우, 급성 막창자꼬리염과 감별하기 어려운 경우가 많으므로 주의가 필요하다.

그림1 큰창자곁주머니의 호발부위

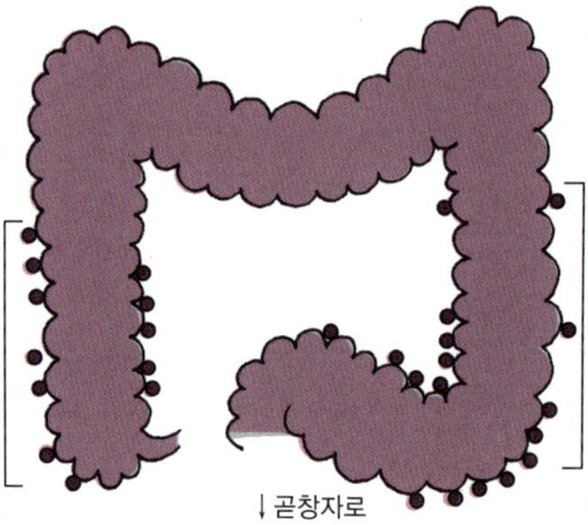

검사의 포인트

검사하기 전에 과거에 큰창자내시경검사나 주장방사선검사로 큰창자곁주머니라는 진단을 받은 적이 있는지, 환자의 병력을 알아두는 것이 진단에서 매우 중요하다.

1. 주장조영검사

곁주머니(게실)의 측면상은 큰창자벽에서 돌출된 편평한 낭상음영이 된다. 또 정면상에서는 원형 또는 둥그스름한 모양의 바륨이 곁주머니에 고여 있는 영상이 나타난다. 곁주머니염을 동반하는 경우는 이들 소견과 함께 뚜렷한 부종상이 나타난다.

2. 대장내시경검사

곁주머니(게실)는 정상적인 점막으로 뒤덮인 원형 또는 둥그스름한 모양으로 파인 곳을 말한다. 검사를 위해서 설사제를 투여해도 종종 딱딱한 변이 곁주머니 안에 존재하는 경우가 많다. 곁주머니염을 동반하는 경우는 곁주머니 주위에 발적과 종창을 동반한다. 출혈된 경우는 큰창자 내에 혈액이 고여 출혈부위를 확인하기 어려운 경우가 많고 드물게 곁주머니에서 활동성 출혈을 확인할 수도 있다.

치료의 포인트

- 주로 합병증(곁주머니출혈, 곁주머니염)을 일으킨 경우가 치료의 대상이 된다.

1. 곁주머니(게실)출혈

절식, 안정, 보액으로 장관을 안정시킴과 동시에 다음과 같은 치료를 시행한다.

① **내과요법**(대장내시경적 지혈술)

혈변을 보는 환자에게는 전신상태가 안정되어 있다면 응급 대장내시경검사를 실시한다. 내시경으로 출혈된 곁주머니가 명확해지면 출혈된 곁주머니의 개구부를 지혈클립으로 봉합하여 지혈한다(그림 2). 그러나 실제로는 큰창자 내의 혈액과

변 때문에 출혈부위를 확인할 수 있는 경우가 적다. 이런 경우에는 다음 날 설사제를 투여해서 자세히 관찰하고 출혈된 곁주머니가 확인되면 클립을 이용해 지혈한다.

② **복부혈관조영**(색전술)

대장내시경으로 출혈 부위를 확인하기 어려운 경우, 복부의 혈관을 조영하여 출혈된 혈관을 직접 확인한 다음 코일을 혈관 내에 유치하여 혈관내강의 혈류를 차단해서 지혈한다.

③ **수술요법**

상기의 치료로 지혈이 어려운 경우는 외과적으로 곁주머니가 존재하는 부위의 큰창자 부분절제술을 실시하는 경우가 있다.

2. 곁주머니염(게실염)

절식, 안정, 보액과 함께 항균제를 점적한다. 이들 치료로 대부분은 호전된다. 다만 천공이나 농양을 병발하거나 재발을 반복하는 경우에는 외과적으로 큰창자 부분절제술을 시행한다.

그림2 **곁주머니출혈과 클립핑에 의한 지혈**

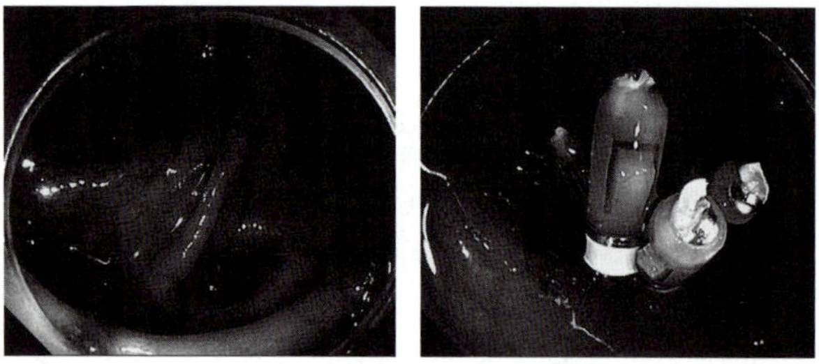

Doctor의 조언

간호의 요령

진단을 위해서는 먼저 과거에 곁주머니증(게실증)으로 진단받은 적이 있는지 병력을 듣는 것이 중요하다. 곁주머니출혈의 경우는 먼저 빈혈의 정도와 출혈성 쇼크를 일으키지 않는지 활력징후(vital sign)를 파악한다. 응급내시경을 할 때도 환자의 전신 상태를 항상 파악해 두는 것이 중요하다.

곁주머니염은 대개 보존적인 치료가 가능하지만 막창자꼬리염(충수염, appendicitis)과 감별해야 하는 경우가 많고, 복막염의 유무 등 긴급하게 수술이 필요한 급성 복증인지 판단하는 것이 중요하다.

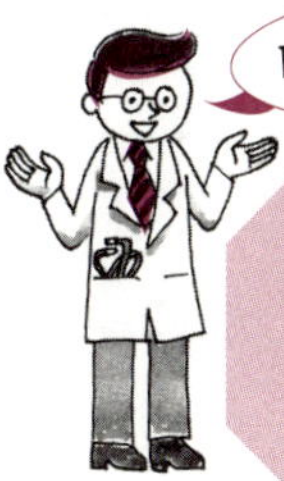

Doctor의 한마디

곁주머니의 증상은 출혈과 염증으로 다른 질환과의 감별진단이 중요하다. 출혈과 염증을 일으키는 각 질환의 특징을 공부해서 경험을 축적해 나가야 한다.

06. 창자막힘증

장폐색증, ileus

질환의 개요

✚ 어떠한 병인가?

어떤 원인으로 장 내용물의 통과장애가 일어나 장 내용물이 저류하여 구토 등의 증상을 일으키는 병태를 창자막힘증(장폐색증, ileus)이라고 한다. 원인에 따라 치료법이 다르고 다음과 같이 분류되지만 이 글에서는 기계적 창자막힘증(장폐색, ileus)에 대해 설명한다.

① 기계적 창자막힘증(mechanical ileus)

기질적 질환으로 일어나는 폐쇄로 폐쇄성과 교액성으로 나뉜다.

- **폐쇄성**(단순성) **창자막힘증**(obstructive ileus) : 장관벽의 기질적 변화(종양, 궤양 등)에 의한 폐쇄와 장관 밖의 병변(과거의 수술에 의한 장관의 유착 등)이나 장관의 이물질(장석 등)에 의한 폐쇄가 있다.
- **교액성**(복합성) **창자막힘증**(strangulation ileus) : 장관 밖의 삭상물에 의한 교액성 창자막힘증 · 장축염전증 · 창자겹침증(장중첩증) · 헤르니아감돈에 의한 것이 있다.

② 기능적 창자막힘증(functional ileus)

장관에 기질적 병변이 없고 장관의 수축이상으로 일어나는 장관내용물의 통과장애를 말한다. 복막염, 개복술 후 고도의 변비, 약제가 원인이며 장관의 마비(마비성 창자막힘증)나 경련(경련성 창자막힘증)이 일어나고 장의 내용물이 배설되지 못한다.

✚ 어떠한 증상이 나타나는가?

일반적인 증상은 주기적인 복통, 구토, 복부팽만감이다. 교액성 창자막힘증의 경우는 발병이 급격하고 복통도 격렬해서 쇼크증상을 동반하는 경우가 많고, 중증이면 응급수술의 대상이 되기 때문에 주의가 필요하다.

✚ 어떠한 징후가 있는가?

폐쇄성 창자막힘증의 경우 복부가 부드러워 복막자극증상을 보이지 않는 경우가 많지만 교액성 창자막힘증의 경우는 복막자극증상을 동반한다. 청진상 금속성 장잡음[*1]이 전형적이다.

*1
저류하고 있는 장내의 액체나 가스가 강한 연동운동으로 협착부를 통과할 때 발생하는 장잡음을 말한다. 이 소리는 주둥이가 좁은 병에서 물이 흘러넘칠 때 나는 소리와 유사하다. 협착음, 메탈릭사운드라고도 한다.

검사의 포인트

1. X선 검사

선 자세에서 복부의 단순 X선사진을 촬영한다(그림 1). 협착된 장관 바로 앞에 있는 확장된 장관에 가스와 장액이 저류하고 있는 영상이 보이면 확정진단한다. 확장된 장관의 장액의 액면형성을 경면상이라고 한다. 환자의 상태가 나빠 서 있을 수 없을 때는 측와위에서 복부 단순 X선사진을 촬영한다.

2. 복부초음파 · CT검사

확장된 장관과 협착된 부위를 조사하는 데 유용하지만 이와 함께 복수의 유무를 조사하는 것이 중요하다. 복수가 있으면 초음파 관찰하에 복수를 천자 · 흡인하여 복수가 혈성인지의 여부를 조사한다. 복수가 혈성이라면 교액성 창자막힘증의 가능성이 높아 응급수술이 필요하다.

3. 조영제를 이용한 방사선 검사

장관이 협착되어 있고 위험하기 때문에 보통은 경구적으로 바륨을 이용한 검사는 하지 않는다. 일레우스관을 삽입한 후 일레우스관을 경유하여 수용성 조영제(가스트로그라핀, gastrografin)를 이용해 시행한다. 큰창자의 폐쇄가 의심되는 경우에만 항문에서 조영제를 넣어 큰창자의 조영을 실시하는 경우가 있다.

4. 내시경검사

지금까지 창자막힘증에 대해 내시경검사는 금기시되었다. 현재는 환자의 상태가 안정되어 있으면 더블벌룬 작은창자내시경(double baloon endoscopy)을 이용해 원인이 되는 작은창자 병변을 검사할 수 있다.

그림1 창자막힘증의 복부 단순방사선사진(선 자세에서 정면)

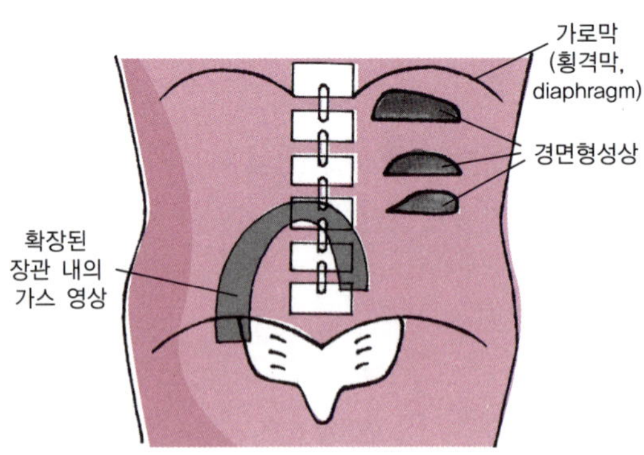

치료의 포인트

폐쇄성 창자막힘증의 경우, 먼저 보존적 치료를 실시하여 경과를 관찰한다. 보존적 치료로 1주일 만에 호전되지 않거나 경과 중에 복막염 증상이 합병되면 외과수술을 실시한다.

1. 내과요법

① **음식** : 창자막힘증으로 진단되면 음식과 음료를 금식한다.

② **위 · 장관내액의 흡입과 감압** : 위관을 위에 유치하고 위액과 위에 역류한 장액을 몸 밖으로 지속적으로 흡입하여 배출시키거나 일레우스관을 방사선 투시하에 작은창자까지 삽입하여 장액을 지속적으로 흡인하여 배출시킴으로써 협착으로 상승한 장관내압을 낮춘다.

③ **수액** : 구토나 경구섭취 불능에 의한 탈수와 전해질 이상을 동반하는 경우가 많고, 위액이나 장액의 흡인으로도 탈수나 전해질이상을 일으키기 쉽기 때문에 환자의 소변량과 혈액검사 등을 모니터하면서 충분한 수액을 실시한다.

④ **항균제의 투여** : 창자막힘증의 원인이 염증성일 때는 장내세균의 증식으로 중증 상태가 되는 경우가 있으므로 치료를 시작할 때부터 항균제를 투여한다.

2. 수술요법

교액성 창자막힘증은 복막자극증상을 나타내며 혈성 복수를 보이는 경우에는 응급수술이 필요하다. 대개는 장관이 순환장애 때문에 괴사되어 있으므로 괴사된 장관을 포함해 장관절제술을 실시한다.

폐쇄성 창자막힘증은 보존적 치료로 호전되지 않는 경우나 보존적 치료로 호전되더라도 기질적 질환에 의해 협착된 장관을 절제하지 않으면 재발할 경우에 대기적으로 수술을 시행한다. 수술방법은 창자막힘증의 원인에 따라 다르다.

Doctor의 조언

간호의 요령

유착성 폐쇄성 창자막힘증이 가장 빈도가 높아 환자의 수술경험에 대해 문진해 두어야 한다. 또 보존적 치료 중에서 위관이나 일레우스관을 삽입한 경우 위장관 내압의 감압이 잘 되어 있는지 관찰하는 것이 중요 포인트이다.

이럴 때는 의사에게 상담!

환자의 증상이나 복부 소견을 관찰하고 삽입한 위관이나 일레우스관을 통해 저류한 액체가 순조롭게 배출되는지 시간마다 확인한다. 만일 배출이 제대로 이루어지지 않으면 관이 막혀 있을 가능성이 있으므로 내부를 물이나 공기로 플래시해 보거나 의사에게 보고하여 관 끝의 위치를 방사선 투시로 확인하여 확실하게 치료가 효과적인지 관찰하는 것이 중요하다.

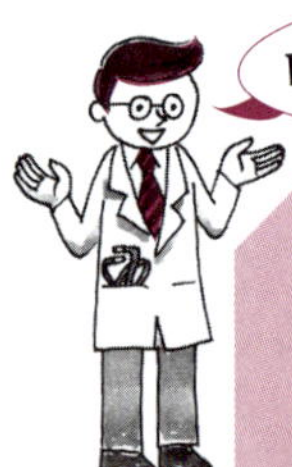

Doctor의 한마디

일레우스관에서의 배액이 순조롭게 이루어지는지는 간호사의 관찰에 달려 있다. 일레우스관에서 배액이 없다는 것은 일레우스관이 막혀 있거나 창자막힘증이 제거되어 좋아진 것 중 하나다. 어느 쪽이든 배액이 없다는 것은 치료상 중요한 포인트가 된다. 환자 곁에서 잘 관찰해야 한다.

07. 간염(급성 · 만성)
hepatitis

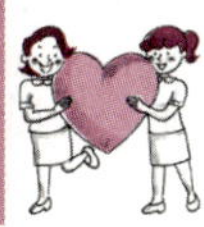

질환의 개요

✚ 어떠한 병인가?

간염(hepatitis)이란 간에 염증이 일어난 상태를 말하는데 붓고 열이 나며 만지면 통증이 느껴진다.

간염의 약 80%는 바이러스에 의한 것이며, 그 외에는 알코올, 약제, 알레르기 등도 원인이 된다.

바이러스성 간염(표 1)은 경과에 따라 급성과 만성으로 분류할 수 있는데, 급성 간염(acute hepatitis)은 6개월 이내에 치유되는 것, 만성 간염(chronic hepatitis)은 간기능장애가 6개월 이상 지속되어 간세포의 염증과 섬유화가 보이는 것이다.

급성 간염에는 증상이 나타난 후 8주일 이내에 프로트롬빈(prothrombin) 시간이 40% 이하로 저하되고 혼수 II도 이상의 간성뇌증(hepatic encephalopathy)이 발생하는 극증간염(fulminant-hepatitis)도 있다.

Memo
급성 바이러스성 간염은 50%가 A형, 40%가 B형, 10%가 C형이다.

표1 바이러스성 간염과 그 특징

A형	급성 경과를 거치며 A형간염바이러스에 오염된 음료수나 어패류, 특히 굴을 날것으로 먹으면 경구감염된다. 감염력이 강해 유행성 간염이라고도 한다. 현재는 국내에서의 감염이 감소하고 있지만 위생상태가 나쁜 지역을 방문한 여행자가 감염되어 귀국 후에 발병하는 경우가 늘고 있다.
B형	B형 간염바이러스에 오염된 혈액을 통해 감염되는데, 예전에는 수혈 후에 흔히 걸리는 간염이었다. 현재 주요 감염경로는 출산 시의 모자감염, 의료종사자의 주사침 자상 사고, 성행위 등이다. 면역기전이 미숙한 영유아기에 감염되면 체내에 바이러스를 보유한 상태에서 지속적으로 감염된다(carrier). 보균자(carrier)의 90%는 무증후성으로 경과하지만 사춘기 무렵부터 약 10%가 만성 간염으로 이행한다.
C형	혈액을 통해 감염되고 감염경로는 수혈, 의료종사자의 주사침 자상 사고, 문신, 각성제의 남용 등이다.

✚ 어떠한 증상이 나타나는가?

① **A형 간염** : 2~6주일간의 잠복기를 거쳐 발병한다. 고열, 전신권태감, 설사, 식욕부진 등 감기와 유사한 증상이 나타난 다음 황달[*1]이 2~4주일 정도 지속된다. 증상은 일과성이고 만성 간염으로 이행하지 않으며 극증 간염이 되는 경우도 드물다. 한번 걸리면 영구면역이 생성되어 재감염되지 않는 것도 특징이다.

② **B형 간염** : 건강한 성인이 처음 감염되면 1~6개월간의 잠복기를 거친 후 급성 간염을 발병하는 경우가 대부분이다. 발열이나 황달 등 전형적인 간염의 증상이 나타나는 사람이 있고 불현성 감염을 나타내는 사람도 70~80%나 있다.

③ **C형 간염** : 2~16주의 잠복기를 거쳐 발열, 두통, 식욕부진, 관절통 등 급성 간염의 증상이 나타나지만, 일반적으로 정도가 가볍기 때문에 인식하지 못하는 경우가 많고, 70~80%의 사람이 만성 간염으로 이행한다. 보통 만성 간염이나 초기 간경변에서는 자각증상이 적고 검진 등에서 만성 간염으로 진단되거나 진행된 간경변이 되고서야 전신권태감 등의 증상이 나타난다.

*1
안구나 피부가 황색, 소변이 갈색이다.

검사의 포인트

1. 혈액검사

급성 간염이 의심되어 혈액검사를 하면 간세포의 장애를 나타내는 간효소 AST(GOT), ALT(GPT)의 상승, 황달의 원인이 되는 빌리루빈의 상승, 응고단백의 생산저하를 보이는 프로트롬빈 시간의 연장이 나타난다. 이들 수치의 정도가 급성 간염의 중증도와 거의 일치한다. 또 바이러스성 간염이 의심될 때는 바이러스 표지자 검사도 시행한다. 급성 A형 간염에서는 IgM형 HA항체 양성, 급성 B형 간염은 HBs항원 양성, IgM형 HBc항체 양성, 만성 B형 간염에서는 IgG형 HBc항체 고역가로 진단할 수 있다. 또 B형 만성 간염의 경우는 HBe항원, HBe항체, HBV-DNA의 검색으로 병기와 병세를 판단한다. C형 간염에서는 급성에서도 만성에서도 HCV항체는 양성이 되지만, 확정진단을 위해서 HCV-RNA 정량과 정성검사를 실시하고 이미 감염된 후 치유된 상태인지 만성 간염인지를 판별한다.

2. 초음파검사, CT, MRI

간의 크기, 모양, 종양의 유무, 혈관의 상태 등을 알 수 있다. 급성 간염에서는 그다지 필요하지 않지만 만성 간염에서는 간경변과의 감별이나 간암의 조기발견, 수술이나 치료방침의 결정에 유용하다.

초음파검사에서는 통증이나 방사선 피폭이 없고 1cm 정도의 암도 발견할 수 있지만, 검사자의 숙련도에 따라 진단에 차이가 생기고 비만인 사람은 발견하기 어려운 경우가 있다.

CT는 초음파로 나타나지 않는 부분도 알 수 있으며, 또 조영 CT에서는 객관적으로 보다 정확한 병변도 알 수 있지만 방사선 피폭이나 촬영 시 숨을 멈추어야 하는 것이 단점이다.

MRI에서는 CT와 유사한 영상을 얻을 수 있고 여러 각도에서 본 영상으로 재구축하거나 병변의 전체상이나 주위 장기와의 위치관계를 조사하는 데 좋지만 검사시간이 길고 화질이 일정하지 않으며 기계가 고가라는 단점이 있다.

3. 간생검(liver biopsy)

국소마취를 하여 간에 침을 삽입해서 간조직의 일부를 채취하여 현미경으로 보고 진단을 내린다. 간을 손상시키기 때문에 출혈이나 간기능 악화의 가능성이 있으며 검사 후에는 안정이 필요하다. 최근에는 혈액검사나 영상진단의 진보로 간생검이 필요한 사례는 감소하고 있다. 급성 간염에서는 시행하는 경우가 별로 없지만 만성 간염의 약물요법 전에 확정진단을 하고, 질병의 진행도 치료효과를 예측하기 위해서 필요하다.

Memo
B형 간염에서는 스테로이드 투여를 갑자기 중지하고 면역기능을 한꺼번에 활성화하여 바이러스를 공격시키는 스테로이드 리바운드요법도 있다.

치료의 포인트

급성 간염의 치료는 안정을 기본으로 하고, 식욕이 없고 영양을 충분히 섭취하지 못할 때에는 비타민제나 포도당을 중심으로 한 점적을 통해 영양을 공급한다. B형 · C형 간염의 경우는 염증이 낫지 않고 만성화되어 약물치료가 필요하게 되는 경우도 있다. 혈액검사나 간생검에 의해 질병의 진행도나 치료효과, 부작용의 가능성을 평가한 다음 어떤 치료를 할 것인지 결정한다.

1. 인터페론요법(Interferon Therapy)

만성 간염에 대한 약물요법 중에서 가장 효과를 기대할 수 있는 치료법이다. 인터페론은 간염바이러스의 증식을 억제하고 바이러스의 핵산도 파괴하는 것으로 생각되지만 실제 유효율은 30% 정도이다. 작용이 지속되는 것으로 페그인터페론(PEG-IFN)이 사용되는 경우도 있다. PEG-IFN은 B형 만성 간염의 젊은 사람에게서 간의 섬유화가 적은 경우에 좋은 적응을 보이지만 섬유화가 강한 장기간 이환된 사람은 항바이러스제를 병용하기도 한다. C형 만성 간염에서는 간기능이상이 있는 사람에게 적응을 보인다.

장점과 단점

바이러스의 유전자형, 양, 간염의 병기 등을 적절하게 선택함으로써 바이러스의 배제 또는 간염의 증상 경감이나 진행을 지연시킬 수 있다.

인터페론 치료를 시작한 후 많은 환자에게서 발열, 오한, 두통, 근육통, 관절통, 전신권태감, 식욕부진 등이 나타나기 때문에 치료를 시작하기 위한 조건이 정해져 있다.

2. 항바이러스제

B형, C형 만성 간염에 대한 인터페론의 유효율을 높이기 위해서 바이러스 증식을 억제하는 약제를 이용한다. 하루 1회의 복용으로 입원도 필요 없고 부작용도 적기 때문에 혈중 바이러스가 음성화될 때까지 복용을 지속하거나 인터페론 치료를 하기 전에 바이러스 양을 줄여야 할 때 이용되기도 한다*2.

3. 간보호요법

간세포의 파괴방지와 간기능 개선을 목적으로 하는 치료법이다. 원인 바이러스를 직접 공격하는 것은 아니기 때문에 장기간 지속해야 한다. 대표적인 것으로 글리틸리틴제제*3, 우르소디옥시콜산(ursodeoxycholic acid)*4, 소시호탕*5이 있다.

*2
B형 만성 간염의 간섬유화가 진행된 예에서는 라미부딘(제픽스®)이 투여되지만 내성 바이러스의 출현이 커다란 문제점이며, 이때는 아데포비르 다이피복실(adefovir dipivoxil, 헤프세라®), 엔테카비르(바라크루드®)가 사용되기도 한다.

*3
구체적인 작용은 명확하지 않지만 2주일 정도 매일 주사하면 AST나 ALT의 값이 저하되는 경우가 있다.

*4
쓸개즙산(담즙산, bile acid) 제제이며 간의 혈류를 증가시키고 간세포를 보호한다.

*5
함유된 사포닌의 스테로이드 작용에는 세포막 보호나 항염증작용, 항알레르기작용 등이 있으며, 만성 간염에 사용된다. 하지만 인터페론요법과의 병용은 사이질폐렴(간질성 폐렴)의 위험이 있으므로 금기이다.

Doctor의 조언

간호의 요령

바이러스성 간염은 각각에 공포가 있다. 급성 간염에서는 감기증상, 소화기증상이 전면적으로 나타나고 황달이 나타날 때까지 진단이 늦어지는 경우도 많이 있다. 특히 고령의 환자는 감염이 의심되면 목욕이나 외출을 삼가고 경과를 관찰한다. 황달이나 갈색소변이 나오면 곧바로 입원하도록 지도하는 것이 중요하다. 또 급성 간염을 치료하는 중에 혈액, 소변, 변, 체액 등에 간염바이러스가 대량으로 존재하는 경우도 많기 때문에 의료진 측의 감염이나 원내감염을 일으키지 않도록 주의해야 한다.

이럴 때는 의사에게 상담!

만성 간염 환자에게는 간에 부담을 주지 않도록 규칙적인 생활에 주의하고, 스트레스나 과로를 피하고 영양균형을 고려한 식사를 규칙적으로 하도록 일상생활을 지도하는 것이 중요하다. 표 2의 구체적인 항목 중 충분히 이해되지 않는 점이나 환자의 대응에 어려운 점이 있다면 의사에게 상담한다.

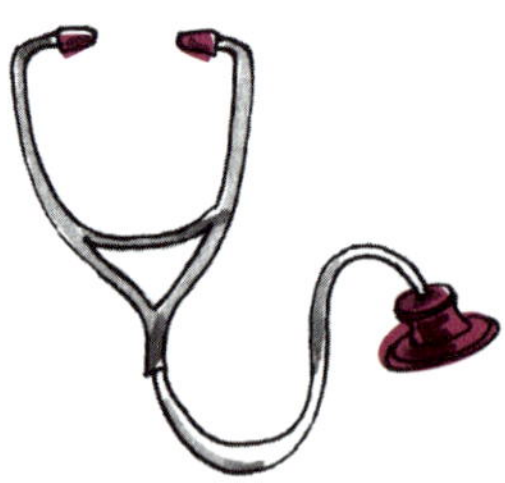

표2 만성 간염 환자의 생활지도

① **식사** : 보통식을 기본으로 한 1일 3식 균형적인 식사
② **술** : 보균자(carrier)나 만성 간염은 소량의 음주도 금지한다.
③ **목욕** : 미지근한 물에 들어가 오랫동안 목욕하는 것은 피한다.
④ **약** : 간에 부담을 주는 약도 있으므로 자기 판단으로 약을 복용하지 않는다.
⑤ **건강식품** : 복용 방법에 따라 오히려 건강을 해치는 경우도 있으므로 주의해야 한다.
⑥ **일** : 극심한 육체노동을 제외하면 일반적인 일은 문제가 없다.
⑦ **여행** : 무리하지 않는 여행일정을 짜고 약과 보험증을 휴대한다.
⑧ **정기검사** : 증상이 안정되어 있어도 정기적으로 간기능 검사를 받는다.

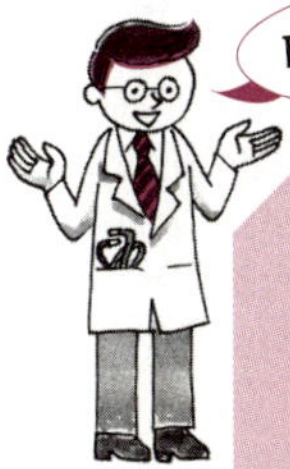

Doctor의 한마디

B형 간염에서는 과거의 모자감염은 감소하고 청년층을 중심으로 성감염증이 유행하는 경향을 보이고 있다. 따라서 B형 만성 간염 환자의 간호에서는 사생활 보호에 노력하고 동시에 상대방에 대한 배려도 조언한다.

C형 간염에서는 증상이 가볍기 때문에 인식하지 못하는 사이에 70~80%의 사람이 만성 간염으로 이행하고 다시 간경변, 간암으로 진행된다. 따라서 일상생활에 주의하며 환자가 정기적으로 검진을 받도록 지도하는 것도 중요한 간호업무 중 하나이다.

08. 간경변
hepatic cirrhosis

질환의 개요

✚ 어떠한 병인가?

간염이나 알코올이 원인으로 간의 세포가 지속적으로 파괴되면 재생능력이 높은 간에도 한계가 찾아온다. 간 내에 섬유가 늘어나 딱딱해지고 보기에도 울퉁불퉁한 혹 투성이의 장기가 된 상태를 간경변이라고 한다. 원인으로는 바이러스성 간염이 가장 많고, C형 만성 간염에서 간경변으로 진행된 것이 65%를 차지하며, B형 간염, 알코올성 간염이 그 뒤를 잇는다. 간경변이 되면 간 내부의 혈액순환에 이상이 생겨 간이 더 이상 기능할 수 없게 된다.

Memo
간경변의 3대 사망원인은 소화관출혈, 간부전, 간세포암으로 알려지고 있지만, 최근에는 식도위정맥류에 대한 내시경적 치료법의 진전으로 소화관출혈은 큰 폭으로 감소하고 있다. 반면 간세포암에 의한 사망은 증가하고 있으며 간경변 환자의 50~75%가 간세포암으로 사망하는 것으로 나타났다.

✚ 어떠한 증상이 나타나는가?

간은 일부에 장애가 발생해도 나머지가 그 기능을 대신한다(보상기능). 따라서 초기에는 대부분 자각증상이 없지만(보상기 간경변), 무력감, 소양감, 근육통, 체중감소 등이 보이는 경우가 있다. 보상기능이 한계를 맞아 비보상기가 되면 전신 권태감이나 피로감 증가, 식욕저하 등의 증상이 나타난다. 그리고 간기능이 저하되고 황달, 복수저류에 의해 복부가 팽창하며 발이 붓는다. 또 피부의 혈관확장, 출혈경향, 의식장애 등 다양한 자각증상이 나타난다. 보상기와 비보상기의 객관적인 구별에는 Child-Pugh 분류가 널리 이용된다*1.

*1
뇌증, 복수, 혈청 빌리루빈치, 혈청알부민치, 프로트롬빈 시간의 5개 항목을 점수화하고, 총점에 따라 간기능이 좋은 쪽부터 A, B, C의 3단계로 분류한다. A, B군이 보상성 간경변, C군이 비보상성 간경변에 해당한다.

✚ 어떠한 징후가 있는가?

타각소견으로 간좌엽이 딱딱하게 종대하고 명치 부근에 결절성 변연이 만져진다. 문맥압 항진에 따라 지라(비장, spleen)도 종대한다. 명치부분의 피부에는 가는 혈관이 확장되어 생긴 거미상혈관종(vascular spider), 손가락이나 손바닥이 붉어지는 손바닥 홍반이 보이는 경우가 있다. 남성 환자의 경우, 여성호르몬의 대사이상으로 여성화 유방이 나타난다. 빌리루빈이 혈중에 증가하는 황달의 출현으로 안구결막은 황색으로 변하고 진행되면 피부도 황갈색 또는 흑색에 가까운 색조를 띠며 동시에 소변도 흑갈색이 된다.

말기에는 복수, 가슴막삼출액(pleural effusion fluid), 다리나 안면의 부종, 하퇴의 점상출혈을 나타낸다. 혈액을 응고시키는 혈소판수가 저하되고 코피나 잇몸출혈이 멈추지 않게 된다. 암모니아가 간에서 해독되지 않아 간성뇌증을 합병하면 특징적인 퍼덕떨림(flapping tremor)이 나타나고 의식장애나 혼수상태가 되기도 한다. 간으로 혈액이 유입되지 않는 문맥압 항진증을 동반하며 식도위정맥류, 복벽혈관의 확장(메두사 머리[*2])이나 치핵이 나타난다. 내시경검사에서 식도정맥류가 붉은색을 띠면 파열의 위험신호이다. 간경변 때문에 장내세균이 제거되지 않아 장관벽을 통과해 특발성 세균성 복막염을 일으키면 사망률은 30～50%에 이르게 된다.

*2 caput Medusa

검사의 포인트

1. 혈액검사

초기에는 이상을 보이지 않는 것도 많지만 진행되면 혈청 알부민 농도의 저하, 빌리루빈 농도의 상승, 프로트롬빈 시간의 연장, 콜린에스테라아제(cholinesterase)의 저하가 나타난다. 그 외에 비종(splenomegaly)에 의한 백혈구 감소, 혈소판 감소, 빈혈이 나타나고, 감염바이러스에 대한 면역반응 항진 때문에 혈청 감마글로불린(γ-globulin)은 상승한다. 특히 혈소판수 감소는 간섬유화와 상관관계가 있는 것으로 보인다.

생화학검사에서는 간효소의 상승은 적고 염증이 진정되면 ALT(GPT)보다 AST(GOT)가 우위로 상승한다. 간의 당대사도 장애를 받아 혈당치와 HbA_1C가 자주 상승한다. 간경변의 요인을 조사하기 위해 B형 · C형 간염 바이러스 표지자(marker)[*3], 항미토콘드리아항체나 항핵항체(antinuclear antibodies) 등 자가면역학적 검사도 실시한다. 간예비능력에 대한 평가에는 인도시아닌그린(indocyanine green, ICG) 정맥주사 후 15분의 정체율(ICG15)을 측정한다.

*3 HBV-DNA, HCV-RNA 등.

2. 초음파검사, CT, MRI

바이러스성 간경변에서는 종대된 간좌엽과 위축된 간우엽, 그물모양(mesh pattern)의 실질, 둔화된 변연, 표면의 요철이 복부초음파검사나 복부 CT검사에서 공통적으로 나타난다. 알코올성 간경변에서는 간좌엽과 간우엽이 종대하지만 실질은 거칠지 않고 표면의 요철도 적은 것이 특징이다. 복수가 자주 나타나고 배꼽정맥(umbilical vein)이나 좌측 위정맥의 확장 · 지라 뒤 복막단락(splenoretroperi-toneal shunt) 등 측부혈행로의 형성도 보인다. 간세포암의 합병 진단에는 조영제를 이용한

다이나믹 CT · MRI 검사나 초음파 도플러법 등 암조직 내의 혈류를 평가하는 검사가 유용하다. 또 상부 소화관 내시경검사는 식도정맥류(esophageal varix)나 위정맥류(gastric varix)의 합병을 진단하는 데 유용하다.

3. 복강경검사와 간생검

간경변의 진단에서 확실한 것은 복강 내에 복강경을 넣어 간의 표면을 직접 관찰하고 조직의 일부를 채취하여 조사하는 간생검이다. 간생검에서는 재생결절을 동반한 섬유화된 간조직이 보인다. 재생결절의 크기가 3mm 이상인 것(대결절성 간경변)은 바이러스성 간경변에서 많이 보이지만 3mm 미만인 것(소결절성 간경변)은 알코올성 간경변에 많이 나타난다. 최근에는 영상진단 기술이 눈에 띄게 발달하여 간경변의 진단에서 간생검의 의의는 줄어들고 있다.

치료의 포인트

- Child-Pugh 분류에 의한 보상기와 비보상기에서 기본적인 치료 방침이 바뀐다.

1. 보상기 간경변의 치료

병태가 안정되고 자각증상도 별로 없기 때문에 일상생활에 대한 지도*4와 복용치료 및 정기검사가 중심이 된다. 소화관에서 지용성 비타민(특히 비타민 K)의 흡수가 저하되기 때문에 비타민제를 공급하거나 이뇨제를 투여하고 간보호제를 주사하기도 한다. 일반 외과수술을 받을 때는 수술 침습의 크기,

*4
알코올은 간경변을 악화시키고, 건강식품 등에 의한 과잉 단백질의 섭취는 뇌증을 유발하며, 염분의 과잉 섭취는 복수를 악화시킨다는 것을 교육하고, 금주 및 단백질이나 염분이 든 식사를 제한한다.

출혈량, 감염 등을 계기로 간기능이 악화될 가능성도 고려하여 수술 전 및 수술 후 관리를 실시한다.

2. 비보상기 간경변의 치료

복수나 부종에 대한 대책과 체력소모를 방지하기 위해서 안정을 취하고 간으로의 혈류량을 증가시킨다. 특히 식후에 안정을 유지하는 것이 중요하다. 식사요법으로 고칼로리, 고단백, 감염식, 비타민 공급을 권장한다. 복수저류가 뚜렷해지면 이뇨제의 투여 및 알부민제제의 점적을 실시한다. 출혈경향에 대해서는 비타민 K, 신선동결혈장(FFP)를 투여하고 빈혈에 대해서는 철분제나 비타민 B_{12}를 공급하며 경우에 따라서는 수혈도 필요하다.

특발성 세균성 복막염을 병발한 경우는 제3세대 세펨계 항균제를 사용하고 예방적인 항균제를 투여하기도 한다. 난치성 복수저류에 대해서는 복수천자나 복강-정맥션트(Le-Veen shunt)에 의해 탈수를 정맥 내로 되돌리는 경우도 있다.

문맥압항진증(portal hypertension)에 대해 TIPS(경경정맥간내문맥간정맥단락술, transjugular intrahepatic portosystemic shunt)치료가 이루어지는 경우도 있다. 간성뇌증(hepatic encephalopathy)을 합병하는 경우에는 락툴로오스(lactulose)를 복용하게 하고 암모니아 생산을 방지할 목적으로 단백제한식을 하며 분지쇄아미노산(branched chain amino acid)이 풍부한 수액을 실시한다. 변비, 감염, 발열, 탈수 등 간성뇌증의 원인에 주의한다.

식도위정맥류 파열이 일어나면 지혈을 할 수 있는 경우라도 계속된 간부전 때문에 사망률은 높아진다. 긴급하게 입원한 경우는 위식도벌룬(balloon)에 의한 압박으로 일시적으로 지혈하고 다시 식도정맥류의 기부를 고무밴드로 결찰하는 내시경적 정맥류결찰술(endoscopic variceal ligation, EVL), 식도정맥류에 경화제를 주입하여 혈류를 차단하는 내시경적 경화

Memo
간경변의 원인이 C형간염 바이러스에 의한 C형 보상성 간경변인 경우, 바이러스혈증을 개선할 목적으로 인터페론 β제제가 이용된다.

요법(endoscopic sclerotherapy, EIS) 등을 실시한다. 또 문맥혈류를 감소시키는 약제로 바소프레신(vasopressin), 소마토스타틴(somatostatin), 프로프라놀롤(propranolol) 등을 투여하기도 한다. 문맥압항진증에 대한 외과치료로 Hassab수술, 식도이단술, 선택적 션트수술을 실시하는 경우도 있다.

3. 간이식(liver transplantation)

간경변 또는 말기 간부전에 대한 근치요법은 간이식이다. 차일드 C의 간기능, 난치성 복수, 간성뇌증, 식도정맥류 등 내과적 치료에 반응하지 않을 때 또 간세포암이 발생했지만 병소가 작고 수가 적어서 완전절제를 해야 할 때는 간이식을 선택한다. 하지만 서양에서는 뇌사한 기증자로부터의 간이식이 많은 데 반해 우리나라에서는 생체 간이식이 이루어지고 있어 예정 수술로 조기에 실시할 수 있는 반면 기증자의 의학적, 윤리적 적응에 대해 충분히 배려해야 한다.

Doctor의 조언

간호의 요령

특히 비보상성 간경변 환자에 대해서는 의사와 협력하면서 다음과 같은 점에 주의하며 간호한다.

① 입원 목적을 확인하고 간호를 받은 적이 있는지 문진한다.
② 출혈로 인해 긴급 입원한 경우는 응급처치를 우선한다.
③ 긴급한 상황이 아닌 경우는 만성 간염에 준하여 병력을 듣고 관찰한다.

④ 안정하고 누워 있는 것이나 행동제한에 대한 고통이나 초조함을 도와준다.
⑤ 식사요법을 지원한다.
⑥ 복수에 대한 대증요법을 실시한다.
⑦ 황달에 의한 소양감을 경감시키는 간호를 한다.
⑧ 신체를 청결하게 한다.
⑨ 주사와 복용약을 관리한다.
⑩ 퇴원을 위해 자가관리를 도와준다.

이럴 때는 의사에게 상담!

간경변은 만성 간염의 종말상이기 때문에 환자는 간기능장애로 입원하여 치료할 때까지 다양한 인생을 경험하게 된다. 또 보상기에서 비보상기로 진행됨에 따라 다양한 합병증과 갑작스런 변화 등을 경험하게 된다. 각각의 합병증에서 모르는 것이 있거나 각 환자에게 어떠한 변화가 일어나는지 모를 때에는 망설이지 말고 의사에게 보고하고 질문하도록 한다.

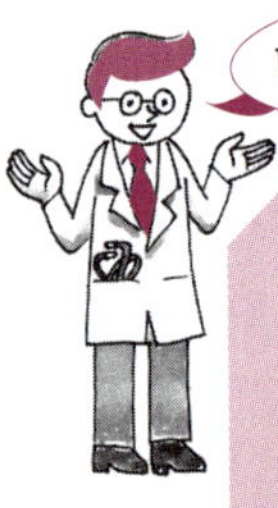

Doctor의 한마디

간경변 보상기에는 환자와 가족 모두가 질병에 익숙해지는 자세를 가지도록 간호하고 지원한다. 이를 위해서 환자의 생활배경이나 하는 일 등을 이해하고 식사방법이나 휴식방법에 대해 적절한 조언을 하며 정기검진을 권장한다.

비보상기에는 신체적 고통을 경감시키면서 악화방지와 조기발견을 위해 관찰을 한다. 특히 긴급대응이 필요한 간성혼수나 식도정맥류의 파열에는 조속히 대응하고 의사와의 연계가 필요하다. 또 원인이 알코올성인 환자는 생활이 비정상적인 경우가 많으므로 환자의 가족배경이나 생활상태에도 눈을 돌려 투병 의욕을 고취시키는 것이 중요하다.

09. 쓸개돌증

담석증, cholelithiasis

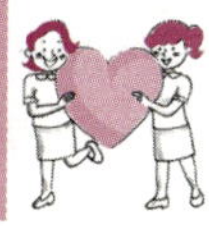

질환의 개요

어떠한 병인가?

담석증(cholelithiasis)이란 간에서 분비되는 쓸개즙(담즙, bile)의 성분이 딱딱해져서 담도계에 막히고 통증 등 다양한 증상을 일으키는 질병의 총칭이다. 쓸개돌(담석, gallstone)은 생기는 장소에 따라 쓸개돌(담낭결석, cystic stone), 온쓸개관돌(총담관결석, common duct stone), 간속돌(간내결석, intrahepatic stone) 등으로 부른다. 또 쓸개돌의 성분에 따라 콜레스테롤 쓸개돌과 빌리루빈(색소) 쓸개돌로 구분한다[*1].

원인으로 식생활의 변화에 따른 지방섭취량의 증가, 담도계의 세균감염이 지적되고 있다. 임상적으로는 무증상의 쓸개돌(담석)부터 극심한 복통, 발열을 동반하는 급성 복증, 쇼크 등으로 진료를 받는 경우까지 다양하다.

*1 콜레스테롤 쓸개돌(담석)은 순콜레스테롤 쓸개돌, 혼성석, 혼합석의 3종류로 분류되고, 빌리루빈 쓸개돌은 흑색석과 빌리루빈 칼슘석의 2종류로 분류된다.

어떠한 증상이 나타나는가?

증상은 쓸개돌(담석, gallstone)의 부위나 염증의 정도에 의해 알 수 있지만 쓸개돌감돈에 의한 복통, 쓸개즙(담즙, bile)의 흐름이 방해를 받는 황달, 감염증에 의한 발열이 주요 증상인데 이것을 샤르코(Charcot)의 3대 징후(표 1)라고 한다.

한편, 쓸개돌이 있는 사람의 대다수는 무증상이어서 인간도크(신체검사, physical checkup)에서 발견되는 경우도 많다. 쓸개돌 증상은 연평균 1~3% 발생하기 때문에 경과를 관찰해도 되지만 3cm 이상의 큰 결석이나 쓸개벽에 콜레스테롤이 고도로 부착되어 생긴 석회화 쓸개(porcelain gallbladder)는 쓸개암(담낭암, carcinoma of gallbladder)의 위험인자이기 때문에 예방적으로 쓸개적출술을 실시한다.

표1 샤르코의 3대 징후(Charcot's triad)

① **복통** : 상복부의 찌르는 듯한 산통이 전형적이지만 둔통인 경우도 있다. 오른쪽 어깨의 방산통이 어깨결림으로 생각되거나 심와부통 및 흉통도 있기 때문에 협심증이나 심근경색과의 감별이 필요한 경우도 있다. 기름기가 많은 음식을 먹었을 때 통증발작이 일어나는 경우가 많고, 자주 구역질과 구토를 동반하며 쓸개염(담낭염)이 심해져 쓸개즙성(담즙성) 복막염을 일으키면 강한 오른쪽 상복부통이나 근경직(muscular rigidity)을 일으킨다. 결석이 온쓸개관(총담관) 말단에 감돈하여 급성 이자염을 일으켜 등 통증이 일어나는 경우도 있다.

② **황달** : 온쓸개관돌(총담관결석)에서는 반드시 발생하고 결석이 샘창자(십이지장)에 배설되면 개선되지만 작은 경우는 반복되는 경우도 있다. 온쓸개관(총담관)의 폐쇄는 없어도 담관염의 부종이 심하고 쓸개즙(담즙, bile)의 흐름이 장애를 받아 황달을 일으키는 경우도 있다.

③ **발열** : 담도감염증에 의한 것으로 오한 및 전율을 동반하는 39℃ 이상의 고열이 나타나는 경우가 종종 있다. 원인균은 장관에서의 그람음성간균이 대부분이다. 온쓸개관돌(총담관결석)에 감염을 일으켜 중증이 되면 혈액 속에 균이 침입하여 패혈증, 내독소쇼크(endotoxin shock), DIC(번종성 혈관내응고증후군)가 발생하여 사망하는 경우가 있다. 혈압저하와 의식장애를 동반할 때(레이노 5대 징후)는 즉시 ERCP(endoscopic retrograde cholangio-pancreatography, 내시경적 역행성 담도췌관조영)나 PTCD(경피경간 담관배액술)로 배농하는 것이 중요하다*2.

*2
드물게 커다란 쓸개돌이 쓸개벽과 작은창자벽을 뚫고 돌막창자부분(회맹부)에서 창자막힘증을 일으킨다[담석성 창자막힘증(gallstone ileus)]. 이것은 오랫동안 쓸개돌을 가지고 있던 고령자에게 많이 발생하는데 복통, 구토, 복부팽만 등의 증상이 나타난다.

검사의 포인트

복통, 발열, 황달 등의 증상으로 진료를 받은 경우는 담석증을 의심하고 보통은 혈액검사, 복부방사선검사, 초음파검사까지 실시한다.

1. 혈액검사

혈청빌리루빈치, AST/ALT, LAP, ALP의 상승, 백혈구의 증가 등이 나타난다.

2. 방사선, 초음파검사, CT, MRI

복부 방사선검사에서는 오른쪽 상복부에 석회화가 나타나는 경우가 있다.

복부 초음파검사는 환자에게 부담이 적고 방사선피폭도 없다. 진단율도 90% 이상이기 때문에 가장 많이 이용된다. 커다란 결석이나 작은 결석에서 소견이 조금 다르지만 기본적으로는 결석 자체의 높은 에코와 그 배후의 음향음영으로 쓸개 외에 온쓸개관(총담관), 간내쓸개관, 간, 이자 등도 동시에 조사할 수 있다. 다만 검사자의 숙련도에 따라 진단에 차이가 있으며 비만인 사람은 잘 보이지 않는다는 단점이 있다.

복부 CT는 초음파검사에서는 알 수 없는 쓸개목부분(담낭경부, neck of gallbladder)의 암이나 간속돌(간내결석)에 부분적으로 간내쓸개관(간내담관)이 확장되어 있는 경우 등, 조영 CT와 조합하여 보다 객관적이고 정확한 병변을 알 수 있지만 방사선 피폭이 있기 때문에 촬영 시에 숨을 멈추어야 한다.

MRI는 CT와 유사한 영상을 얻을 수 있지만 방사선 피폭이 없고 조영제가 필요 없다는 특징이 있다. MRI 중 쓸개관(담관, biliary tract), 쓸개(담낭, gallbladder)나 췌관(pancreatic duct)을 강조하여 나타내는 것을 MRCP(자기공명담도췌관조영, Magnetic resonance cholangiopanc-reatography)라고 하는데, 비침습적인 검사로 최근에는 일상적으로 실시되고 있다.

3. 내시경적 역행성 담도췌관조영(endoscopic retrograde cholangiopancreatography, ERCP)

내시경을 이용해 십이지장의 바터유두(Vater's papilla)에서 이자액이 흐르는 이자관과 쓸개즙(담즙, bile)이 흐르는 담도를 조영하는 검사이다. 혈액검사나 영상검사에서 담석증(특히 담관결석)이 의심될 때 정밀진단, 생검, 세포진 등 구체적인 정보를 얻기 위한 최상의 방법이다. 또 온쓸개관돌(총담관결석)이나 급성 화농성 쓸개관염은 치료가 되기도 한다. 하지만 급성 이자염, 담도감염증, 출혈, 소화관천공, 약물알레르기 등의 합병증이 있다*3.

*3
경구담낭조영, 경정맥성 담도조영(DIC)을 실시한 적도 있었지만, 조영제를 사용해야 하고 또 쓸개돌(담석, gallstone)의 발견율이 60% 정도라서 현재는 거의 사용하지 않게 되었다.

치료의 포인트

1. 경구담석용해요법

우루소데옥시콜린산(ursodeoxycholic acid)을 주성분으로 하는 경구담석용해제를 섭취함으로써 쓸개즙(담즙, bile)의 흐름을 원활하게 하여 쓸개돌(담석, gallstone)을 녹이는 치료법이다. 6개월 이상 복용하고 쓸개(담낭, gallbladder)는 그대로 유지되며 유효율도 낮기 때문에 수술을 할 수 없는 환자나 석회화가 없고 쓸개기능이 양호한 작은 결석에 한해 이용된다.

2. 체외충격파결석파쇄요법(ESWL)

체외에서 고주파 충격파를 가함으로써 쓸개돌을 분쇄하는 치료법으로 경구용해요법을 강화시킨 것이다.

장점과 단점

환자의 부담이 가볍고 1시간의 치료로 당일에 퇴원할 수 있다. 하지만 완전하게 쓸개돌이 제거되지 않고 쓸개(담낭, gallbladder) 안에 남아 있다는 점, 세밀하게 분쇄된 쓸개돌이 쓸개에서 밖으로 나올 때 쓸개관에서 막히기 쉽다는 점, 쓸개염을 발병할 위험성이 있다는 점, 충격파에 의한 통증을 동반한다는 점, 재발율이 30%라는 점 때문에 최근에는 시행되지 않고 있다.

3. 복강경하 쓸개적출술, 개복하 쓸개적출술

복강경하 쓸개적출술은 담석증의 원인인 쓸개를 적출하는 수술로, 현재 가장 일반적인 담석증 치료법이다. 5~10mm의 작은 구멍을 복부의 3~4곳에 열고 복강경으로 체내를 확인하면서 실시한다.

장점과 단점

복강경하 쓸개적출술은 개복수술에 비해 환자의 부담이 적고 수술 후 3~10일이면 퇴원할 수 있지만, 5%의 확률로 개복수술로 변경할 가능성이 있다. 경구담석용해치료에 비해 치료기간이 짧고 완전하게 쓸개돌이 제거되어 담석증의 원인인 쓸개가 적출되기 때문에 재발의 위험이 없다. 단점으로 전신마취를 하는 위험과 수술 중 담도손상, 출혈, 쓸개길샛길(담도루, biliary fistula), 폐경색, 반흔헤르니아 등의 위험이 있다. 상복부 수술경험이 있는 예에서 장관유착이 극심한 경우에는 개복수술로 이행하기도 한다. 또 유착이 있거나 암의 병발이 의심되는 경우에는 처음부터 개복하 쓸개적출술을 실시한다.

4. 온쓸개관돌증(총담관결석증, choledocholithiasis)에 대한 내시경적 채석술

쓸개에서의 낙석이나 수술불능인 경우에 내시경적 유두절개술(EST)과 내시경적 유두풍선확장술(endoscopic papillary balloon dilatation ; EPBD)을 실시하는 경우가 있다.

장점과 단점

EST는 내시경적으로 유두부나 유두괄약근을 절개해 바스켓겸자 등으로 돌(결석)을 꺼내는 방법인데 성공률은 95% 이상이라고 한다. EPBD는 유두괄약근을 남겨두고 풍선확장만으로 돌을 채취한다. 합병증으로 출혈은 적지만 유두확장에 의한 이자염의 발생률이 높은 것으로 보고되고 있다.

5. 간돌증(간내결석증, hepatolithiasis)에 대한 간절제술

간돌증은 쓸개관염이 반복되고 암이 발생할 위험성이 있다는 점에서 협착된 쓸개관을 포함한 간절제를 근치술로 실시하는 경우가 대부분이다. 확장된 쓸개관을 초음파 가이드하에서 피부 천자하여 그곳에 관을 넣어 결석을 제거하거나, 내시경적으로 확장하여 배농하는 PTCD라는 방법도 있다.

6. 급성 폐쇄성 화농성 쓸개관염에 대한 긴급 ERCP, PTCD

온쓸개관돌(총담관결석)이나 쓸개에서 떨어진 결석으로 쓸개관이 막히고 장관세균에 감염되면 오한과 전율을 동반한 39℃ 이상의 고열이 나타나는 경우가 있다. 혈액 속에 균이 침입하여 고열, 혈압저하, 의식수준의 저하가 나타나면 곧바로 ERCP나 PTCD로 배농해야 한다.

Doctor의 조언

간호의 요령

쓸개돌증(담석증)은 빈도가 높고 증상이 없는 것부터 쓸개염과 쓸개관염에 의한 극심한 증상을 나타내는 것까지 있다. 최종적으로는 외과수술이 필요한 경우가 많기 때문에 환자의 병태를 안정시키고 고통을 경감시켜 수술이 안전하게 이루어질 수 있도록 하는 것이 중요하다.

① 입원 시

간호의 경험으로 증상과 발현상황, 쓸개돌(담석) 병력의 유무, 다른 질병의 유무, 일상생활과 직업에 대해 문진하고 전체적인 중증도, 체형, 활력징후(vital sign), 통증, 황달의 정도를 관찰한다.

② 급성 발작기

통증의 경감, 통증에서 오는 불안을 완화시키고 필요에 따라 진통제를 투여한다. 금식하고 구토가 있으면 흡인에 주의하며 구강 안을 깨끗하게 관리한다. 열이 날 때는 전신상태, 활력징후(vital sign)의 변화를 관찰하고 쇠약이나 탈수에 주의한다. 해열이 필요할 때는 쿨링 해열제를 투여하고, 발한 후에는 물수건으로 닦고 옷을 갈아입힌다. 담도감염의 악화를 예방하고 의사의 지시에 따라 항균제를 주사한다.

③ 급성 발작 후

식사, 배변, 복용약, 일상생활의 지도, 퇴원 지도로 이어지고 증상이 없는 쓸개돌(담석, gallstone) 환자는 병태, 통증발작의 위험성, 경과관찰의 중요성을 설명하여 이해시키는 것이 중요하다.

이럴 때는 의사에게 상담!

급성 폐쇄성 화농성 쓸개관염(담관염), 쓸개즙성 복막염을 병발하는 경우에는 의사에게 보고하여 상담하고 지시에 따라 적절하게 대응한다. 긴급하게 ERCP나 PTCD를 실시하거나 응급수술이 필요한 경우도 있으므로 의사와의 연계가 중요하다.

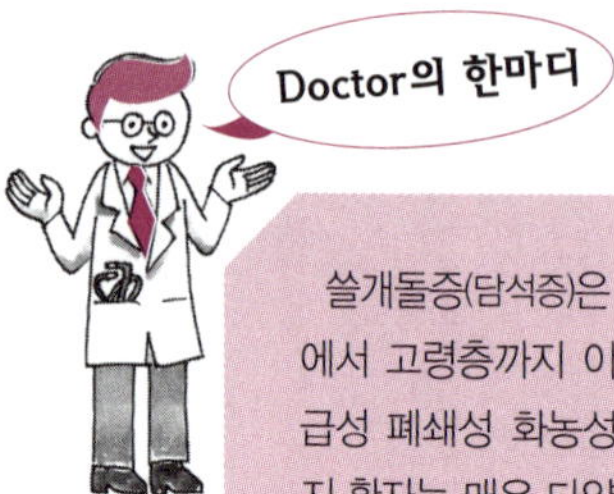

쓸개돌증(담석증)은 식습관의 서양화에 따라 청년층에서 고령층까지 이환되고 증상이 없는 쓸개돌증부터 급성 폐쇄성 화농성 쓸개관염의 쇼크상태에 이르기까지 환자는 매우 다양한 병태를 가지고 병원을 방문한다.

간호도 내과적인 측면부터 외과적인 수술 전후 관리까지 지식이나 기술이 많이 요구되므로 열심히 공부해 나가자.

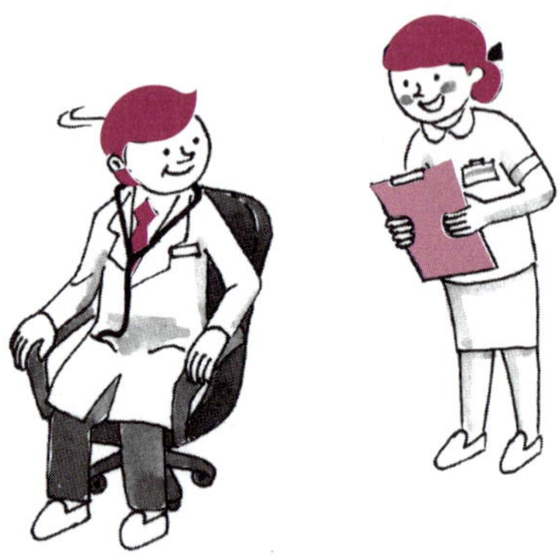

10. 이자염

췌장염, pancreatitis

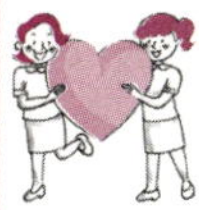

질환의 개요

✚ 어떠한 병인가?

① 급성 이자염(acute pancreatitis)

이자(pancreas) 속에서 활성화된 이자효소에 의해 이자의 자가소화가 일어나고, 이자나 다른 장기에 염증과 손상을 일으키는 질환이다. 단기간에 호전되는 경증부터 다장기부전이나 감염을 합병해 죽음에 이르는 중증까지 다양한 증례가 있다.

② 만성 이자염(chronic pancreatitis)

지속적인 음주 등으로 이자에 지속성 염증이 일어나고 이자의 세포가 파괴되어 실질의 탈락과 섬유화가 일어나는 불가역성 질환이다. 인구 10만 명당 약 35.5명의 이환율로 추정되며 과거에는 남성이 우위를 보였지만 최근에는 여성 환자의 증가가 두드러져 현재 남녀의 비율은 3 : 1이다. 발병 연령의 절정기는 남성이 50대, 여성이 60대이다.

Memo

① 급성 이자염의 원인은 알코올 과음(37%)이 가장 많고, 이어서 쓸개돌(담석)(24%), 원인 불명의 특발성(20%)이다. 그 밖에 ERCP, 상복부 수술, 바셰도우병, 지질이상증에 의한 것이 있다.

② 만성 이자염의 원인은 알코올성이 67.5%로 가장 많고, 특발성이 20.6%, 담석성이 3%이다. 남녀별로 보면 남성은 알코올성이 76.6%인데 반해, 여성은 특발성이 50.3%로 가장 많고 남녀 차이가 현저하다. 최근 자가면역성 이자염이 주목을 받고 있는데, 예전에는 특발성에 포함되어 있었다.

✚ 어떠한 증상이 나타나는가?

① 급성 이자염(acute pancreatitis)

95% 이상에서 심와부통, 좌측 상복부통이 보이고 종종 등으로도 통증이 확산된다. 통증은 가벼운 둔통(dull pain)부터 격통(excruciating pain)까지 다양하며 갑자기 발생하는 경우도 있고 서서히 나타나는 경우도 있다. 식후나 음주 후에 나타나는

경우도 적지 않지만 무릎을 구부리고 고양이 자세를 취하면 완화되는 경우가 있다. 그 밖에 구역질과 구토, 복부팽만, 식욕부진, 발열 등이 있고, 간혹 황달도 발생한다. 점차 악화되어 의식장애나 쇼크상태가 되기도 한다.

② 만성 이자염(chronic pancreatitis)

전형적인 증상으로는 오래 지속되는 상복부통과 요배부통을 들 수 있다. 그 밖에 구역질과 구토, 식욕부진, 복부팽만감 등이 있다. 통증은 식후나 음주 후에 비교적 발생하기 쉽지만 특별한 원인 없이 갑자기 발생하는 경우도 있다. 재발을 반복하면 이자의 외분비기능부전에 의한 소화흡수장애로서의 지방성 설사나 체중감소, 내분비기능부전(인슐린 분비저하)에 의한 이자당뇨병(pancreatic diabetes)이 나타나게 된다.

✚ 어떠한 징후가 있는가?

① 급성 이자염(acute pancreatitis)

복부의 타각소견으로 상복부의 압통, 근경직(muscular rigidity)과 쿨렌 징후(Cullen sign)*1와 그레이터너 징후(Grey-Turner sign)*2를 나타내는 경우가 있다. 중증화되면 사망할 확률이 높아지기 때문에 발병 초기(48시간 이내)의 중증도 판정이 중요하다.

② 만성 이자염(chronic pancreatitis)

진찰 시에는 상복부를 중심으로 압통 등의 고타통이 보인다. 이들은 이자의 기능이 비교적 유지되고 있는 보상기에 나타나지만, 이자조직이 파괴되어 이자기능이 뚜렷하게 저하된 비보상기에는 오히려 나타나지 않는다.

*1
이자액에 의해 조직이 녹고 혈성 삼출액이 배꼽 주위에 고여 암적색이 되는 것.

*2
좌측 복부가 암적색이 되는 것.

검사의 포인트

1. 급성 이자염의 검사

일반 검사에서는 혈중, 소변 속 아밀라아제의 상승, 백혈구 증가, 적혈구용적률(hematocrit) 상승, 혈청 빌리루빈, GOT, GPT증가, 혈청 칼슘 저하 등이 나타난다. 호흡장애나 산증(acidosis)의 유무를 확인하기 위해 동맥혈 가스분석이 필요하다. 흉부 방사선검사에서 가슴막삼출액(pleural effusion fluid)의 저류, 폐 영역의 투과성 저하가 발병 초기에 나타나고, 복부 방사선 검사에서는 국소적인 작은창자 확장상*3, 오른쪽 잘록창자(결장, colon)의 국한성 가스저류상*4이 특징적으로 나타난다.

복부 초음파검사에서는 이자 종대, 이자 주위의 삼출액저류, 복수, 쓸개돌(담석)의 유무도 조사한다. 복부 단순CT검사에서는 이자 종대, 이자 실질 내부 불균일, 이자주위 삼출액, 장간막이나 후복막으로의 염증이 진행된 것을 알 수 있고, 조영 CT에서는 이자가 부종성인지 괴사성인지 감별할 수도 있기 때문에 중증도 판정에 필수적인 검사가 되고 있다.

2. 만성 이자염의 검사

만성 이자염이 의심될 때의 검사는 복부 초음파, 복부 CT, ERCP(내시경적 역행성 담도췌관조영), 세크레틴시험(secretin test) 또는 BT-PABA시험, 변 속의 카이모트립신(chymotrypsin) 활성의 순서로 이루어지는데, 최근에는 MRI에서 이자관 및 쓸개관의 상황을 조사하는 MRCP(핵자기공명담관췌관조영)가 많이 이용되고 있다.

일본이자학회에 의해 만성 이자염 임상진단기준이 작성되어 있어 확진 예, 준확진 예, 의심 예로 분류된다. 확진 예란 ①초음파, CT에 의해 췌석, ②ERCP에 의해 췌관의 불균일 확장이

*3
sentinel loop sign

*4
colon cut-off sign

Memo
급성 이자염은 중증도에 따라 예후가 다르기 때문에 보건복지부가 정한 '급성 이자염 중증도 판정기준 및 중증도 점수'를 바탕으로 하여 진단 시에 중증도를 정확하게 판정하는 것이 중요하다. 이것은 예후인자를 3가지로 크게 분류하고, 쇼크, 감염증, 의식장애, 신기능장애, 호흡장애, DIC의 유무와 정도, CT grading, 전신염증 소견, 연령 등을 세밀하게 점수화해서 종합 점수를 산출하여, 그에 따라 경증, 중등증, 중증으로 구분하여 치료방침을 세운다.

나 협착, ③세크레틴 시험에서 명확해진 이자외분비 기능저하, ④이자조직 소견에서 이자실질의 감소와 섬유화 중 어느 하나가 증명된 것을 말한다. 준확진 예는 확진 예만큼은 아니지만 이들 검사소견에 상당한 이상을 보이는 것을 말한다. 의심 예는 정도가 가볍고 주로 각 증상과 이자효소이상 등이 나타나는 것을 말한다.

통증 등의 증상이나 혈액, 소변 등의 임상검사소견은 만성 이자염을 진단하는 계기가 되지만 임상 진단기준에는 들어가지 않는다. 이것은 만성 이자염의 증상이 다양하고 개인차도 크며 아밀라아제 등 이자효소의 변동이 증상과 반드시 일치하지 않기 때문이다. 만성 이자염의 초기에는 이자의 형태나 기능에 이상이 적어 임상 진단기준의 확진, 준확진에 들어맞는 증례가 적기 때문에 조기진단이 어렵고, 어느 정도 진행된 것만 진단할 수 있다는 문제가 있다.

치료의 포인트

1. 급성 이자염의 치료

① 기본 치료

급성 이자염은 중증도에 따른 치료법이 필요하다. 치료의 기본은 절식에 의한 이자의 안정과 초기의 충분한 수액이다. 식사나 음료는 이자효소의 분비를 촉진하기 때문에 급성기에는 엄격한 절식이 필요하다. 또 이자염에서는 대량의 수분이 소실되기 때문에 다량의 수액이 필요하다. 복통 등의 통증에는 진통제를 적정하게 사용한다. 또 단백분해효소저해제도 많이 사용한다. 경증과 중등증의 상당수는 이런 기본 치료로 호전된다.

② 중증례의 치료

중증의 이자염에서는 다양한 합병증에 대해 집중치료실에서의 전신관리가 필요하다. 위의 치료와 함께 예방적으로 항생제도 투여한다. 중증의 급성 이자염에 대한 특수치료로는 선택적 소화관제균[*5], 동주요법[*6], 혈액정화요법[*7]이 있다. 담석성 급성 이자염의 경우는 황달의 출현, 급성 쓸개관염의 합병에 대해 긴급 ERCP나 EST(내시경적 유두절개)를 실시한다. 괴사성 이자염에서 감염이 발생한 경우는 외과적으로 괴사조직을 제거한다. 이자농양이나 급성기가 지난 시기에 형성된 가성낭포에 대해 경피적, 내시경적, 외과적 배농을 실시하기도 한다.

2. 만성 이자염의 치료

① 생활지도

만성 이자염은 원인이 음주인 경우가 많고, 발병 후 수십 년에 걸친 보상기를 거쳐 지속적인 통증에 시달리는 비보상기로 진행한다. 경과 중에 급성으로 악화되어 강한 증상을 보이는 경우에는 급성 이자염과 같은 치료가 필요하다. 경도에서 중등도 증상을 보이는 경우에는 원인을 피하는 것이 중요하므로 금주를 해야 한다. 지방이 많은 음식을 피하고 과식을 하지 않으며 심신의 안정을 유지하는 등 생활지도가 첫 번째 치료이다.

② 약물요법

복통이 지속되는 경우에는 진통제나 진경제 등을 사용한다. 이자기능저하에 의한 소화흡수장애에는 소화효소제를 대량투여한다. 또 위산분비억제제도 병용한다. 이자당뇨병(췌장당뇨병, pancreatic diabetes)은 보통의 당뇨병에 사용하는 경구 당뇨병약으로는 조절하기 어려운 경우가 많아 일반적으로 인슐린주사가 필요하다.

*5
감염성 이자괴사에 대해 비흡수성 항균제를 경구 투여하여 그람음성균이나 진균을 제거하는 것.

*6
이자의 동맥에 카테터를 유치하고 단백분해효소 저해제와 항균제를 지속적으로 주입하는 것.

*7
전신을 순환하는 유해 사이토카인을 제거하고 과잉 수분을 천천히 제거하는 것.

③ 내시경적 치료

약물요법이 효과가 없는 경우에 내시경적 치료를 선택한다. 이자돌(췌석, pancreatolith)이 통증의 원인이라고 생각되는 경우에는 체외충격파결석파쇄요법(ESWL)이나 EST로 췌석을 제거한다. 주췌관협착이나 췌가성낭포에 대해 내시경적으로 스텐트를 유치하거나 배농치료를 한다.

④ 외과적 요법

내시경 치료를 해도 통증이 경감되지 않고 급성 재발이 반복되는 경우에는 외과적 치료를 한다. 수술방법으로는 이자관 감압수술, 이자절제술, 이자신경총절제술 등이 있다. 이자를 절제할 때는 가능하면 기능이 남아 있도록 십이지장온존췌두부절제술이나 이자머리(췌두부)를 도려내는 췌관공장측측문합술을 실시한다.

⑤ 스테로이드 치료

자가면역성 이자염에 대해서는 이자암과 감별한 후 스테로이드 치료를 실시한다.

Doctor의 조언

간호의 요령

급성 이자염은 경증에서 중증도까지 다양하고 원인이 알코올 섭취에 의한 경우가 많기 때문에 검진받을 때는 신속하게 치료받은 경험이 있는지 물어보아야 한다. 언제부터 어떻게 통증이 있었는지, 원인은 없는지, 구역질과 구토 등 수반되는 증상은 없는지, 발열이나 열감은 없는지, 담석증의 기존병력은 없는지, 알코올 섭취량과 기간에 대해 질문한다. 전체적인 위중감, 활력징후(vital sign)의 이상(특히 쇼크증상)은 없는지 관찰한다. 급성기에는 병태에 맞추어 의사의 지시에 따라 신속하게 대응하지만 특히 불안의 경감, 식사의 진행방법은 간호의 요령 중 하나이다.

만성 이자염도 오래된 알코올 경력, 지속적인 통증을 특징으로 하는 질환이기 때문에 초진 시에는 가족을 포함해 치료받은 경험에 대한 청취가 중요하다. 만성 이자염의 급성 악화기에는 급성 이자염에 준한 치료와 간호를 실시하고, 급성 재발 증상이 왜 일어났는지 이해하도록 한다. 진행되면 점차 지속적인 통증, 설사, 당뇨병 등이 발병한다는 것을 설명한다. 비보상기에는 통증대책보다 약해진 이자기능에 대한 치료와 간호가 중심이 된다. 간헐기의 식사 및 생활지도와 함께 당뇨병 치료, 소화흡수장애에 대한 약물치료, 장기간 요양에 따른 정신상태(우울상태)의 개선을 검토한다.

이럴 때는 의사에게 상담!

앞에서 설명한 것처럼 급성 이자염은 중증도의 판단이 중요하다. 특히 발병 48시간 이내의 중증례에서는 초기 치료가 예후를 결정하기 때문에 환자에게 이상소견이 보이거나 검사 및 치료가 지체되면 의사에게 보고하고, 모르는 것이 있으면 적극적으로 물어본다.

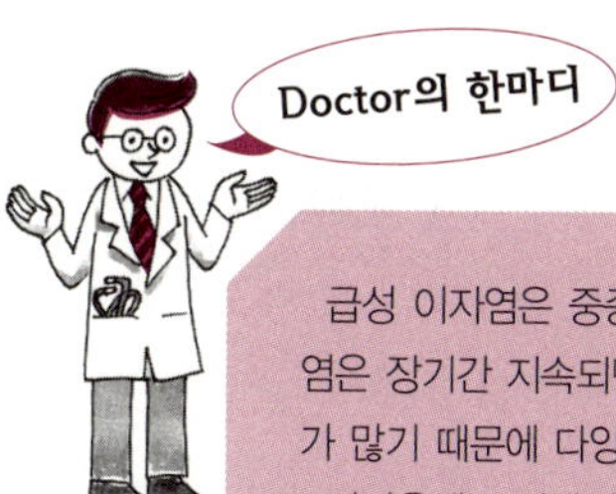

급성 이자염은 중증으로 치사율이 높고, 만성 이자염은 장기간 지속되면서 사회적으로 문제가 되는 경우가 많기 때문에 다양한 경험을 하게 된다. 작은 실수나 어려움에 포기하지 말고 힘을 내도록 하자.

11. 식도암

esophageal cancer

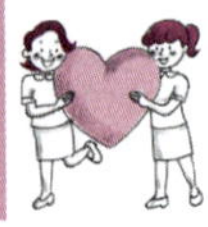

질환의 개요

어떠한 병인가?

후두(목구멍의 깊은 곳)에 이어서 시작되는 식도는 명치의 높이에서 가로막(횡격막, diaphragm)의 식도열공을 통해 복부 안으로 들어가고 4~5cm에서 위로 이어져 있다(그림 1). 벽의 구조는 안쪽부터 점막상피, 점막고유층, 점막근판, 점막하층, 고유근층, 외막으로 분류되는데, 점막하층까지 국한된 암을 표재암, 점막근판까지 국한되고 림프절전이가 없는 암을 조기암으로 정의한다. 또 표재암을 세분화하여 분류하는 것도 다른 소화기암에 없는 식도암의 특징이다(그림 2).

식도의 길이는 평균 25cm이고 어느 곳에서도 암이 생길 수 있지만 빈도는 흉부 중부(기관 분기부 아래)에 가장 많다. 조기에 광범위한 림프절 전이를 일으키고 주위의 중요 장기(심장, 폐, 기관지, 대동맥 등)로 침윤하기 쉬운 것도 특징 중 하나이다. 최근 방사선치료와 항암제 치료에 관해 점차 많은 데이터가 보고되고 있지만 아직 명확하게 우열을 가릴 수 없는 것이 현실이다.

Memo
환자 수는 위암의 1/5~1/10 정도이다.
2010년도 식도암에 의한 사망자 수는 전국에서 약 1,400명 정도로 전체 암 사망자 중 8위에 해당한다. 연령은 60대가 가장 많고 남성에게 압도적으로 많아 여성의 5배나 된다. 대부분의 환자가 음주가, 애연가이며 여성 알코올중독자도 드물지 않다.

그림1 **식도암의 점거부위**

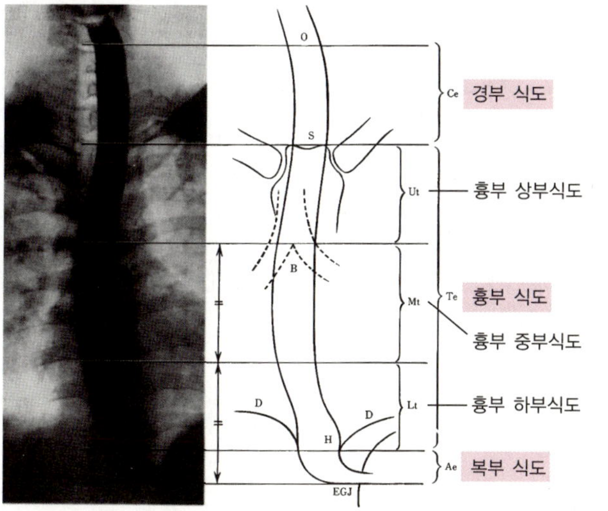

O : 식도입구부, S : 복장뼈 위모서리(흉골상연), B : 기관분지부 아래모서리,
D : 가로막, EGJ : 식도위접합부, H : 식도열공

✚ 어떠한 증상이 나타나는가?

초기에는 대부분 증상이 없고 위카메라로 우연히 발견되는 경우가 대부분이다*1. 일반적으로 진행될 때까지 자각증상이 없고 음식물이 목구멍에 막혀 비로소 자각하는 경우가 많다. 암으로 출혈이 일어나 토혈로 나타나는 경우도 있다. 성대를 움직이는 반회신경이나 림프절에 암이 침윤하면 목소리가 변하거나 쉰목소리가 난다*2. 기관에 침윤하면 기침반사, 혈담, 객혈 등이 나타난다.

✚ 어떠한 징후가 있는가?

소화기암에 공통된 소견으로는 체중감소, 빈혈 등이 나타나지만 상당히 진행된 후에야 알 수 있기 때문에 일반적으로 소견이 적은 편이다. 진행된 예에서는 전이로 딱딱하게 부은 림프절이 빗장뼈(쇄골) 위에서 만져지는 경우가 있다.

*1
특히 얕고 넓은 0-Ⅱc 병변에서는 가끔 예외적으로 식초가 가미된 요리나 알코올이 들어가면 아프다고 호소하는 경우가 있다.

*2
사람은 제10뇌신경인 미주신경에서 갈라진 반회신경이 성대의 기능을 관장함으로써 발성을 할 수 있다. 우측 반회신경은 쇄골하동맥에서, 좌측 반회신경은 대동맥궁에서 반전하여 상행하지만, 식도암은 이 신경주위의 림프절에 높은 빈도로 전이하는 경향이 있으며 종대된 림프절이 신경을 압박하여 마비를 일으켜 쉰목소리가 나는 것이다.

그림2 식도표재암 깊이의 분류

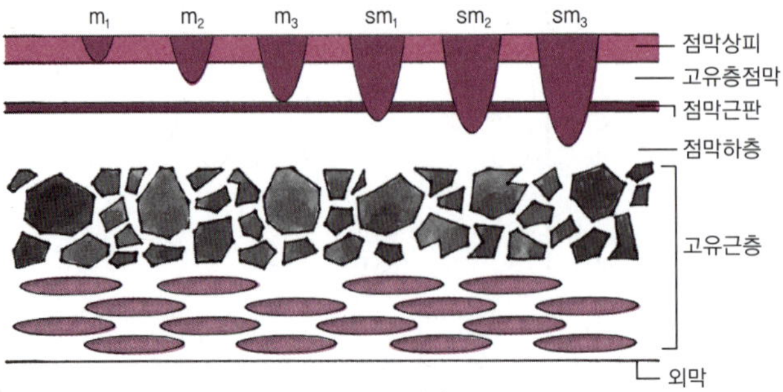

m_1(T1a–EP) : 암종이 점막상피 내에 국한된 병변
m_2(T1a–LPM) : 암종이 점막고유층에 국한된 병변
m_3(T1a–MM) : 암종이 점막근판에 도달한 병변
sm_1 : 점막하층을 3등분하여, 상부 1/3에 국한된 병변
sm_2 : 점막하층을 3등분하여, 중간부 1/3에 국한된 병변
sm_3 : 점막하층을 3등분하여, 하부 1/3에 국한된 병변

검사의 포인트

진행도, 확산 진단이 치료법을 결정하는 데 가장 중요한 포인트이다.

1. 방사선 · 내시경검사

암 그 자체의 성질이나 형태, 식도 내에서의 확산을 진단하기 위해 반드시 해야 하는 검사이다. 중심에 궤양이 있는 전형적인 진행암(그림 3)부터 투시로는 발견할 수 없는 조기암(그림 4)까지 그 유용성이 높아 반드시 필요한 검사이다. 조기암의 경우는 요오드염색을 실시하여 정상적인 편평상피*3와 선명하게 구별할 수 있다(그림 5). 식도 주위의 림프절에 대한 검사로는 초음파내시경이 유용하다. 진행암에서는 바륨이 수염처럼 주위의 장기로 흘러들어가는 영상을 보이는 등 침윤의 정도를 측정하는 데 도움이 되는 경우가 있다.

*3
정상 점막(편평상피)은 글리코겐을 다량 함유하고 요오드와 반응해 갈색이 된다.

2. CT

주위로의 확산을 진단하기 위해서 가장 유용한 검사이다. 폐, 간, 복부림프절 등으로의 원격전이(뼈전이를 발견하는 경우도 있다), 주위림프절로의 전이, 기관 및 대동맥 등의 주위장기로의 침윤 정도를 진단할 수 있다.

3. PET검사*4

한번에 전신을 모두 검사할 수 있는 방법으로 각광을 받고 있다. 이 검사로 매우 작은 전이소의 존재를 진단할 수 있게 되었다. 최근에는 보험진료가 가능해지면서 수요가 늘고 있다.

그림3 식도 진행암의 내시경 영상

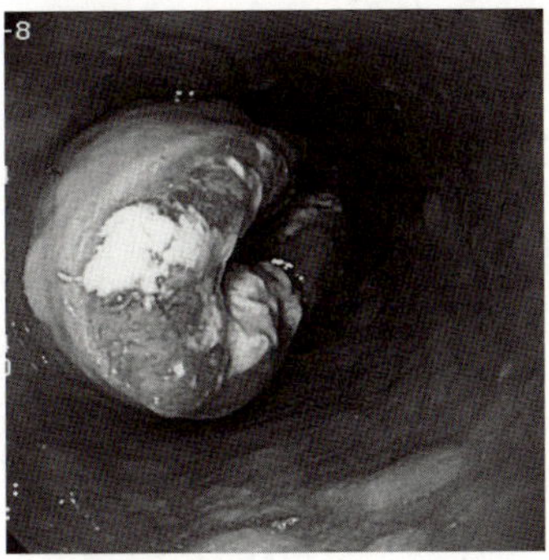

그림4 식도 조기암의 내시경 영상

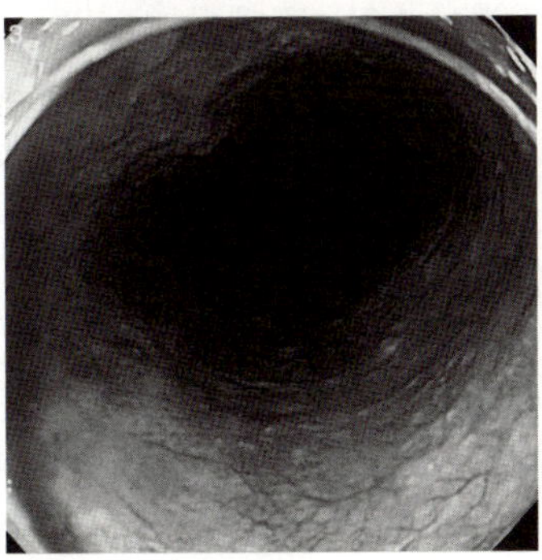

*4
양전자방출핵종(positron)에서 나온 광자(photon)를 영상화한 것. 산소대사나 포도당대사 등 생체에 필수적인 반응의 영상화 등 생리기능영상의 하나로 이루어졌지만, 암세포가 에너지원으로 활발하게 포도당을 소비하는 것으로 판명되면서 FDG-PET라는 포도당 영상이 암의 진료에 도움이 되도록 개선되었다.

그림5 루골염색(Lugol's stain) 영상

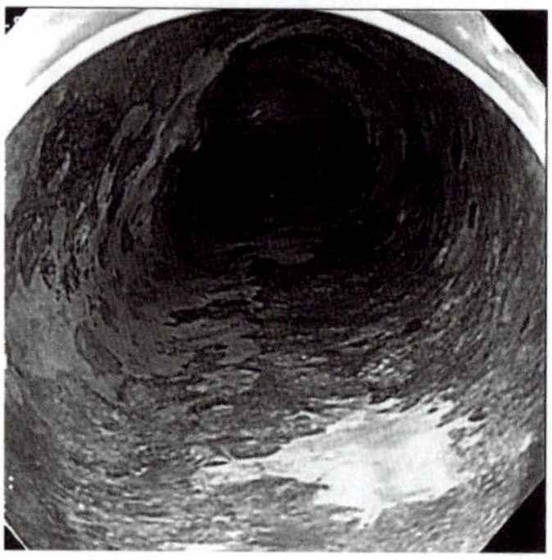

치료의 포인트

식도암의 주요 치료에는 수술요법과 방사선화학요법(RCTx)이 있다. 수술은 확실하고 효과가 높은 것으로 알려져 있지만 신체에 대한 손상이 매우 크고 다른 암에 비해 체력적인 면에서 수술할 수 없는 환자가 많다. 최근에는 RCTx와 수술의 우열을 비교하는 임상시험이 진행되고 있으며 그 결과에 따라 앞으로 크게 치료방침이 달라질 것으로 생각된다.

1. 내시경적 점막절제술(EMR)

식도편평상피암 중 깊이가 얕고 림프절전이가 없는 증례에 내시경을 이용하여 주위의 정상 점막을 포함해 점막하층까지 일괄적으로 절개하는 방법이다. 기본적으로 림프절 전이나 맥관 침습[*5]이 드문 깊이 m_2(15mm 이하)까지의 암으로 궤양이 없는 증례에 좋은 적응을 보인다. 특별한 예로 수술을 원치 않는 사람이나 전신상태가 불량하고 수술을 견디지 못할 것으로 판단되는 사람은 점막하층에 도달해 있는 경우라도 이 요법을 시행하는 경우가 있다.

*5
현미경으로 암을 조사했을 때 암의 내부 또는 주위에 있는 림프관이나 혈관(보통은 정맥) 속에 암세포가 보이는 경우가 있다. 이때 암이 전이될 가능성이 높다고 간주하여 림프관침습(ly)과 혈관침습(v)을 모두 맥관침습이라고 표현한다.

2. 수술요법

암 수술의 기본은 암을 포함해 어느 정도 넓은 범위를 절개하고, 전이될 가능성이 있는 주위의 림프절을 제거하는 것이다. 식도암의 경우 점막하조직으로 확산되면 절반 이상이 림프절로 전이된다고 한다. 따라서 표재암이라도 진행암에 준한 외과수술에 적응되는 경우가 많다.

소화관 수술의 경우 새로운 통로를 만드는 재건술이 절개와 같은 정도로 중요한 기법이다. 식도암은 가슴 속 깊은 심장 뒷면에 위치한다는 점에서 절제적출의 과정이 어렵다. 또 식도 이 외의 소화관이 모두 복부에 있다는 해부학적 요인 때문에 재건에도 상당한 숙련을 필요로 한다. 소화기 외과 중에서도 가장 어려운 수술 중 하나이다. 또 암이 어디에 생겼는지, 깊이나 전이의 유무, 환자의 전신상태에 따라 치료방침은 크게 달라진다.

가장 빈도가 높은 흉부식도암의 경우 가슴을 열어(개흉) 병소를 적출하고 개복해서 재건장기[*6]를 작성한다. 또 경부에 세 번째 상처를 내어 잔존식도와 문합하여 재건하는 것이 일반적인 기술이다. 림프절은 흉부뿐만 아니라 복부 · 경부의 세 영역을 제거하는 것이 기본이다. 반면 경부식도암은 인두, 후두를 제거하여 영구기관공이 필요한 경우도 있다.

*6
기본적으로 위(胃)를 사용해서 가는 관 모양(위관)으로 만든다.

3. 방사선요법 · 화학요법(항암제 치료)

이 두 가지 방법은 단독으로 이루어지는 경우도 있지만 상당수는 조합하여 시행된다. 다만 증례수가 적고 서양이나 우리나라에서의 식도암의 차이[*7] 등으로 세계 공통으로 분명한 데이터가 나와 있는 치료법은 없다. 유일하게 일본의 임상시험에서 시스플라틴(CDDP)과 플루오로우라실(5-FU)을 조합한 수술 후의 보조화학요법의 유용성이 확실해지면서 현재 이 두 가지 약을 사용하여 수술 후에 치료하는 방법이 일반적이

*7
서양에는 선암(adenocarcinoma)이 많은 반면, 일본에서는 대부분이 편평상피암이다.

다. 재발한 증례에서도 먼저 이 두 약제를 중심으로 치료하는 경우가 많고, 효과가 없는 증례에는 도세탁셀(docetaxel)을 사용할 수 있게 되었다.

방사선치료는 신체 밖에서 조사하는 외조사와 식도강 안에서 원발소를 제어할 목적으로 추가 조사로 치료하는 강내조사가 있다. 그러나 어떤 것에 적응되는지 분명하지 않아 수술 전에 조사하는 시설과 수술 후에 조사하는 시설이 혼재되어 있는 것이 현실이다.

Doctor의 조언

간호의 요령

식도암 수술은 환자의 심신에 대한 손상이 매우 큰 것이 특징이다. 신체에 많은 상처를 내고 많은 관에 연결되어 호흡은 힘들고 손발은 억제된다. 그때 의지가 되는 것이 가족이나 의료종사자의 웃는 얼굴이다. 전문적인 의학지식이 필요한 것은 당연하지만 의사에게는 없는 간호사의 따뜻함이 얼마나 큰 도움이 될까? 항상 환자에게 다가가서 상냥한 말을 건네고 웃는 얼굴로 대하는 것이 가장 좋은 약이 될 것이다.

이럴 때는 의사에게 상담!

소화기외과 중에서도 식도암 수술은 환자뿐만 아니라 의료종사자에게 체력적으로나 정신적으로 큰 부담이 된다. 호흡상태, 혈압, 맥박, 소변량 등을 통해 드레인(drain)의 배액량과 성질, 상처의 상태 등 주의점은 매우 많다. 특히 식도암 환자는 오랫동안 흡연한 경험자가 대부분이고 객담의 양도 많아 가래가 막히면 쉽게 폐렴을 일으키게 된다. 수술 당시에는 호흡상태, 호흡음, 산소포화도에 주의하고 조금이라도 변화가 있다면 주치의에게 연락한다. 지체하면 생명이 위태로워질 수 있다. 물론 가래 제거는 적극적으로 실시한다.

호흡상태만 안정되면 당분간 급변하는 사태는 넘긴 것으로 판단할 수 있다. 그 후에는 하루하루 회복해 가는 환자를 옆에서 도와주고 격려한다.

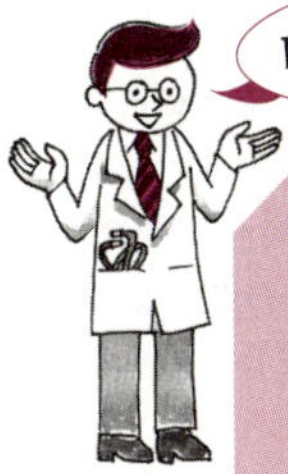

Doctor의 한마디

오랜 수술을 끝낸 의사는 극도로 지쳐버린다. 이때 의사의 눈이 되고 손이 되어 환자의 고통이나 신체의 문제를 하루빨리 간파해서 전달해 주는 우수한 간호사가 있어 밀접한 연락체제를 갖추고 있다면 의사는 다시 집중해서 다른 치료를 맡을 수 있다. 식도암이라는 특이한 질환의 병태를 이해하고 관찰력을 기른다면 주치의의 강력한 파트너가 되고, 괴로운 상황에 있는 환자에게는 큰 의지가 되는 존재가 될 것이다.

수술 이외의 방사선 · 항암제 치료도 많은 희생을 동반하여 환자는 고통과 통증을 강요당하게 된다. 고통스런 시기에 환자의 불안을 완화시켜주는 것은 의사도 가족도 아니다. 가족처럼 웃는 얼굴로 이야기를 듣고 의사와 환자를 연결하는 든든한 중개인으로서 치료의 중요한 담당자가 되는 것이 바로 간호사 여러분이다.

12. 위암
gastric cancer

질환의 개요

✚ 어떠한 병인가?

위암은 대표적인 암 중 하나이다. 위암의 촉진인자로는 흡연, 염분, 고온식, 헬리코박터파일로리(Helicobacter pylori)[*1]가 있고, 억제하는 것은 신선한 야채나 과일 등이다. 우리나라의 위암 검진시스템은 선두를 달리고 있고, 현재도 널리 이루어지고 있다. 실제로 수술이 되는 위암 환자의 절반 이상이 조기암인 사실로 볼 때 검진을 받으면 사망률이 1/2로 저하된다.

위벽은 조직학적으로 6층으로 나뉘어 있는데(그림 1) 점막하층까지 국한되어 있는 암을 조기암으로 정의하고 있다. 위의 부위에 따라 암이 생기기 쉬운 곳은 하부가 45%로 가장 많고, 이어서 중부 35%, 상부 15%이다. 위암의 발육속도는 물론 개인차가 크지만 일반적으로 약 10년이면 장막까지 도달하는 것으로 알려져 있다. 연령으로는 젊은 층이 발육이 빠르고 조기에 복막파종을 일으키는 경우가 있다.

✚ 어떠한 증상이 나타나는가?

조기암의 상당수는 증상이 없지만 가끔 수반되는 궤양에 의한 통증이나 구역질 등의 증상으로 발견되는 경우가 있다. 진행암에서도 궤양의 증상과 유사한 통증, 불쾌감, 구역질과 구토 등의 비특이적인 증상이 중심이다. 또 진행되면 협착증

Memo
1950년에는 위암 사망자 수가 전체 암 사망자 수의 절반인 3만 1천 명이었지만, 치료법의 발달과 검진의 도입으로 서서히 감소하여 2006년에는 전체 암 사망자 수의 15%로 저하되었다. 하지만 연간 사망자 수는 약 5만 명으로 가장 주의해야 할 암인 것에는 틀림이 없다. 연령의 절정기는 60대이며 남녀비율은 약 1.9 : 1로 남성에게 많지만 젊은 층은 여성의 빈도가 높은 경향을 보인다.

*1
통칭 파일로리균. 1982년에 Warren과 Marshall이 발견하고 2005년도 노벨의학상을 수상했다. 나선모양의 그람음성간균으로 생산하는 우레아제(urease)에 의해 암모니아가 생산되어 위산을 중화함으로써 특이적으로 사람의 위점막에 정착하여 위십이지장점막에 대한 병원성을 나타낸다. 위궤양, 위암과의 관련성도 시사되고 40세 이상의 80%가 항체 양성이다.

상이 보이고 강한 구역질이나 상복부팽만감 등이 나타나게 된다.

✚ 어떠한 징후가 있는가?

조기암은 위암에 특이적인 소견은 보이지 않는다. 진행되면 간혹 복부에 응어리로 만져지기도 한다. 또 진행되어 암성 복막염의 상태가 되면 복수가 고이고 복부의 팽만감이 나타나는 경우가 있다. 과거에 위암에 특징적인 전이로서 좌측 쇄골상 림프절이 붓는 비르효(Virchow) 전이나 난소로 전이하는 크루켄버그 종양(Krukenberg's tumor)이 있지만 실제로는 그만큼 빈도가 높은 것은 아니다.

검사의 포인트

기본은 상부소화관조영검사(위투시)와 내시경검사(위카메라)이다. 기기의 발달로 특히 내시경검사에서는 경비 내시경이 도입되어 많은 환자의 고통이 경감되었다. 단 기존의 경구 내시경에 비해 정밀도란 측면에서는 약간 부족한 점도 있어 정밀검사로서의 도입에는 아직 시간이 필요하다.

1. 상부소화관조영검사(위투시)

바륨(barium)과 발포제를 조합하여 위 병변의 모양이나 확산을 관찰한다. 간편해서 집단검진의 검사법으로 널리 이루어지고 있다.

병변의 정보량은 위카메라보다 떨어지지만 위벽의 변형 정도나 카메라로는 알기 어려운 대만(greater curvature)측의 병변이나 스키러스암(scirrhous cancer)*2의 질적 진단에는 효력을 발휘한다.

*2
간질의 섬유결합조직이 증식하는 경향이 강하고 암세포가 침윤성으로 증식하는 암.

그림1 위벽단면조직상

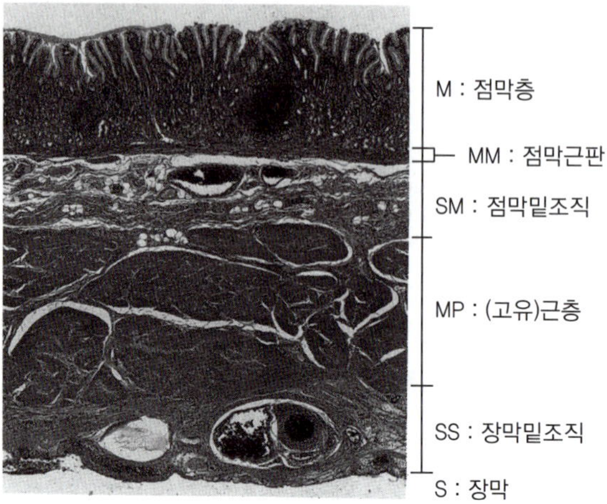

2. 내시경검사(위카메라)

병변을 직접 눈으로 관찰할 수 있는 가장 중요한 검사법이다. 최근 경비 내시경의 발달로 위 투시를 대신하는 검진법으로 주목을 받고 있다.

피폭의 걱정이 없고 신체에 우수한 검사 중 하나다. 진행암에서는 주위가 융기한 함몰병변으로서 나타나는 경우가 많고(그림 2), 조기암의 진단에 가장 위력을 발휘하며(그림 3), 색소법과 조합하면 미세한 변화를 눈짐작으로 알 수 있다(그림 4).

하지만 기구가 많이 발달해 있다고 해도 역시 검사는 괴로운 것이다. 구토반사가 강한 사람에게는 진정제가 필요한 경우도 있다.

그림2 진행위암의 내시경 소견

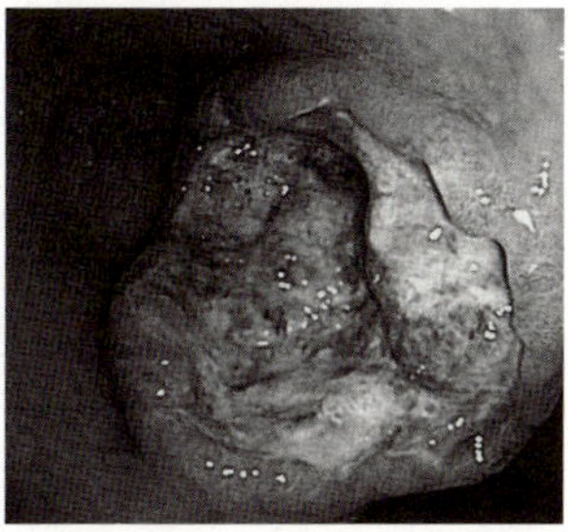

그림3 조기위암의 내시경 소견(색소 살포 전)

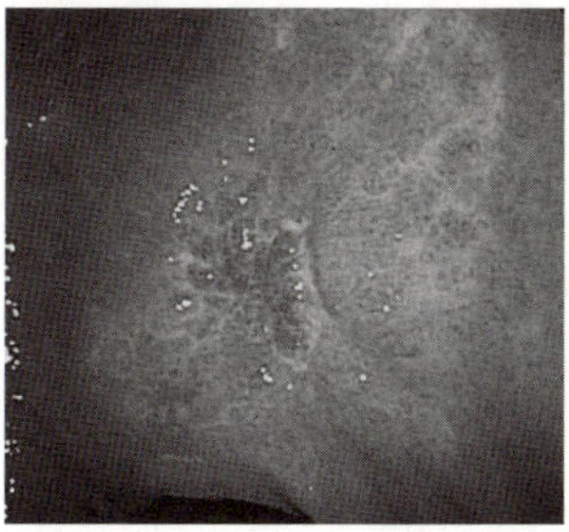

그림4 조기위암의 내시경 소견(색소 살포 후)

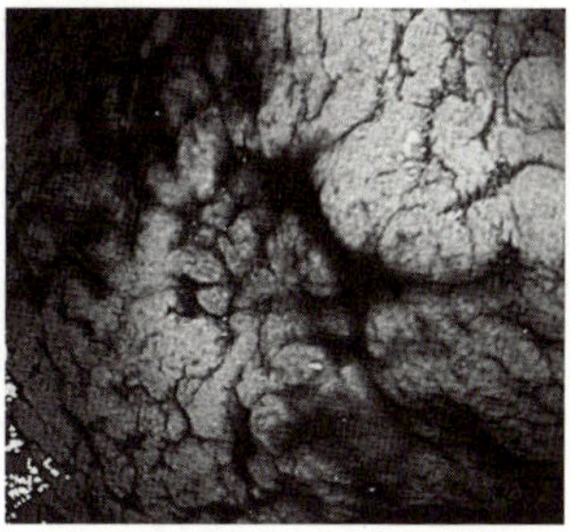

3. 생검(조직검사)

위카메라에 장착된 겸자로 병소에서 직접 조직의 일부를 잘라서 현미경으로 진단한다.

병리 전문가의 최종적인 확정진단이다. 내시경으로 판단하기 어려운 암의 확대를 확인하기 위해서 겉으로 보이는 경계보다 떨어진 장소에서 생검하는 방법도 있다. 점막하에 확대되는 성질의 암(경암, scirrhous cancer)에서는 거짓음성(false negative)이 되는 경우도 있어 주의해야 한다.

치료의 포인트

검진의 발달로 절반 이상이 조기암으로 발견되게 되었고, 또 검사 방법이 진보함에 따라 전이의 가능성이 낮은 암에서는 내시경 치료의 대상이 되는 사례가 점차 증가하고 있다. 수술법도 눈부신 진보를 보이며 복강경수술이나 절제 후의 문합법에도 다양한 연구가 이루어져 보다 안전한 치료가 가능해졌다.

1. 내시경치료(그림 5)

내시경적으로 위의 병소를 절제하여 조직을 회수하는 방법이다. 구체적으로는 병변 아래에 생리식염수를 주입하여 들어 올린 후 강선의 snare를 걸어 고주파로 소작 절제한다. 기존에 이루어진 점막만을 절제하는 방법(내시경적 점막절제술, EMR*3)과 함께 점막하층까지 절제범위를 넓히는 방법(점막하층절제술, ESD*4)도 서서히 실시되고 있다.

장점과 단점

환자에게 효과적이며 침습이 낮은 치료이다. 하지만 대상증례의 선별이 어렵고 적출 후의 검사결과가 예상과 다르게 진행되면 추가수술이 이루어지게 되는데 이것이 문제이다. 또 위는 원래 혈류가 매우 풍부한 장기이기 때문에 기술적으로 출혈의 위험이 있다.

*3
EMR : endoscopic muscular resection

*4
ESD : endoscopic submucosal dissection

그림5 **내시경적 점막절제술(EMR)**

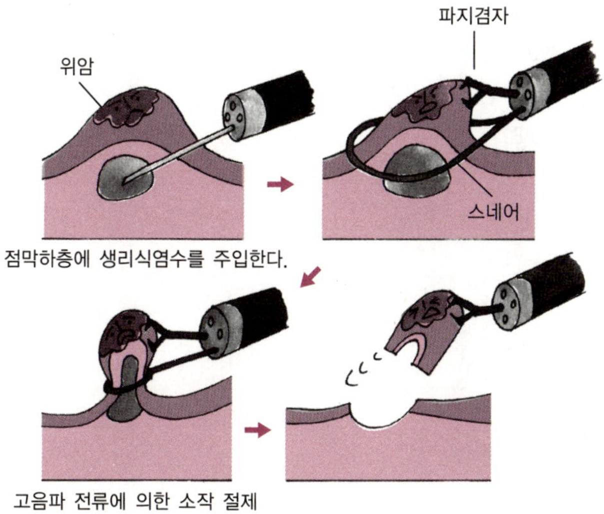

2. 위절제술

림프절 전이의 가능성을 부정할 수 없는 암에 대해서 주위의 림프절을 포함해 위의 일부 또는 전부를 적출하는 방법이다. 수술법은 각 암의 상태에 따라 다르다. 이 수술로 많은 환자가 암을 극복하고 있다.

장점과 단점

증례에 따라서는 확실하게 암을 치료할 수 있다. 복강경을 사용한 수술방식도 개발되고 있다. 봉합부전을 비롯한 수술에 따른 합병증이 일어나는 경우가 있고, 그것을 최대한 줄이기 위해서 다양한 재건법이 고안되고 있다(그림 6).

3. 약물요법

과거에는 위암에 효과가 있는 항암제는 거의 없었지만 점차 효과적인 약이 개발되고 있다. 수술 후에 재발을 예방하기 위해 사용된다.

장점과 단점

다양한 약제를 조합한 가장 효과가 높은 투여법이 검토되고 있다. 현재는 최대한 삶의 질(QOL[*5])을 유지하면서 치료할 수 있게 되었다. 부작용은 있지만 개인차를 많이 보이기 때문에 시도해 보는 것이 중요하다고 생각한다.

*5 QOL : quality of life

그림6 위절제술 후의 재건법(기계문합)

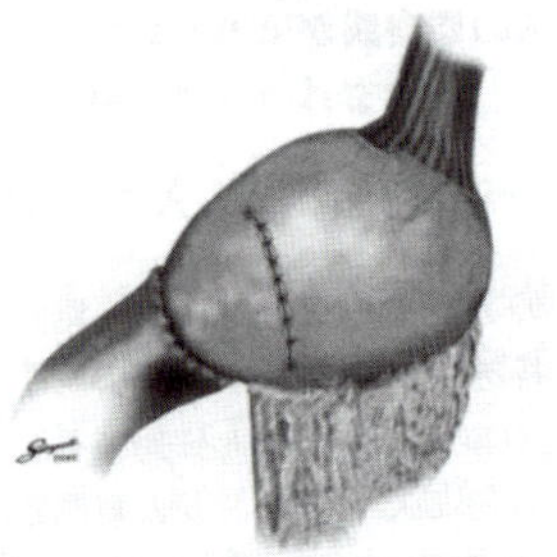

Doctor의 조언

간호의 요령

"수술 후에 밥은 먹을 수 있을까?", "시간이 지나면 위는 커질까?" 위를 수술한 후 환자에게 자주 듣는 대표적인 질문이다. 대장암과 달리 위 수술 후에는 식사의 섭취조건이 매우 제약된다. 가령 위가 잔존해 있다고 해도 수술 전과 같은 소화기능은 없다. 따라서 위를 대신해서 "씹는 것"으로 대용할 필요가 있다. 조금씩 천천히 횟수를 늘리면서 식사한다. 예컨대 "먹을 수 있는 것을 먹을 수 있을 때 먹을 수 있는 만큼"이란 명제는 위 수술 후의 대원칙이다. 하지만 머릿속으로는 알고 있어도 수십 년에 걸친 아침식사 습관에 길들여져 있는 환자는 좀처럼 잘 되지 않는다. 환자에게 가장 가까운 사람은 간호사이다. 직접 질문을 받을 기회도 많기 때문에 상냥하고 성실하게 끈기를 가지고 지도하도록 하자.

이럴 때는 의사에게 상담!

밥을 먹지 못하는 원인은 다양하다. 수술 후 변화의 일환으로 식사섭취량이 줄어드는 것은 당연한 일이다. 하지만 가스나 변이 나오지 않는 등의 증상이 있는 경우에는 창자막힘증(장폐색, ileus)을, 오른쪽 옆구리가 아프고 열이 나는 경우에는 쓸개관염을 의심할 수 있으므로 주치의에게 알린다.

위암의 화학요법 중에서 가장 자주 나타나는 부작용은 구역질, 식욕부진과 같은 소화기 증상이다. 그 밖에 설사, 탈모, 발진, 발열 등에도 충분히 주의해야 한다. 주치의가 간과하고 있는 부작용도 있을 수 있으므로 간호사의 관찰력이 상당히 중요한 도움이 된다.

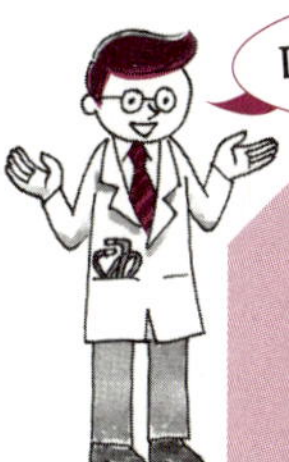

Doctor의 한마디

수술 후 급성기, 회복한 후 애프터케어(after care), 항암제 치료 중이나 재발했을 때의 정신적 관리 등 모든 과정에서 간호사의 협력 없이는 치료가 이루어지지 않는다.

위암에 대한 정확한 지식을 갖추고 가족이 되어 환자를 도와야 한다.

암전문 간호, 완화케어, 화학요법 전문간호 등 간호사의 활약의 장은 끝이 없이 펼쳐져 있다.

환자에게 있어 마음의 안식처가 되는 것은 물론 한 단계 업그레이드된 전문 간호사가 한 사람이라도 더 많이 생겨나기를 기대한다.

13. 대장암
colorectal cancer

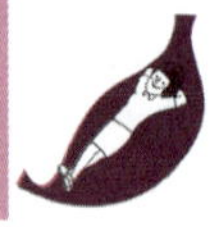

질환의 개요

✚ 어떠한 병인가?

한국인의 대표적인 암이 위암인 반면, 서양에서는 예전부터 대장암이 많은 것으로 알려져 왔다. 하지만 최근 서구식 식생활로 우리나라에서도 대장암이 늘어나면서 점차 대중적인 암의 하나가 되고 있다[*1].

대장암의 발생 원인은 대부분이 양성 선종이 변화한 것이다(선종-암 연쇄[*2]). 하지만 그 발생에는 생활환경이 크게 관여하고 있고 지방 및 육류 섭취량의 증가와 식물섬유 섭취량의 감소가 대장암 증가에 커다란 영향을 미친다. 호발연령은 60대이고, 이어서 70대, 50대의 순서이지만 젊은 층에서도 드물게 나타나고 있다. 남녀 비율은 1.5 : 1이다.

✚ 어떠한 증상이 나타나는가?

증상의 유무는 암의 크기와 발생 부위와 관계가 있다. 조기암이나 진행암에서 장관고리의 둘레길이가 1/2 이하이면 증상이 보이지 않는 경우가 많고 가끔 변잠혈검사가 양성으로 나오는 정도이다. 하지만 암의 크기가 커지면서 큰창자의 신축성이 장애를 받아 서서히 통과장애나 출혈, 복통, 설사와 변비를 반복하는 배변습관의 변화 등이 나타난다. 다만 암이 생긴 장소에 따라 증상발현에는 차이가 있다. 비교적 내강이 넓

Memo
큰창자(대장)는 오른쪽 하복부에서 시작해서 오름(상행), 가로(횡행), 내림(하행), 구불(S상)로 이어지는 잘록창자(결장, colon)와 곧창자(직장, rectum)로 분류된다.

*1
수술증례 수에서 대장암이 점차 늘어나고 있다.

*2
adenomacarcinoma sequence

고 내용물이 액상에 가까운 오른쪽 잘록창자(결장, colon)에서는 증상이 잘 나타나지 않고, 딱딱한 변이 통과하는 왼쪽 잘록창자에서 곧창자(직장, rectum)까지는 비교적 조기에 증상이 나타난다.

✚ 어떠한 징후가 있는가?

대장암에 특징적인 타각소견은 없다. 일반적으로 대부분의 환자에서 혈변이 초발증상으로 나타난다. 암이 커지면 배에서 응어리가 만져지는 경우도 있지만 일반적인 것은 아니다. 그밖에 통과장애가 심해지면 통증, 복부팽만감, 구역질 등의 창자막힘 증상이 나타난다. 50세 이상에서 복부 수술을 받은 경험이 없는 사람이 복통이나 복부팽만감을 호소하는 경우, 가장 먼저 염두에 두어야 하는 것이 샅굴탈장(서혜부탈장, inguinal hernia)의 감돈과 대장암에 의한 창자막힘증(장폐색, ileus)이다. 항문 근처에 생긴 곧창자암(직장암)의 경우는 드물게 배변과 함께 항문에서 탈출하는 경우도 있다.

검사의 포인트

일반적인 채혈검사에서 대장암에 특이적인 소견은 없다. 암이 진행되면 빈혈이 생기거나 영양상태도 악화된다. 다만 종양표지자(CEA나 CA19-9)의 수치가 암의 정도를 나타내는 것으로 생각되며, 암이 있으면 상승하는 것은 아니지만 높은 수치를 보이는 경우에 간 전이나 폐 전이를 염두에 두고 검사를 진행해야 한다. 그 존재에 따라 치료방침이 크게 달라지기 때문이다.

1. 복부X선

보통 대장암에서는 진단 의의가 낮지만 대장암이 원인인 창자막힘증의 경우는 암의 구측(口側)의 큰창자가 확장하기 때문에 가스가 많이 보이고, 반대로 항문 측의 큰창자는 허탈한다는 특징적인 영상이 나타난다(그림 2).

2. 주장조영검사, 대장내시경검사

주로 암 자체를 나타내기 위한 검사이다. 조영검사에서는 병변의 존재부위, 형태, 협착의 정도 등의 진단이 가능하다. 암이 장관 전체에 영향을 미치면 신축성이 상실되어 암 부분이 가는 사과의 심처럼 보이는 특징적인 영상(apple core sign)이 나타나는 경우가 있다(그림 3).

내시경검사에서는 직접 암의 형태를 관찰할 수 있을 뿐만 아니라 생검에 의한 직시하 조직검사나 초음파내시경을 사용한 깊이 진단도 가능하다. 대부분의 대장암은 주위가 볼록하고 중앙이 오목한 형태를 보인다(그림 4). 작은 암의 경우는 내시경적 치료도 가능하다.

3. 초음파검사, CT검사

주로 원격전이를 발견하기 위한 검사이다. 큰창자에 공급된 혈액은 문맥을 통해 간을 통과하고 심장으로 돌아간다. 따라서 대장암의 혈행성 전이의 대부분은 간에서 일어난다.

초음파검사는 신체에 전혀 해가 없는 검사로 암 주위의 장간막 림프샘의 상태가 보이기도 하고, 암 자체가 국한성의 벽비후로 나타나는 경우가 있다.

CT에서는 간의 세밀한 검사가 가능하다. 또 최근 기기의 발달로 내시경과 유사한 영상을 만들 수 있게 되었고, 카메라를 삽입하기 어려운 환자라도 내시경과 유사한 정보를 얻을 수 있게 되었다.

4. PET검사*3

전신을 한 번에 검사할 수 있는 새로운 방법이다. 치료법의 선택에 필수적인 원격전이의 유무를 확인할 수 있다. 의심이 되는 음영이 보이면 그곳으로 대상을 좁혀서 정밀검사를 실시할 수도 있다.

*3
PET :
양성자방출단층촬영술,
positron emission
tomography

그림1 대장암에 의한 창자막힘증(장폐색, ileus)의 복부X선

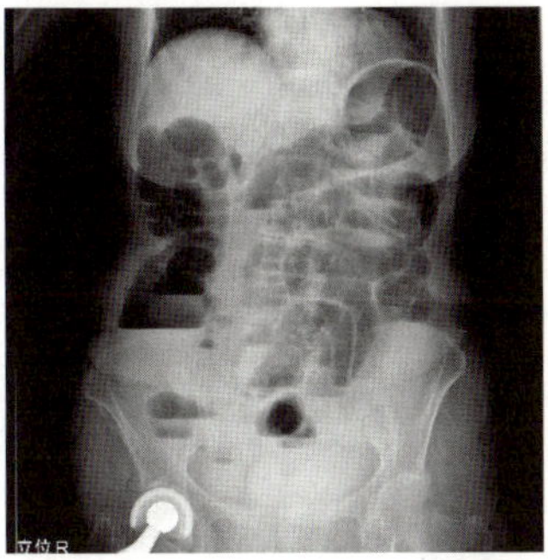

그림2 곧창자암(직장암) 주장조영 소견

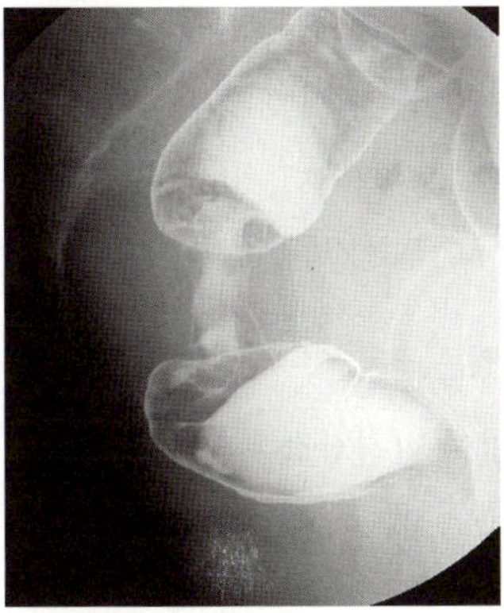

그림3 대장암 내시경 소견

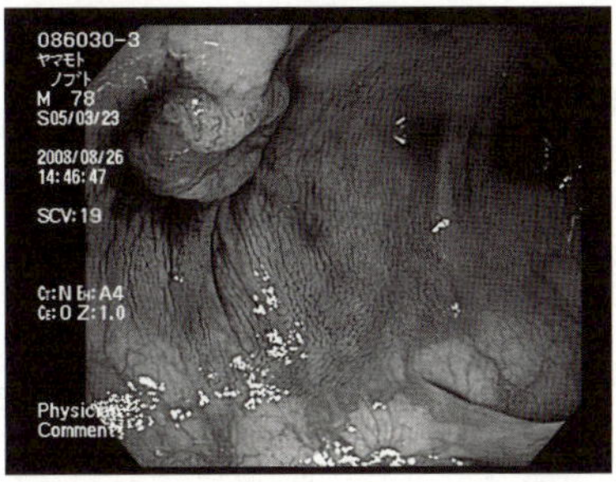

치료의 포인트

최근 대장암의 진단정밀도의 발달과 각종 치료법의 개발로 치료의 선택지는 매우 넓어지고 있다*4. 개인에게 맞는 최적의 치료를 할 수 있는 소위 주문형 치료가 가능해진 것이다.

1. 내시경치료

림프절 전이가 없고, 수술 전 검사로 점막 안(M)이나 점막하층(SM)에 머물러 있는 것으로 진단된 증례에 적응된다*5. 다만 SM암의 경우 깊이가 어느 정도 이상이면 림프절 전이의 가능성을 무시할 수 없으므로 추가 수술이 필요해질 수 있다.

2. 결장암의 수술요법

암의 전후 10cm씩을 절제하는 것이 기본이지만 암이 생긴 장소에 따라 절제하는 잘록창자(결장, colon)의 범위도 달라진다.

① **막창자**(맹장, cecum)**에서 오름잘록창자**(상행결장, ascending colon)(오른쪽 결장)**에 암이 있는 경우**

림프절이 존재하는 혈관의 주행을 따라 절제범위가 결정되고 회맹부절제술, 우결장절제술, 우반결장절제술이 이루어진다.

② **가로잘록창자**(횡행결장, transverse colon)**에 암이 있는 경우**

가로잘록창자절제술 외에 오른쪽으로 기울면 우반결장절제술이, 왼쪽으로 기울면 좌반결장절제술이 이루어지는 경우도 있다.

③ **구불잘록창자**(sigmoid colon)**에 암이 있는 경우**

구불잘록창자절제술 외에 곧창자암에 준한 절제범위가 필요한 경우도 있다.

*4
내시경적점막절제술(EMR)과 함께 깊은 층까지 절제하는 점막하층박리술(ESD)이 가능하다. 또한 수술에서는 복강경수술의 도입 및 보급으로 신체에 부담이 없는 치료를 할 수 있게 되었다. 또 각종 연구를 통해 항암제 일변도였던 기존의 약물요법에서 분자표적 치료라는 전혀 성질이 다른 새로운 치료법이 개발되었다.

*5
구체적인 내용은 "위암" p.214 참조.

3. 곧창자암(직장암)의 수술요법

곧창자암의 경우는 잘록창자암 이상으로 주의해야 하는 문제가 있다.

① 인공항문

소화관암 수술의 기본은 암을 포함해 넓게 절제하고 앞뒤를 이어서 새로운 통로를 만드는 것이다. 하지만 항문과 가까운 장소에 생긴 암은 연결할 상대가 없다. 그때 암의 상류에 있는 큰창자(대장)를 복부의 피부로 꺼내서 만드는 것이 인공항문(artificial anus)이다. 보통 곧창자암의 경우는 배꼽의 왼쪽 아래에 비스듬히 만들고 그곳에 펫트라는 주머니를 달아서 변을 모아둔다. 최근에는 기구도 발달하여 악취도 걱정하지 않고 보통의 생활을 영위할 수 있게 되었다.

② 배뇨 및 성기능장애

음식물이 들어가는 입구와 나오는 출구 부근은 매우 섬세한 장소로 다수의 신경과 중요한 장기가 바로 가까이에 위치해 있다. 암 수술이 커지면 커질수록 이들을 손상시킬 위험성이 높아지고 곧창자암(직장암)에서는 방광의 신경이나 성기능이 손상되는 경우가 있다. 어느 정도는 어쩔 수 없지만 사전에 충분한 설명을 했더라도 환자의 정신적인 충격을 완화시키는 데는 부족하다.

4. 약물요법

대장암에 대한 약물요법으로는 과거에 비해 큰 효과를 기대할 수 있는 약제가 개발되었다. 그 덕분에 재발한 사람이나 절제할 수 없는 환자의 치료와 수술 후의 추가 치료의 선택폭이 상당히 넓어졌다. 이것은 환자에게 다행스런 일이며 앞으로 더 나은 신규 항암제나 새로운 치료법의 개발이 기대되고 있다.

Memo
과거에는 '인공항문이 뭐예요?'라며 거부반응을 보였지만 최근에는 하는 사람도 많아졌다.

Doctor의 조언

간호의 요령

가장 중요한 것은 인공항문의 관리이다. 인공항문에 대한 관리뿐만 아니라 정신적인 관리도 중요하다. 곧창자암(직장암)뿐만 아니라 보통의 잘룩창자암(결장암)에서도 인공항문이 필요한 경우가 있다. 또 인공항문에는 여러 가지 설치장소와 유형이 있고, 각각에 맞는 기구의 설치법이나 환자의 생활스타일에 맞는 연구가 필요하다. 환자가 힘들어 할 때 가장 의지가 되는 사람은 간호사다. 반드시 전문성을 갖추도록 노력해 나가자.

이럴 때는 의사에게 상담!

대장암 수술 직후의 간호 포인트는 먼저 혈압이나 맥박, 호흡상태 등의 전신상태에 대한 정확한 파악이다. 배농에서 나온 액체의 색이나 양을 자세히 확인하고 이상이 있으면 즉시 주치의에게 보고한다. 또 인공항문의 상태를 관찰하는 것도 중요하다. 혈행장애가 발생한 경우 인공항문이 붓고 색이 검게 변하거나 출혈을 일으키기도 한다. 보통은 경과를 관찰하는 것으로 대처하지만 가끔 재수술이 필요한 경우도 있으므로 이상이 있다고 판단한 경우는 주치의에게 연락한다. 대장암에서는 위나 식도와 같은 상부소화관을 수술할 때보다 상처가 화농하는 빈도가 높아지기 때문에 붉어지거나 붓는 이상소견을 조기에 발견하는 것도 중요하다. 화학요법 중인 환자는 구역질이나 설사 등의 소화기증상 및 발열이나 피부합병증 등이 중요하다.

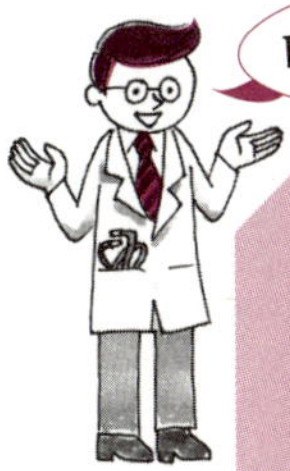

Doctor의 한마디

환자의 첫 번째 불안은 암에 대한 공포이다. 생명 문제에 직면해서 자신이 어떻게 될지 불안한 마음으로 공황상태가 된다. 그다음으로 걱정하는 것이 인공항문이다. 실감이 나진 않지만 어딘지 불안하다는 막연한 거부감인데 당연히 있을 수 있는 감정이다. 모든 대장암에서 반드시 인공항문을 만들 수 없다고는 말할 수 없다. 따라서 의료진이 접근할 때 중요한 것은 얼마나 인공항문에 대한 거부감을 불식시킬 것인가 하는 것이다.

어떠한 것이고 어떤 부정적인 면이 있는지를 모두 설명하고, 그것을 하더라도 문제 없이 일상생활이 가능하다는 것을 이해시켜야 한다. 그 역할을 하는 사람이 바로 간호사이다.

상냥하고 성실하게 설명하고 지도하며 환자가 인공항문을 받아들일 수 있도록 유도한다.

이를 위해서는 대장암 전반에 관한 많은 지식이 필요하다. 아무쪼록 힘을 내서 전문 간호사를 목표로 해야 한다.

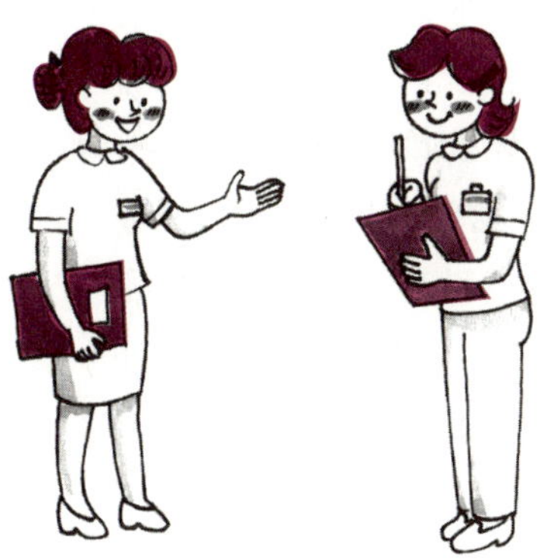

14. 간암
hepatoma

질환의 개요

어떠한 병인가?

간암은 원래 간에서 발생하는 원발성 간암과 다른 장기에서 발생한 암으로부터의 전이성 간암이 있지만 일반적으로는 전자를 간암이라고 한다. 간암 중 95% 이상이 간세포암(hepatoma)이고, 그 대부분이 B형이나 C형 간염바이러스의 지속감염에 의한 만성 간염과 간경변이 기저질환이 되고 있다. 즉 바이러스성 간질환 환자의 정기검진에 의한 조기발견이 가능하다는 것이다. 간세포암 외에 쓸개관상피가 암화되는 쓸개관세포암도 보이지만 빈도는 높지 않다.

어떠한 증상이 나타나는가?

간은 보상기능이 커서 간세포암 자체에서 증상이 나타나는 경우는 별로 없다. 증상의 상당수는 만성 간염이나 간경변에 의한 것이다. 하지만 거대한 종양을 형성한 경우에는 복부팽만감이나 통증을 자각하게 된다. 또 종양이 복강 안에서 파열되어 강한 복통이나 쇼크증상을 일으키기도 한다. 문맥 안에 종양색전을 형성하여 간의 혈류가 저하되면 간기능이 뚜렷하게 떨어져 황달이나 전신권태 등의 증상이 나타나게 된다.

Memo
간암은 악성종양에 의한 사망원인 중에서 폐암, 위암, 대장암에 이어 4위를 기록하고 있다. 남녀의 비율은 4 : 1, 60대의 남성에 많은 것이 특징이다.

✚ 어떠한 징후가 있는가?

간세포암 환자에게 흔히 나타나는 혈중 알부민치 저하, 프로트롬빈치 저하, 혈소판 수 감소 등은 기본적으로 가지고 있는 간경변에 의한 것으로 암 특유의 이상은 아니다.

커다란 간종양을 형성하면 늑골궁 아래로 돌출한 간이나 종양이 만져진다. 종양이 파열되면 혈압이나 헤모글로빈치가 저하되고 출혈로 인한 긴급 대응과 처치가 필요하게 된다.

검사의 포인트

- 간세포암(hepatoma)은 바이러스성 만성 간질환 환자가 발생의 고위험군이기 때문에 이들 환자의 정기적인 검사가 조기발견을 위해서 중요하다. 보통, 초음파검사나 CT 등의 영상검사와 종양표지자가 사용된다.

1. 초음파검사

간 내의 종양이나 쓸개관(담관), 혈관을 초음파의 음향효과로 검출할 수 있다. 간 내의 종양은 조직상이 변연이나 내부소견에 반영되고, 종양 주변의 낮은 에코대나 내부의 모자이크 구조는 간세포암에서 특징적인 소견이다.

간종양의 검출능력이 우수하고 진찰실에서 간편하게 시행할 수 있다. 통증을 동반하지 않고 방사선을 이용하지 않기 때문에 대표적인 비침습적 검사이다. 하지만 내부에 공기를 함유한 장관이나 폐가 존재하여 시야가 방해를 받는다. 또 간경변이 진행되면 간이 위축되어 관찰할 수 없는 부분이 늘어난다.

2. CT

간세포암은 혈류가 풍부하고 조영제의 사용으로 특징적으로 나타난다. 전형적인 예에서는 조영제를 투여한 후 조기에 종양으로 많이 모이고 그 후 주변보다 일찍 조영제가 소실된다(조기농염상).

초음파검사와는 다르며 주위의 장기에 별다른 영향을 주지 않아 간 전체를 관찰할 수 있지만 조영제를 이용하지 않는 단순 CT에서는 종양을 나타낼 수 없는 경우가 있다.

3. 종양표지자

종양표지자 검사는 악성 종양에 의해 혈액 속에 방출되는 물질을 파악하는 검사법이다. 간세포암에서는 α페토프로테인과 PIVKA-II의 측정이 유용하다. 이들 종양표지자 수치의 상승으로 만성 간질환 환자 중에서 간세포암의 발생을 알아낼 수 있다.

종양표지자 검사는 혈액검사만으로 간세포암의 존재나 재발을 감지할 수 있는 간편하고 유용한 검사방법이다. 하지만 α페토프로테인(α-fetoprotein)은 간경변만으로도 상승하는 경우가 많기 때문에 최근에는 α페토프로테인 속의 L3분획의 비율을 측정함으로써 진단율을 높이게 되었다.

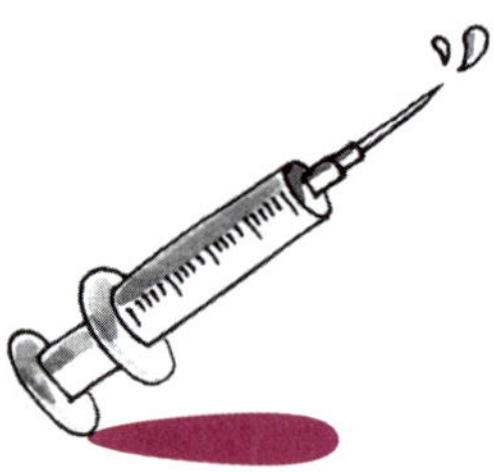

치료의 포인트

간세포암의 치료에서는 배경에 있는 만성 간질환, 특히 간경변에 대한 배려가 필요하다. 최근 가이드라인이 생기고 간기능 종양의 개수, 종양의 크기에 따른 치료방침이 제시되면서 이를 바탕으로 치료가 진행되게 되었다.

1. 수술요법(그림 1)

간세포암은 문맥을 따라 간내 전이를 일으키기 쉽기 때문에 종양이 존재하는 문맥영역을 해부학적으로 절개하는 경우가 많아진다. 하지만 기본적으로 가지고 있는 간경변으로 간기능 저하나 혈소판수 감소를 동반하는 경우가 많으므로 수술의 적응이나 절제 범위를 신중하게 결정하는 것이 중요하다.

장점과 단점

전이를 일으키기 쉬운 영역을 동시에 절개하기 때문에 근치성이란 점에서는 가장 뛰어난 치료법이다. 하지만 희생되는 비암부 영역이 광범위해서 침습되는 면이 더욱 커지기 때문에 간기능이 현저하게 저하된 환자에게는 적합하지 않다. 최근에는 현저하게 간기능이 나쁜 예에서는 간이식을 고려하기도 한다.

2. 경피적 천자요법(그림 2)

체표에서 초음파로 관찰하면서 병변부를 천자하고 에탄올을 주입하거나*1, 마이크로파나 라디오파로 열 응고*2시켜 암 조직을 괴사시킨다. 최근에는 종양제어 능력이 높은 라디오파 응고요법을 시행하는 경우가 많아지고 있다.

장점과 단점

침습이 적어 간기능이 불량한 증례에서도 치료가 가능하

*1
경피적 에탄올주입요법(PEI)

*2
경피적 마이크로파응고요법(PMCT), 라디오파응고요법(RFA)

다. 특히 라디오파응고요법은 치료 대상을 잘 선택하면 수술과 같은 치료효과를 얻을 수 있다.

종양의 지름이 3cm, 개수는 3개 정도까지 치료를 할 수 있고 보통은 지름이 큰 것은 수술 개수가 많으면 간동맥색전술을 선택한다.

3. 간동맥색전요법(TAE)(그림 3)

혈관조영의 기술을 이용하여 종양에 영양을 공급하는 간동맥을 선택적으로 폐쇄시키고 혈류를 저하시킴으로써 암조직을 괴사시킨다. 보통 혈관을 폐쇄시키기 전에 항암제를 주입하여 치료의 효율을 높이는 방법이 채택된다. 간기능이 불량하거나 암의 개수가 많고 수술요법이나 경피적 천자요법이 맞지 않는 경우에 이용된다.

장점과 단점

종양의 개수가 많아도 치료가 가능하고, 간기능에 따라 사용하는 항암제나 색전물질의 양을 조절할 수 있다. 하지만 종양을 제어하는 능력은 다른 치료법보다 떨어진다.

그림1 수술요법

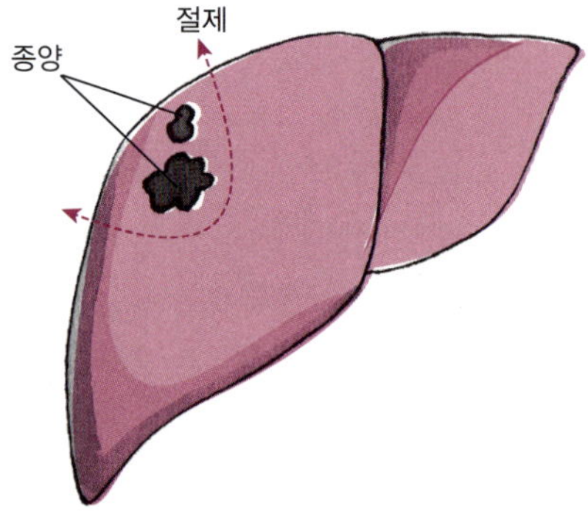

그림2 경피적 천자요법

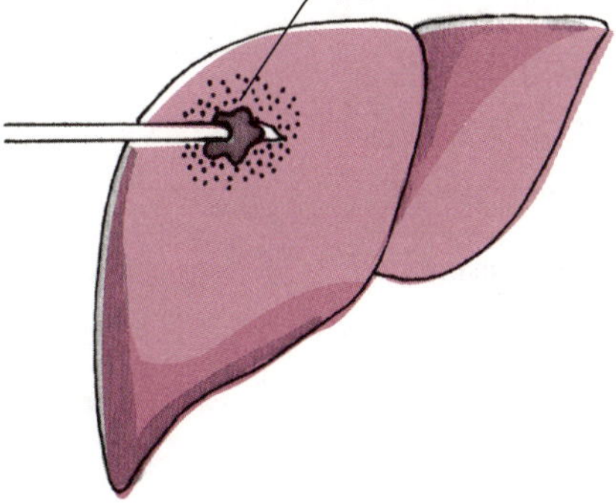

그림3 간동맥색전요법

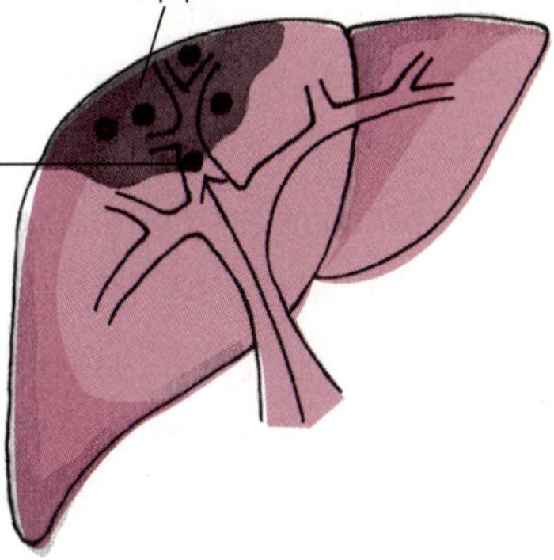

Doctor의 조언

간호의 요령

간암도 다른 장기의 암과 마찬가지로 치료 후에 재발할 가능성이 있다. 또 간세포암 환자는 대부분이 만성 간질환을 기본적으로 가지고 있어 치료 후에 남은 간도 암이 발생하기 쉬운 상태에 놓이게 된다. 따라서 치료가 끝난 후에도 신중하게 경과를 관찰해야 한다는 것을 환자에게 조언하는 것이 중요하다.

간기능이 나빠 근치성이 낮은 치료를 반복하거나 재발 때문에 입원 치료를 몇 번이나 해야 하는 경우도 있다. 이러한 환자는 신경이 극히 예민해져 희망을 잃기 쉽기 때문에 치료에 대한 불만이나 불안에 귀를 기울이는 등 심리적인 면에 대한 관리도 매우 중요하다.

이럴 때는 의사에게 상담!

수술 치료를 받은 환자는 간 절개에 따른 특유의 합병증이 일어난다. 특히 수술 후 출혈에는 응급대응이 필요하기 때문에 수술 직후에는 드레인에서의 배액이나 맥박, 혈압 등의 활력징후(vital sign)를 신중하게 관찰하는 것이 중요하다. 대량의 혈성 배액이 나타나거나 혈압저하 등의 활력징후(vital sign)에 이상이 나타나면 곧바로 의사에게 보고한다. 또 간의 절개면에서 쓸개즙(담즙, bile)이 새어나올 때에는 긴급성은 높지 않지만, 드레인 배액이 짙은 황색을 나타낼 때는 쓸개길샛길(담도루, biliary fistula)가 의심되어 적절한 치료가 필요해지기 때문에 즉시 의사에게 연락한다.

비교적 침습도가 낮은 경피적 천자요법, 간동맥색전요법에서도 종양의 괴사에 의한 통증이나 발열이 자주 나타나므로 미리 지시를 받아두는 것이 중요하다. 간혹 괴사부가 감염되어 농양을 형성하는 경우도 있으므로 뚜렷한 통증이나 고열이 지속될 때는 의사에게 보고한다.

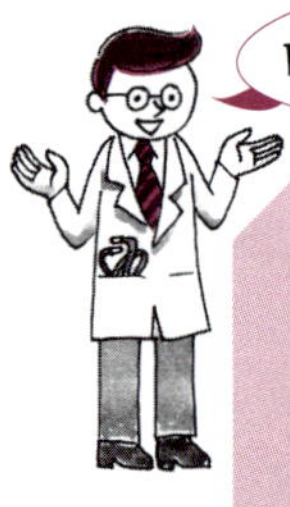

Doctor의 한마디

간세포암은 진행도뿐만 아니라 기저에 있는 만성 간질환에 대한 관리도 예후를 크게 좌우한다. 담당 간호사는 금주의 중요성 등 적절한 조언이 가능하도록 만성 간염, 간경변 등 만성 간질환에 대해서도 공부하는 것이 중요하다. 간호사의 조언으로 환자의 예후는 크게 개선될 수 있다.

간세포암은 만성 간염으로 시작해서 간경변, 간세포암으로 진행하는 일련의 질환으로서 이해해야 한다. 입원치료가 되지 않는 만성 간염일 때부터 간기능악화방지, 간세포암 조기발견을 위한 정기검사가 중요하다. 외래에서의 간호사의 정기점진에 대한 조언이나 식생활에 대한 지도는 도움이 된다. 외래 및 병동을 초월해 간호사가 연대할 수 있도록 자격을 갖추어야 한다.

15. 이자암

췌장암, pancreatic cancer

질환의 개요

어떠한 병인가?

이자(췌장, pancreas)는 발생부위에 따라 이자머리암(췌두부암)과 이자몸통꼬리부암(췌체미부암)으로 분류되고 이자머리암이 약 70%로 많은 수를 차지하고 있다. 당뇨병과 이자암과의 인과관계는 명확하지 않지만 이자암 환자의 절반 가량이 당뇨병을 동반한다.

어떠한 증상이 나타나는가?

조기의 이자암으로 증상이 나타나는 경우는 거의 없다. 진행되면 통증, 체중감소, 황달이 보이고 이것은 이자암의 3대 증상이다.

황달은 이자머리부분(췌두부)의 안을 통과하는 온쓸개관(총담관)의 말단부에 종양이 침윤하여 폐쇄시킴으로써 나타난다. 따라서 이자몸통꼬리암(췌체미부암)에서는 말기가 될 때까지 황달이 나타나는 경우는 없다. 황달이 있을 때는 종종 피부소양감을 동반한다. 통증은 이자의 뒷면에 위치하는 신경으로의 침윤에 의한 것으로 심와부나 배부의 통증으로 자각되는 경우가 많다. 뚜렷하게 진행되면 식욕부진 등으로 체중이 감소하게 된다.

Memo
이자암은 우리나라에서 암으로 사망하는 원인질환으로 폐암, 위암, 대장암, 간암에 이어 5번째로 많은 암이다. 발생빈도는 10만 명에 5~6명으로 비교적 적지만 그래도 연간 4,000명 이상이 이자암으로 사망하고 있어 악성도가 높은 암이다. 남녀비율은 2 : 1로 중장년(평균 연령 60세)의 남성에서 많이 발생한다.

✚ 어떠한 징후가 있는가?

주이자관에 암이 침윤하면 아밀라아제 등의 이자효소치가 상승한다.

이자머리암(췌두부암)에서 온쓸개관(총담관)에 암이 침윤하면 혈청빌리루빈 수치나 알카리포스파타아제(alkaline phosphatase), γ-GTP 등의 담도계 효소치가 상승하게 된다. 또 온쓸개관(총담관)의 폐쇄로 무통성의 쓸개(담낭)종대를 동반한 폐쇄성 황달이 나타나는 경우가 있다. 이때 우측 제 11, 12 갈비연골이 있는 부위가 부어오르며 쓸개가 만져지는데 압통은 없다. 서서히 진행되는 온쓸개관의 폐쇄로 황달이 발생하고 폐쇄부의 상류에 위치한 쓸개에 다량의 쓸개즙(담즙, bile)이 저류하며 종대하지만 감염을 일으키지 않기 때문에 통증은 나타나지 않는다.

Memo
쿠르부아지에징후(Courvoisier's sign)란 통증 없이 쓸개(담낭)가 종대되는 폐쇄성 황달을 가리킨다. 샘창자(십이지장)의 출구에 해당하는 샘창자유두부의 암이나 이자머리암(췌두부암)일 때 쓸개관의 하부가 막혀서 나타나는 징후이다.

검사의 포인트

초기의 이자암(췌장암)은 대부분 증상이 없어 작은 병변을 발견하는 간편한 검사방법이 없기 때문에 현재도 발견은 매우 어렵다*1. 이자암이 의심되는 경우 주로 초음파검사, CT검사, 내시경적 역행성 이자쓸개관(췌담관)조영(ERCP*2) 등을 실시한다.

1. 초음파검사

이자암은 저 에코의 종양으로 나타난다. 종양이 주이자관(주췌관)이나 온쓸개관(총담관)에 침윤하여 폐쇄나 협착을 일으키면 상류의 이자관이나 쓸개관이 확장되는 것을 관찰할 수 있다.

확장된 쓸개관이나 이자관을 검출하는 능력이 뛰어나고 진

*1
이자암의 진단은 어렵고 가이드라인에서는 필요에 따라 MRI검사나 내시경적초음파검사, PET검사 등도 조합하여 시행하는 것이 권장되고 있다.

*2
Endoscopic Retrograde Cholangio-Pancreatography

찰실에서 간편하게 실시할 수 있다. 통증이 없고 방사선을 이용하지 않기 때문에 대표적인 비침습적 검사로서 가장 많이 이용되고 있다. 하지만 내부에 공기를 포함하는 위나 장관 등으로 시야는 방해를 받는다.

2. CT

CT검사에서 이자암은 저흡수영역으로 나타난다. 보통의 이자암은 혈류가 부족한 것이 특징이기 때문에 조영 CT에서 정상적인 이자 조직이 진하게 보이면 종양 부분은 대조적으로 저흡수영역으로서 명확해진다.

대부분 주위의 장기에 영향을 주지 않는다. 종양에 의해 이자관이나 쓸개관의 협착 및 폐쇄가 일어나면 말초 측의 확장으로 병변의 존재부위를 확인할 수 있다. 간전이나 주위조직으로의 침윤도 평가할 수 있어 이자암의 진행도를 진단하는 데 가장 유용한 검사다. 하지만 조영제를 이용하지 않는 단순 CT에서는 암인 부분과 그렇지 않은 부분의 차이가 작고 종양을 나타낼 수 없는 경우도 종종 있다.

3. 내시경적 역행성 이자쓸개관(췌담관)조영(ERCP)

이자관이 열리는 샘창자 유두부에 내시경적으로 접근해서 직접 조영제를 주입하여 이자관을 조영하는 검사방법이다. 많은 이자암에서 보이는 주이자관의 협착이나 폐쇄 소견을 파악하여 종양의 존재를 진단한다.

주이자관의 협착 및 폐쇄 상태를 정밀하게 나타낼 수 있고, 만성 이자염 등 암 이외의 질환과 구별하는 데 도움이 된다. 초음파검사나 CT검사에서 종양이 명확하지 않은 비교적 작은 이자암의 진단에도 유용하다. 하지만 입으로 내시경을 삽입하기 때문에 고통이 수반된다. 또 이자염을 일으키기도 한다.

치료의 포인트

진행한 상태에서 발견되는 경우가 많기 때문에 수술이 가능한 증례가 절반 이하인 것이 현실이다. 또 절단한 경우라도 5년 생존율은 10~20% 정도로 낮고 예후는 매우 불량하다.

1. 수술요법(그림 1)

종양의 존재부위에 따라 췌두십이지장절제술, 췌체미부절제술, 드물게 췌장전적출술이 선택된다. 근치절제에 의해 장기생존의 가능성이 나타난다. 하지만 간전이나 고도의 림프절 전이를 동반하는 경우에는 수술로 연명효과를 얻을 수 없기 때문에 절제불능으로 판단한다. 절제불능인 경우에는 쓸개관(담관)이나 소화관에 우회술을 실시하여 황달을 제거해서 경구섭취가 가능하도록 한다.

장점과 단점

현재 유일한 근치적 치료법이다. 또 절제불능인 경우에는 우회술을 실시하여 환자의 삶의 질을 개선할 수 있다. 하지만 췌두십이지장절제술은 침습이 크고 합병증의 빈도도 높은 수술이다. 췌장전적출술 후에는 당뇨병 상태가 되기 때문에 면밀하게 혈당조절을 해야 한다. 또 근치 절제 후라도 재발의 빈도가 높고 예후가 불량하다.

2. 화학요법

절제가 불가능한 경우에는 5-FU계 약제나 겜시타빈(gemcitabine) 등의 항암제가 이용된다. 원격전이를 동반하는 이자암(췌장암)에서는 겜시타빈이 명확한 연명효과를 보여 제 1선택약으로 이용된다.

장점과 단점

과거에는 절제가 불가능한 이자암으로 1년 이상 생존하는 경우가 거의 없었지만 겜시타빈이 등장하면서 어느 정도 연명

효과를 기대할 수 있게 되었다. 하지만 현재의 화학요법으로는 근치가 불가능하고 장기생존을 기대할 수 없다. 또 백혈구 감소나 혈소판 감소 등 중증의 부작용이 나타나는 경우가 있다.

3. 방사선요법[*3]

수술 후의 재발을 예방하거나 절제가 불가능한 예에서는 종양의 진행을 억제할 목적으로 이용한다.

장점과 단점

수술 후의 국소재발방지와 암의 진행억제효과가 있다. 하지만 방사선치료만으로는 근치할 수 없다. 또 피부염이나 장염 등의 부작용이 나타나는 경우도 있다.

그림1 **췌두십이지장절제술**[*4]

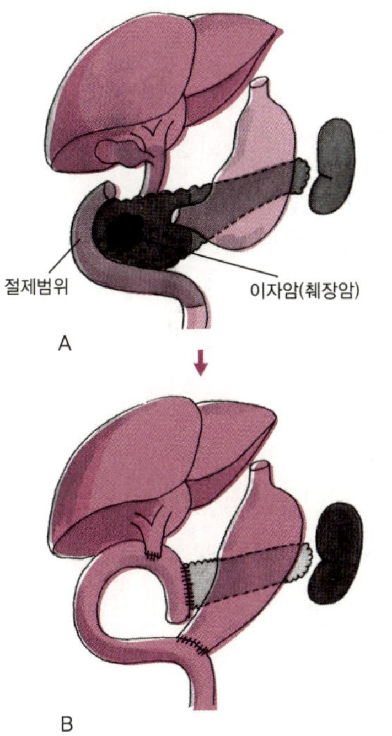

A : 그림에서는 위와 십이지장이 분리되어 있다.
B : 대표적인 재건법

*3
방사선요법의 단독효과는 명확하지 않고 5-FU를 병용하는 화학방사선요법을 시행하는 것이 권장되고 있다.

*4
resection of head of pancreas and adjacent duodenum

Doctor의 조언

간호의 요령

이자암(췌장암)은 매우 예후가 불량하고 절제불능의 빈도도 높은 질환이다. 이자암으로 진단되거나 절제불능으로 판단된 시점에서 환자는 희망을 잃기 쉽지만 절제가 가능하면 근치될 가능성이 있고 절제가 불가능하더라도 효과적인 약제가 있다는 것을 인식시킨다. 상황에 따른 적절한 대응과 조언을 할 수 있도록 한다. 또 진행된 이자암은 통증을 동반하는 경우가 많아 완화케어가 매우 중요하다. 통증관리에 대한 지식을 충분히 숙지하고 있어야 한다.

이럴 때는 의사에게 상담!

췌두십이지장절제술은 침습이 크고 중증의 합병증도 나타난다. 또 보통의 복부수술에서 유치하는 문합부 근방의 드레인 이외에 쓸개관(담관)이나 이자관(췌관)에 삽입된 튜브도 있어 관리가 복잡해진다. 의사에게 드레인이나 튜브의 배액량, 상태의 목표를 명확하게 지시받아 목표로 한 것에서 일탈을 보인다면 즉시 연락한다. 특히 배액의 급격한 감소나 드레인 출혈에는 긴급하게 대응해야 한다.

절제가 불가능하고 통증관리를 시작한 환자는 매일 통증이 변화하거나 마약의 사용으로 구역질이나 변비증상을 보이게 된다. 환자의 호소나 증상을 정확하게 파악하고 처방을 추가하거나 변경해야 한다고 판단될 때는 즉시 의사에게 상담한다.

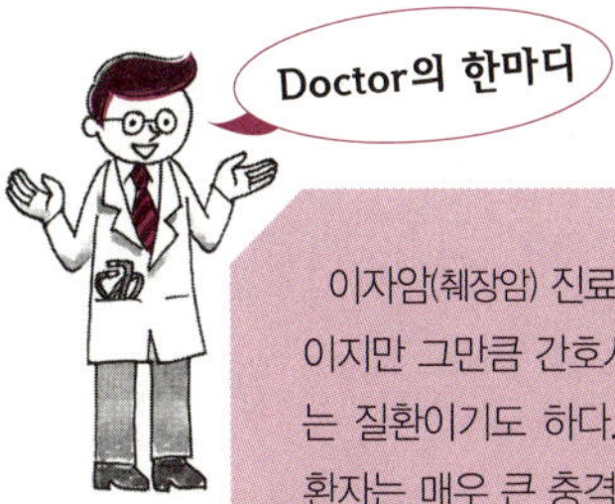

이자암(췌장암) 진료에서 환자관리는 매우 어려운 일이지만 그만큼 간호사의 역할이 매우 크고 보람을 느끼는 질환이기도 하다. 환자에게 이자암이라고 알려주면 환자는 매우 큰 충격을 받기 때문에 병명을 받아들이는 단계부터 도움이 필요하다. 또 수술을 중심으로 하는 치료의 위험성이나 예후에 대한 이해와 수용, 절제가 불가능한 경우의 이해, 통증을 동반한 경우의 완화케어 등도 지원이 필요하다.

암환자의 종합적인 관리에 대해 확실히 공부해야 한다. 예후가 나쁘다는 것을 환자에게 알려주고 치료의 위험성을 설명하며 완화케어를 도입하고 관리하는 등 많은 측면에서 심리적인 지원이 필요하다.

이런 환자의 관리로 담당 간호사의 역량이 드러나게 된다.

16. 담도암

biliary tract cancer

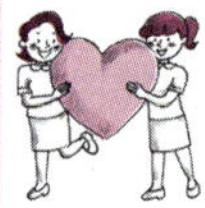

질환의 개요

어떠한 병인가?

담도암은 쓸개즙(담즙, bile)이 흐르는 길인 쓸개관(담관)에서 생기는 쓸개관암(담관암, cholangiocarcinoma)과 쓸개즙이 저류하고 농축하는 장소가 되는 쓸개에 생기는 쓸개암(담낭암, carcinoma of gallbladder)의 총칭이다[*1]. 보통은 간 외의 쓸개관에서 생기는 것을 쓸개관암(담관암)으로 취급한다. 쓸개관암은 어느 정도 진행되고 어떤 증상이 나타날 때까지 발견되는 일은 적지만 쓸개암은 검진이나 쓸개돌증(담석증, cholelithiasis) 및 쓸개폴립(담낭폴립, gallbladder polyp)의 경과관찰 중에 조기암으로 발견되는 경우가 많은 질환이다.

어떠한 증상이 나타나는가?

쓸개관암의 상당수는 폐쇄성 황달에 의한 피부 및 안구결막의 황염, 소변의 농염, 피부소양감 등의 증상으로 발병한다.

쓸개암(담낭암)은 보통 상당히 진행될 때까지 증상이 나타나지 않고, 쓸개관에 침윤하여 폐쇄성 황달 증상으로 발병하는 경우가 있다. 쓸개돌(담낭결석)을 동반한 증례에서는 쓸개염에 의한 우측 계륵부(제 11, 12 갈비연골이 있는 부위)통증이나 발열 등의 증상이 나타나 비교적 조기에 발견하는 계기가 되기도 한다.

Memo

담도암은 60대가 가장 많고 중장년층에서 많이 발병하지만 쓸개관암은 남녀비율이 1.6 : 1로 남성이 많다. 또 쓸개암은 남녀비율이 1 : 2로 여성에게 많은 것이 특징이다.

*1

담도암에는 쓸개관암과 쓸개암 외에 샘창자유두부암(십이지장유두부암)이 추가되기도 한다. 또 간 내의 쓸개관에 생기는 암은 쓸개관세포암(담관세포암)이라고 부르고 간암으로 취급한다.

✚ 어떠한 징후가 있는가?

쓸개관암(담관암)이나 쓸개암에서는 쓸개즙(담즙, bile)의 유출장애로 혈액검사에서 혈청 빌리루빈치나 알카리포스파타아제, γ-GTP 등의 담도계 효소치가 상승한다. 또 감염을 일으키면 쓸개관염(담관염)이나 쓸개염(담낭염)이 일어나 발열이나 통증을 동반한다.

중 · 하부 쓸개관암이나 샘창자(십이지장)유두부암에서는 통증 없이 쓸개(담낭)종대가 만져지는 폐쇄성 황달, 즉 쿠르부아지에징후(Courvoisier's sign)가 나타나는 경우가 있다.

검사의 포인트

담도암은 주로 초음파, CT, MRI 등의 검사로 진단이 이루어진다. 필요에 따라 내시경적 역행성 담도조영(ERC*2)이나 경피경간담도조영(PTC*3) 등이 이용되는 경우가 있다*4.

*2
Endoscopic Retrograde Cholangiography

*3
Percutaneous Transhepatic Cholangiography

*4
ERC나 PTC를 직접쓸개관조영이라고 하는데, 쓸개관내나 쓸개관벽을 따라 병변의 확산을 세밀하게 진단하는 데 유용하다.

1. 초음파검사

쓸개(담낭, gallbladder)나 쓸개관(담관)의 확장과 벽의 비후, 내부의 종양성 병변을 초음파 음향효과로 검출한다. 쓸개관암(담관암)에서는 쓸개관이 좁아진 부위나 그 상류에 확장된 쓸개관을 나타낼 수 있지만 쓸개관 내에 융기된 병변이 보이는 경우도 있다. 쓸개암에서는 쓸개 내의 종양이나 쓸개벽의 비후로 파악된다.

초음파검사는 쓸개 내의 종양이나 확장된 쓸개관을 검출하는 능력이 뛰어나며 진찰실에서 간편하게 실시할 수 있다. 통증을 동반하지 않고 방사선을 이용하지 않기 때문에 비침습적 검사의 대표적인 예로 가장 많이 이용된다. 하지만 내부에 공기를 함유한 장관 등으로 시야가 방해를 받는다. 또 쓸개관암은 쓸개관벽을 기어가듯이 확산되기 때문에 병변 확대에 대한 구체적인 파악에는 그다지 적합하지 않다.

2. CT

최근에는 멀티슬라이스 CT가 담도암 검사의 중심이 되고 있다. 초음파검사와는 다르게 주위 장기에 대부분 영향을 주지 않는다. 쓸개관암에서는 멀티슬라이스 CT를 이용하면 쓸개관벽의 변화를 자세히 관찰할 수 있고, 쓸개암에서는 주위 장기로의 침윤을 나타낼 수 있기 때문에 병변의 확산을 진단하는 데 매우 유용하다. 하지만 보통의 CT로는 쓸개관암 병변의 확산을 정확하게 진단하기 어렵다.

3. MRI

CT와 달리 방사선이 사용되지 않는다. 또 MRCP*5에서는 쓸개관암의 확산을 시각적으로 쉽게 나타낼 수 있다. 하지만 화질이 약간 나쁘고 멀티슬라이스 CT나 직접쓸개관 조영만큼 세밀한 영상으로 표현하지 못한다.

*5 magnetic resonance cholangiopancreatog-raphy
쓸개관이나 이자관만을 영상으로 표현하는 방법.

치료의 포인트

담도암은 수술 치료만이 근치적 치료법이고, 방사선이나 항암제는 보조적인 치료가 된다. 폐쇄성 황달 증례에서는 담도배액술(biliary drainage)이 필요하다.

1. 수술요법

현재 유일한 근치적 치료법이다. 쓸개관암의 경우, 병변의 부위, 확산에 따라 수술법이 달라진다. 상부 쓸개관암에서는 간절제, 중 · 하부 쓸개관암에서는 이자머리샘창자(췌두십이지장) 절제가 필요하다. 쓸개암은 진행도에 따라 수술방법이 달라 초기에는 쓸개 적출술, 진행되면 간외쓸개관 절제나 간절제, 또 췌두십이지장절제술을 추가해야 한다.

장점과 단점

조기 쓸개암에서는 쓸개 적출술, 매우 제한된 중부 쓸개관암에서는 쓸개관절제술 등 침습이 작은 수술로 양호한 결과를 얻을 수 있다.

간문부에서 하부 쓸개관에 이르는 넓게 확산된 쓸개관암이나 고도로 진행된 쓸개암에서는 간 절제와 췌두십이지장절제술을 병행해서 실시해야 하므로 침습이 매우 큰 치료법이다.

2. 방사선요법, 화학요법

절제가 불가능한 증례나 수술 시의 잘린끝(stump) 양성, 암잔류 증례에 대한 보조적 치료로서 시행된다.

장점과 단점

암의 진행을 어느 정도 제어할 수 있지만 근치될 가능성은 거의 없다.

3. 담도배액술*6(그림 1)

담도암은 폐쇄성 황달로 발병하는 증례가 많기 때문에 수술 전 황달을 경감시키기 위해 담도배액이 필요하다. 또 담도폐쇄부 상류에 감염이 발생한 경우 쓸개관염으로 인해 긴급하게 담도배액이 필요하다. 쓸개관염의 조절이 예후를 크게 좌우하기 때문이다.

*6
담도배액술은 쓸개즙(담즙, bile)의 배출로를 만들어 황달을 제거하는 치료법이다. 경피경간담도배액(PTCD), 내시경적역행성 담도배액(ERBD) 등이 있다.

장점과 단점

황달이나 쓸개관염을 조절해서 증상을 개선하며 근치적 수술치료를 도모한다. 절제가 불가능한 증례에서는 담도배액의 내루화(internal fistulation)(그림 2)에 따라 목욕이 가능해지고, 자택에서의 쾌적한 생활환경을 만들 수 있다. 하지만 담도배액으로 암의 진행을 제어할 수는 없다. 치료에는 통증이 동반된다.

그림1 담도배액(PTCD)

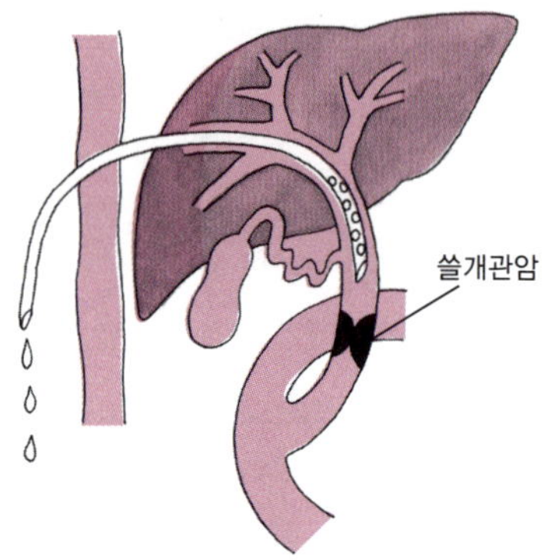

그림2 담도배액의 내루화

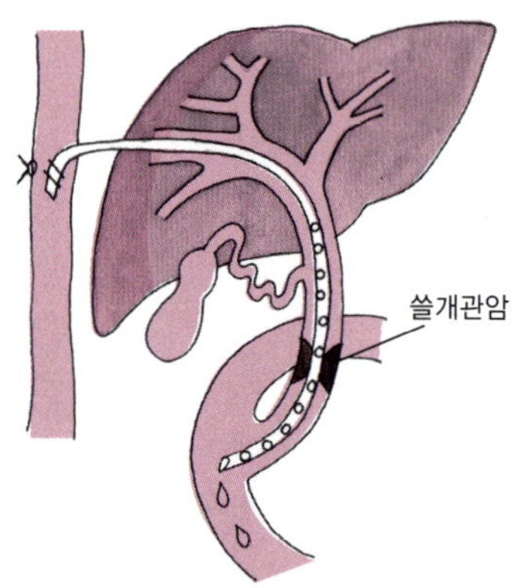

Doctor의 조언

간호의 요령

황달이 나타나면 환자는 불안한 감정을 갖게 되며, 자신의 얼굴색, 소변색에 절망감을 느끼게 된다. 황달을 경감시키고 쓸개관염(담관염)을 조절할 목적으로 실시하는 담도배액은 고통이 수반되는 치료로 환자의 불안한 마음을 증가시킨다. 치료법이 결정될 때까지 또 황달이나 쓸개관염이 조절될 때까지 오랜 기간이 소요되는 경우도 있어 불안을 증폭시키게 된다. 이러한 환자의 기분과 검사나 치료, 경과를 보는 대기기간의 의미를 간호사는 확실히 이해한 후 대처하는 것이 중요하다. 목표를 함께 정해놓고 매일 달성했는지 확인하는 것도 하나의 방법이다.

이럴 때는 의사에게 상담!

쓸개관염을 일으킨 경우에는 수술 전 처치든 절제가 불가능할 때의 처치든 담도배액이 매우 주요하다. 급격한 배액의 감소는 배액불량을 의미하는 것으로 즉시 의사에게 연락한다. 담도암 수술의 상당수는 침습이 크고 합병증의 빈도도 높으며 중증의 증상도 나타난다. 또 보통의 복부수술에서 유치되는 문합부 근처의 드레인 이외에 쓸개관이나 체관에 삽입된 튜브도 있어 관리가 복잡해진다. 의사에게 드레인이나 튜브의 배액량, 상태의 목표를 명확하게 지시받아야 하고, 목표에서 일탈되면 신속하게 연락한다. 특히 배액의 급격한 감소나 드레인 출혈에는 긴급대응이 필요하다.

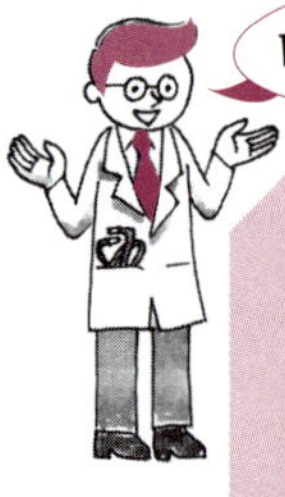

Doctor의 한마디

담도암 환자는 수술 전 처치나 수술 후 합병증으로 장기간 입원하는 경우가 많다. 따라서 간호사와의 관계는 매우 깊어진다. 담당하게 되면 수술 전 검사나 처치의 의미, 수술 후의 합병증에 대해 적절한 조언이나 관리를 할 수 있도록 치료법이나 수술 후의 경과에 대해서도 공부해 두는 것이 중요하다. 치료법이 복잡하고 이해하기 어려운 부분도 많은 질환이기 때문에 필요하다면 의사에게 요청해서 공부모임을 만들도록 한다. 또 담도암은 절제가 불가능하거나 재발할 수도 있어 종종 재입원하게 된다. 근치절제가 불가능한 사람, 재발한 사람은 불안하고 우울해지는 경우가 많다. 이때 간호사의 뛰어난 대응으로 환자는 감정이 안정되고 희망을 갖게 되어 향후의 치료에 임할 수 있게 된다.

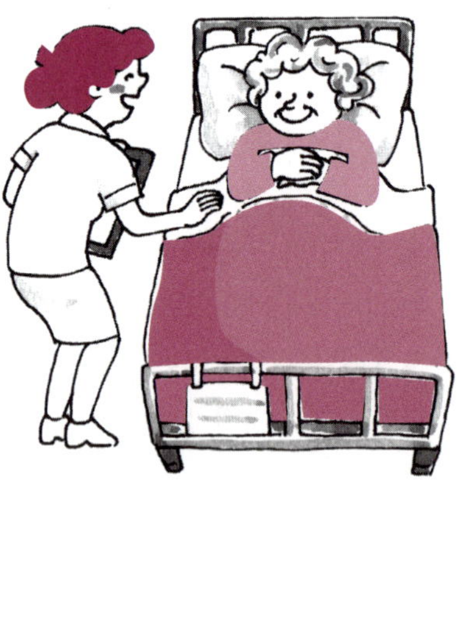

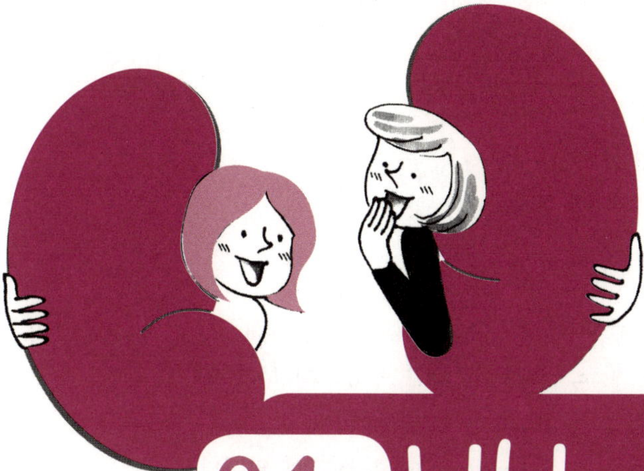

04장 비뇨기

01. 토리콩팥염

사구체신염, glomerulonephritis

질환의 개요

어떠한 병인가?

급성 토리콩팥염(급성 사구체신염, acute glomerulonephritis)은 급성으로 발병하는 혈뇨, 단백뇨, 고혈압, 부종, 토리(사구체) 여과량(GFR)의 저하를 특징으로 하는 증후군이다. 대표적인 것은 용혈사슬알균(hemolytic Streptococcus) 감염 후에 일어나는 것으로, 인두와 피부의 선행 감염 후 1~2주일간의 잠복기를 두고 발병한다. 그동안에 용혈사슬알균에 대한 항체 생산과 면역복합체의 토리(사구체, glomerulus) 침착이 발생한다. 용혈사슬알균 감염 후 토리콩팥염(사구체신염, glomerulonephritis)은 소아에서 청년층에 많이 발병하고 연령이 높아지면서 빈도는 저하되지만 성인에서도 드물지는 않다. 일반적으로는 일과성으로 경과하고 치유되지만 고령자는 치유될 때까지 오랜 시간이 걸린다.

만성 콩팥염증후군은 보통 1년 이상 단백뇨, 혈뇨가 지속되고 서서히 콩팥기능저하가 나타난다. 임상적으로 하나의 질환 개념이지만 병리조직학적으로는 다양한 병리상이 있다(표 1).

어떠한 증상이 나타나는가?

① 급성 토리콩팥염(acute glomerulonephritis)

상기도 감염으로 이환하여 1~2주일간 경과한 후에 부종, 핍뇨, 혈뇨, 고혈압 등이 나타난다.

② 만성 토리콩팥염(chronic glomerulonephritis)

대개는 무증상으로 경과한다. 학교나 직장의 건강검진에서 단백뇨, 혈뇨 등이 나타나 발견되는 경우가 종종 있다. 상기도 감염 직후 며칠 후에 육안으로 혈뇨를 발견하여 IgA 콩팥증으로 밝혀지는 경우도 있다. 급성 토리콩팥염에 비해 혈뇨가 나타날 때까지의 기간이 짧은 것이 특징이다. 혈뇨는 며칠이면 소실되지만 그 후 자주 반복된다.

어떠한 징후가 있는가?

① 급성 토리콩팥염

혈뇨, 고혈압, 부종이 3대 징후지만 모든 것이 나타나는 증례는 절반 정도이다. GFR의 저하가 나타나는 경우도 있다.

② 만성 토리콩팥염

1년 이상 단백뇨, 혈뇨가 지속되고 증례에 따라서는 서서히 GFR 저하(혈청 Cr치의 상승)가 나타난다. 만성 토리콩팥염에서 가장 많은 IgA콩팥증에서는 20년이 경과하면 약 40%가 말기 콩팥기능상실에 이른다. 특히 하루 1g 이상의 단백뇨, 콩팥기능장애, 고혈압이 있는 경우에는 콩팥기능장애가 진행될 가능성이 높다. 절반의 증례에서 혈중 IgA가 높은 수치지만 IgA콩팥증의 확정진단에는 콩팥생검(신생검)이 필요하다.

표1 대표적인 만성 토리콩팥염

- IgA 콩팥증(메산기움 증식성 토리콩팥염)
- 국소조각토리굳음증(FSGS)
- 막성 콩팥병증(membranous nephropathy)
- 막증식토리콩팥염(membranoproliferative glomerulonephritis)
- 미세변화형 콩팥증후군(minimal change nephrotic syndrome)

검사의 포인트

1. 소변검사

① 급성 토리콩팥염

현미경적 혈뇨(microscopic hematuria)는 반드시 나타난다. 단백뇨는 보통 하루에 1g 이하인 경우가 많고 콩팥증후군(3.5g 이상)이 되는 경우는 드물다. 혈뇨는 1~3개월이면 소실되지만 간혹 1년 가까이 지속되는 경우가 있다.

② 만성 토리콩팥염

단백뇨 및 혈뇨가 나타난다. 각각의 정도는 조직형, 병기에 따라 다양하다. 요침사(urinary sediment)로 변형적혈구나 적혈구원주가 나타나면 토리(사구체)질환일 가능성이 매우 높아 다른 요로계 질환과 감별할 수 있다.

2. 혈액검사

① 급성 토리콩팥염

BUN, Cr치의 가벼운 상승이 나타난다. 항스트렙토리진 O항체(ASO), 항스트렙토키나아제항체(ASK)의 상승이 나타나고,

감염 3~5주 때에 최고치를 보인다. 보체(CH50, C3)의 저하가 90%의 환자에게 나타나지만 1~2개월 후에는 정상화된다.

② 만성 토리콩팥염

단백뇨의 정도에 따라 혈청 총단백(Total Protein)과 알부민이 정상인 것부터 콩팥증후군의 수준까지 떨어져 있는 것도 있다. 콩팥기능이 저하되면 Cr, BUN이 상승한다.

3. 콩팥생검

① 급성 토리콩팥염

용혈사슬알균(hemolytic Streptococcus)의 선행 감염이 있고 혈청보체가가 저하되어 있을 때는 진단이 비교적 쉽기 때문에 콩팥생검은 필요 없다. 하지만 경과가 오랫동안 지속될 때, 다른 콩팥염이 의심될 때는 필요하다. 관내 증식성 토리콩팥염에서는 토리모세혈관벽에 IgG, C3의 침착이 과립상으로 나타나고, 전자현미경에서는 상피하에 낙타 혹 모양의 침착물(hump)이 보이는 것이 특징이다. 콩팥생검을 실시하고 병리학적 진단까지 확정되면 진단은 확실하지만 출혈의 위험을 동반하는 침습적인 검사이기 때문에 위의 항체검사로 진단이 내려진 경우에는 실시하지 않는다.

② 만성 토리콩팥염

다양한 병형이 포함되기 때문에 확정진단에는 콩팥생검이 필요하다. 콩팥생검에는 경피적 콩팥생검법과 개방 콩팥생검법이 있지만 현재 널리 시행되는 것은 초음파 가이드하의 경피적 콩팥생검법이다[*1]. 원인질환도 다양하기 때문에 콩팥생검을 실시하고 병형을 파악한 후에 적절한 치료를 해야 한다. 원인질환을 확정하고 콩팥조직의 평가로 예후를 추정할 수 있지만 침습적인 검사[*2]이기 때문에 적응을 충분히 고려해서 환자에게 잘 설명한 후 실시한다.

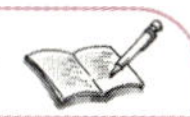

*1
예를 들면 빈도가 높은 IgA콩팥증에서는 토리사이질(mesangium)이 증식하고 같은 부위에 IgA의 침착이 나타남으로써 진단된다.

*2
가벼운 출혈 등의 합병증이 100명당 2명꼴로 나타나고, 수혈이나 외과적 치료가 필요한 사람은 1,000명당 2명꼴로 위험이 동반된다.

치료의 포인트

1. 급성 토리콩팥염

소아는 약 90%가 치유되지만 성인은 만성화되는 경우가 적지 않다. 안정, 식사요법이라는 보호요법이 중요하여 그에 따른 지도와 생활지원을 한다. 체중측정과 소변량 확인을 매일 실시하고 핍뇨기에는 염분과 단백질을 엄격하게 제한한다. 드물게 중증의 고혈압을 일으키는 경우가 있어 혈압의 변화에 주의해야 한다. 3~4주일이면 대개는 증상이 호전되기 때문에 상태에 따라 식사제한을 완화한다.

2. 만성 토리콩팥염

병리조직형에 따라 경과와 치료에 대한 반응성과 예후가 크게 달라진다. 환자의 상태를 파악하여 치료에 임해야 한다. 어떤 콩팥염도 혈압관리가 매우 중요하여 레닌-안지오텐신계 저해제(ACEI, ARB)를 중심으로 한 혈압강하제가 사용된다.

① IgA콩팥증

만성 신염에서 가장 빈도가 높지만 근본적 치료가 확립되어 있지 않다. 스테로이드요법, 편도적출술, 항혈소판제, 레닌-안지오텐신계 저해제 등에 의한 치료가 일정한 효과는 올리고 있지만 결정적이지는 않다.

② 국소조각토리굳음증(국소분절사구체경화증, focal segmental glomerulosclerosis ; FSGS)

상당수는 콩팥증후군으로 발병하지만 미세변화형 콩팥증후군과 달리 요단백 선택성이 나쁘고 스테로이드 치료 저항성인 증례가 많으며, 면역억제제를 이용한 치료나 혈액을 체외로 순환시켜 콜레스테롤을 흡착하는 LDL흡착 치료도 시도

되고 있다. 치료에 반응하지 않는 증례는 서서히 콩팥기능이 저하된다.

③ 막성 콩팥병증(membranous nephropathy)

성인에게 빈도가 높은 질환이다. 비교적 예후가 좋은 것으로 알려져 있지만*3, 고도의 단백뇨가 지속되는 경우에는 콩팥기능상실(renal failure)에 이를 가능성이 높다. 스테로이드, 면역억제제 등으로 치료한다. 가끔 악성 종양을 합병하는 경우가 있으므로 검사가 필요하다.

*3
콩팥 생존율이 10년이며 90%라고 한다.

④ 막증식토리콩팥염(membranoproliferative glomerulonephritis)

빈도는 높지 않지만 콩팥증후군을 띠며 서서히 진행하여 약 절반은 10년 후에 콩팥기능상실(신부전)에 이른다. 스테로이드요법, 면역억제제, 항혈소판제 등을 조합하여 치료한다.

Doctor의 조언

간호의 요령

콩팥(신장, kidney)은 혈류가 충분한 장기이며 콩팥생검은 콩팥피막하 출혈, 혈뇨 등의 출혈과 감염의 위험을 동반한다. 보통 성인의 초음파 가이드하에 실시하는 경피적 콩팥생검은 국소마취로 실시하기 때문에 환자의 이해와 협력이 중요하다. 사전에 오리엔테이션을 통해 충분히 설명하고 불안을 경감시킨다. 검사 중에는 말을 건네면서 안정을 도모하고, 검사 후에는 장시간(12~24시간) 침대 위에서 안정을 취하며 고통을 경감시키기 위해 노력한다.

만성 토리콩팥염은 무증상인 경우가 많아 내원을 중단하기 쉽다. 경과가 긴 질환이기 때문에 입원 검사 때부터 장기간 요양을 지속하며 치료를 중단하지 않도록 지도하는 것이 중요하다.

이럴 때는 의사에게 상담 !

콩팥생검 후의 활력징후(vital sign)의 변화에는 특히 주의해야 한다. 복통과 요통 등의 소견, 혈뇨의 유무, 맥박과 혈압 등을 정기적으로 관찰하고, 만일 이상을 보이면 즉시 의사에게 연락한다.

표2 스테로이드요법의 주요 부작용

[단기 부작용]
- 감염증의 유발 및 악화
- 소화성 궤양
- 정신증상
- 당뇨병의 유발 및 악화
- 고혈압

[장기 부작용]
- 골다공증, 무균성 골두괴사
- 부신기능부전
- 백내장, 녹내장
- 피부취약성, 피하출혈, 자반
- 지질대사장애
- 둥근 얼굴(moon face), 중심성 비만
- 탈모, 다모, 피부선상(살트임)

급성 토리콩팔염에서는 급성기에 고혈압성 뇌증 등 중증의 고혈압과 폐울혈 등의 합병증을 일으키는 경우가 있다. 이 기간에는 안정과 식사요법이 중요하기 때문에 혈압상승이 있으면 즉시 의사에게 연락한다. 만성 토리콩팔염에서는 질환에 따라 스테로이드 대량요법(펄스요법)을 실시하기도 한다. 감염증, 소화성 궤양, 정신증상 등 중증 부작용(표 2)에는 특별히 주의하고, 조금이라도 이상을 보이면 의사에게 상담하여 곧바로 치료할 수 있도록 한다.

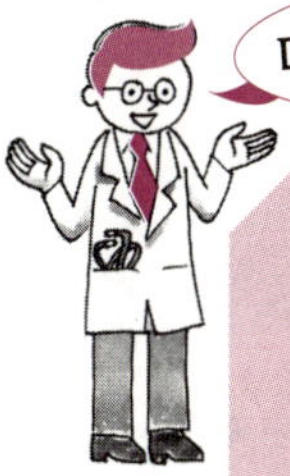

Doctor의 한마디

콩팥염(신장염)은 만성화되는 경우가 많아 치료에 오랜 시간이 걸린다.

만성 토리콩팥염(사구체신염) 중에서 발생빈도가 가장 높은 것은 IgA콩팥증인데, 비교적 젊은 사람에게 많으며 자각증상 없이 천천히 진행되기 때문에 병에 관한 지식이 부족하면 치료를 지속하기 어렵다.

치료를 중단하고 몇 년 지난 후에 검사하면 콩팥기능상실(신부전, renal failure)로 진행되어 있는 경우를 종종 볼 수 있다.

질환, 식사, 복용약에 대한 의문이나 불안에 대답할 수 있고 환자의 좋은 상담사가 되면서 의사와 협력하여 치료를 지속할 수 있도록 해야 한다.

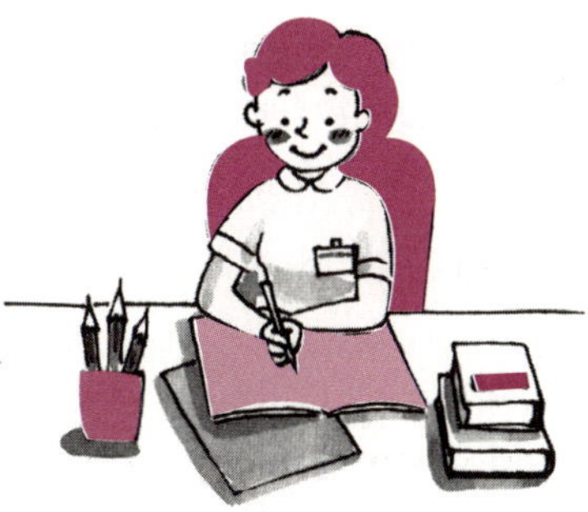

02. 콩팥기능상실

신부전, renal failure

질환의 개요

어떠한 병인가?

콩팥기능상실은 콩팥기능(GFR[*1])이 다양한 원인으로 저하된 상태이다. 한쪽 콩팥에는 약 100만 개의 네프론(nephron, 콩팥단위)이 존재한다. 급성 콩팥기능상실은 단일 네프론당 GFR이 저하된 상태이며, 만성 콩팥기능상실은 기능 네프론 수가 감소되어 있는 상태이다.

① 급성 콩팥기능상실(acute renal failure)

다양한 원인으로 급격하게 콩팥기능이 저하되고 혈청 BUN이나 Cr이 상승을 일으켜 수분전해질이나 산염기평형 등의 생체의 항상성이 무너진 병태이다. 원인에 따라 신전성, 신성, 신후성으로 분류된다[*2]. 체액의 항상성이 무너져 물과 나트륨(Na)의 저류, 칼륨(K)의 축적, 산염기의 평형장애가 나타난다. 또 진행되면 다양한 요독증 증상이 나타난다. 급성 콩팥기능상실은 본래 가역성의 질환이지만 다장기부전 등 합병증이 있는 경우에는 사망률이 높아 임상적으로 매우 중요하다.

② 만성 콩팥병(chronic kidney disease)

서서히 네프론의 수가 감소하는 비가역성의 질환이다. 최근 '만성 콩팥병(CKD[*3])'이라는 개념이 등장하면서 기존의 만성 콩팥기능상실을 포함한 개념으로 널리 사용되게 되었다(표 1, 2). 만성 콩팥병은 투석요법, 콩팥이식에 이르는 말기 콩

*1
토리(사구체) 여과치

*2
급성 콩팥기능상실의 분류
① 신전성(pre–renal)
세포외액량, 순환혈액량, 혈압 등의 저하로 소변량이 감소하고 고질소혈증을 띠는 병태.
② 신성(renal)
콩팥실질의 병변으로 GFR이 급격하게 저하되고 핍뇨, 고질소혈증을 일으키는 병태.
③ 신후성(post–renal)
콩팥에서 하부 요로의 소변의 통과장애에 의해 핍뇨, 고질소혈증을 일으키는 병태.

*3
chronic kidney disease

팥기능상실의 원인이고 동시에 심혈관질환의 중요한 위험인자라는 데이터가 보고되면서 국민의 건강과제로서 매우 중요한 위치를 차지하게 되었다. 말기 콩팥기능상실에 이르는 첫 번째 원인은 당뇨병이고, 두 번째는 만성 토리콩팥염이며, 세 번째는 고혈압 등에서 유래하는 콩팥굳음증(신장경화증, nephrosclerosis)이다.

표1 만성 콩팥병(CKD)의 정의

① 소변이상, 영상진단, 혈액, 병리에서 콩팥장애가 명확하게 나타난다(특히 단백뇨의 존재가 중요)

② GFR<60mL/min/1.73㎡

①, ② 중 어느 하나 또는 이 두 개가 3개월 이상 지속될 경우에 CKD라고 판단한다.

표2 CDK의 단계 분류

병기(단계)	중증도의 설명	진행도에 의한 분류 GFR(mL/min/1.73㎡)	남은 콩팥의 기능
	고위험군	≧90 (CKD의 위험요소가 있는 상태에서)	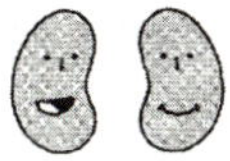
1	콩팥장애가 존재하지만 GFR은 정상 또는 항진	≧90	
2	콩팥장애가 존재하고 GFR 경도 저하	60~89	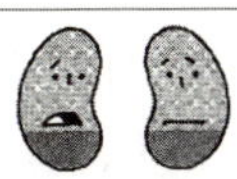
3	GFR 중등도 저하	30~59	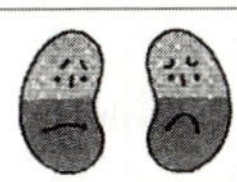
4	GFR 고도 저하	15~29	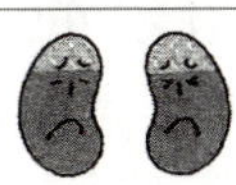
5	콩팥기능상실	<15	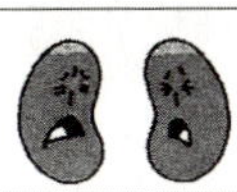

✚ 어떠한 증상이 나타나는가?

① **급성 콩팥기능상실**(acute renal failure)

소변양이 줄어드는 핍뇨성(400mL/일 이하) · 무뇨(100mL/일 이하)와 비핍뇨성으로 분류된다. 진행되면 요독소의 축적에 의한 다양한 요독증 증상이 나타난다. 예를 들면, 부종, 혈압 상승, 심부전, 심막염, 폐부종 등의 순환기 · 호흡기증상, 식욕 저하, 구역질 · 구토 등의 소화기 증상, 기명력 저하, 졸림(기면, somnolence), 의식수준 저하 등의 신경증상, 빈혈 · 출혈 경향 등이 나타난다.

② **만성 콩팥기능상실**(chronic renal failure)

진행될 때까지 증상은 거의 나타나지 않는다. 말기 콩팥기능상실이 된 후 요독증 증상이 나타난다. 핍뇨도 말기 콩팥기능상실까지는 드물게 나타난다.

✚ 어떠한 징후가 있는가?

① **급성 콩팥기능상실**(acute renal failure)

소변양이 일찍 감소하는 경우가 많지만 갑작스런 무뇨는 신후성으로 발생하기 쉽고, 비핍뇨성인 것은 약물에 의한 콩팥장애로 나타난다. 고질소혈증(BUN, Cr의 상승)은 반드시 나타나고 전해질이상, 특히 고칼륨혈증은 심장정지(cardiac arrest)를 일으키므로 주의해야 한다.

② **만성 콩팥병**(chronic kidney disease)

증상이 나타나지 않는 경우가 많기 때문에 먼저 소변검사와 혈청 Cr치를 측정하고, 단백뇨의 유무와 GFR을 확실히 평가하는 것이 중요하다.

검사의 포인트

1. 콩팥기능검사(GFR측정)

콩팥기능(GFR)의 기본은 토리(사구체, glomerulus)에서 대량의 여과가 이루어지는 것이다. GFR의 저하는 혈중 크레아틴(Cr)이 상승하는 것으로 알 수 있다. 혈중 Cr치와 소변으로 배설되는 Cr양을 측정하면 크레아틴클리어런스(Ccr)[*4]를 계산할 수 있다. 정확하게 GFR을 측정하는 경우는 이눌린(inulin)을 점적하여 채혈과 채뇨를 실시하고 이눌린클리어런스를 측정한다.

Ccr는 축뇨가 완전하면 비침습적이고 간단하게 GFR을 측정할 수 있다. 이눌린클리어런스(inulin clearance)는 정확한 GFR의 표준적인 방법(gold standard)이다. 하지만 Ccr를 측정할 때 정확한 축뇨(storage of urine)를 실시하는 것은 매우 어렵고 결과도 일정하지 않다. 또 실제 GFR보다 약간 수치가 높게 나온다. 이눌린클리어런스는 정확한 GFR이지만 검사방법이 번거롭다.

만성 콩팥병의 콩팥기능 평가법으로 연령, 성별, Cr치로 GFR을 추산하는 방식(표 3)이 있는데 검사센터에 따라서는 보고서에 eGFR치가 계산되게 되었다.

*4
GFR과 거의 일치한다.

표3 eGFR추산식

- 남성 : eGFR = 194 × $Cr^{-1.094}$ × $연령^{-0.287}$
- 여성 : eGFR = 0.739 × 남성의 eGFR계산

2. 초음파 검사

콩팥의 형태와 크기를 간단하게 확인할 수 있다. 콩팥기능 저하가 나타난 경우에 처음에 실시해야 하는 검사 중 하나이

다. 급성 콩팥기능상실(급성 신부전)의 경우, 콩팥은 정상이거나 증대해 있지만 만성 콩팥기능상실에서는 위축되어 있다. 급성 콩팥기능상실의 3가지 분류 중 신후성에서는 물콩팥증(수신증, hydronephrosis)과 요관확장 등이 보이기 때문에 감별이 가능하다. 아래대정맥(하대정맥)의 허탈이 있으면 탈수상태에 의한 신전성이 시사된다.

장점은 비침습적인 검사로 콩팥의 형태, 좌우 차이를 평가할 수 있고, 도플러법을 이용하면 혈류도 측정할 수 있다는 점이다. 또 골반 내의 장기도 관찰할 수 있다. 하지만 피하지방이 많으면 관찰이 어려워진다. 콩팥기능상실의 원인을 감별하는데 중요한 검사지만 콩팥기능상실의 원인을 병력, 소변검사, 혈액검사 등 다른 검사결과와 종합적으로 고려해야 한다.

치료의 포인트

급성 콩팥기능상실에서는 콩팥기능 회복을 목적으로 하고, 만성 콩팥기능상실(만성 신부전)에서는 더 이상 콩팥기능이 저하되지 않는 것을 목표로 한다.

1. 급성 콩팥기능상실(acute renal failure)

신전성, 신성, 신후성에 따라 크게 치료방침은 달라진다. 신전성에서는 탈수, 쇼크, 심부전에 의한 콩팥으로의 순환혈액 저하를 치료하고, 신후성에서는 요로의 협착과 폐쇄를 해제하면 급성 콩팥기능상실도 개선된다. 신성에서는 원인을 제거(원인약제의 중지 등)하고 이뇨기에 들어선 후 회복할 때까지 적정한 체액량, 전해질 관리를 실시한다. 필요하다면 혈액정화법을 시행하고 콩팥기능이 회복되기를 기다린다.

2. 만성 콩팥병(chronic kidney disease)

조기발견, 조기치료로 진행억제와 관해가 가능하다. 먼저 당뇨병, 고혈압, 신염이라는 원인질환이 명확한 경우에는 먼저 그 치료를 실시하는 것이 중요하다. 특히 콩팥기능상실의 첫 번째 원인인 당뇨병은 엄격한 혈당관리가 중요하다. 또 메타볼릭신드롬, 비만해소와 금연 등의 생활습관개선, 식염제한 및 단백질섭취량의 제한을 통한 식사지도, 레닌-안지오텐신계 저해제(ACEI, ARB)를 중심으로 한 혈압강하요법 및 요단백감소를 목표로 한 치료, 지질이상증(고지혈증) 치료, 에리스로포이에틴(erythropoietin)을 비롯한 빈혈치료 등 집학적으로 치료를 실시해야 한다. 보존적 치료를 실시해도 콩팥기능상실이 진행되어 5단계가 되면 콩팥이식이나 투석요법(혈액투석, 복막투석) 등 콩팥기능을 대신하는 치료를 해야 한다.

① **콩팥이식**(renal transplantation)

환자의 삶의 질은 가장 양호하다. 하지만 기증자가 없으면 이식은 불가능하다. 또 이식 후에는 면역억제제를 복용해야 한다.

② **혈액투석**(hemodialysis)

혈액을 체외로 순환시켜 혈액투석기(dialyzer)로 보내고 요독소를 제거한다. 우리나라의 환자 수는 6만여 명(2013년)에 이르는데 가장 많이 보급되어 있고 실적도 좋다. 하지만 혈관통로[vascular access(shunt)]를 작성하고 주 3회 투석시설로 통원해야 한다.

③ **지속복막투석법**(continuous ambulatory peritoneal dialysis ; CAPD)

복막을 이용하여 투석액을 복강으로 주입하고 요독소를 투석액으로 이동시킨다. 통원은 월 1~2회이다. 복막카테터삽입술이 필요하고 투석백(dialysis bag)은 환자 본인이 교환해야 한다. 또 복막에는 수명이 있어 남은 콩팥기능이 저하되면 다른 콩팥기능상실 치료법으로 이행해야 한다.

Doctor의 조언

간호의 요령

급성 콩팥기능상실, 만성 콩팥기능상실 모두 콩팥기능상실로 관찰되는 공통된 항목은 콩팥기능(GFR)의 평가, 전해질 균형, 산염기 평형, 수분체액의 조절, 혈압, 빈혈 등이다. 요독증의 증상은 몸 전체에 나타나기 때문에 각 증상에 주의를 기울여야 한다(그림 1).

급성 콩팥기능상실은 원인에 따라 치료법이 다르기 때문에 조기에 발견해서 진단을 내리고 치료를 시작하는 것이 중요하다.

만성 콩팥병의 초기에서 중기까지는 증상이 없다. 콩팥기능을 확실하게 평가하여 환자에게 위험성을 충분히 설명하고, 조기에 생활지도, 식사지도, 복약지도를 하는 것이 중요하다. 콩팥기능상실(신부전)에 걸린 경우라도 보다 나은 생활을 보낼 수 있도록 식사지도는 매우 중요하다.

그림1 요독증 증상

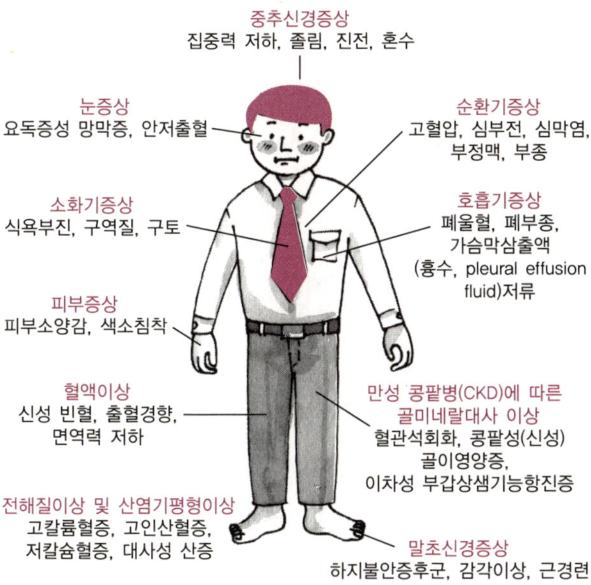

이럴 때는 의사에게 상담 !

① 급성 콩팥기능상실

환자의 콩팥기능 변화에 주의하고, 조영제검사 후나 항생물질과 소염진통제 투여 후에 급격하게 저하될 때는 즉시 의사에게 보고한다. 조기에 진단을 받고 치료를 하면 콩팥기능 회복의 가능성은 높아진다.

② 만성 콩팥기능상실

거의 증상이 없이 경과하기 때문에 환자가 자신의 콩팥기능(GFR) 저하를 이해하면서 치료를 지속하는 것이 중요하다. 충분히 이해하지 못했다고 생각될 때는 의사와 협력하여 환자에 대한 조언을 실시한다.

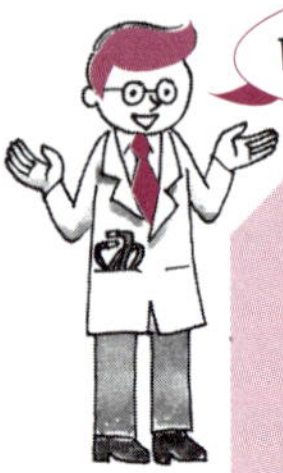

Doctor의 한마디

콩팥기능상실과 같이 진행되지 않으면 증상이 나타나지 않는 질병을 치료하는 데 의사의 설명과 지도만으로는 어려움이 따른다. 간호사의 일상생활에 대한 조언, 복약지도, 식사요법의 확인이 있어야 장기간에 걸친 치료가 가능해진다.

만성 질환은 자기관리가 중요하지만 환자가 상황을 이해하면서 자신이 식사관리, 일상생활의 관리, 혈압관리, 약 복용을 지속해 갈 수 있도록 심리적인 지도와 지원이 필요하다.

콩팥기능상실이 진행되고 투석요법을 받게 된 환자는 큰 충격을 받고 심리적으로 불안정해지기 쉽다.

투석요법, 콩팥이식에 대한 충분한 정보를 제공하면서 환자 자신이 치료법을 선택하여 장기적인 치료를 받아들이고 일상생활도 자기가 관리하면서 생활할 수 있게 하려면 간호사, 영양사, 사회복지사, 약사, 의사 등이 한 팀이 되어 치료에 임해야 한다.

03. 콩팥증후군
nephrotic syndrome

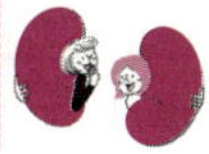

질환의 개요

어떠한 병인가?

대량의 단백뇨에 의해 저단백혈증(저알부민혈증), 고지혈증, 부종이 나타나는 병태를 콩팥증후군(신증후군)이라고 진단한다(표 1).

콩팥에서 원발하는 토리(사구체)질환에 의해 일어나는 일차성(원발성) 콩팥증후군과 그 밖의 원인으로 일어나는 이차성(속발성) 콩팥증후군으로 분류된다(표 2).

어떠한 증상이 나타나는가?

환자는 부종이나 갑작스런 체중증가로 이상을 느껴 병원에서 진료를 받는 경우가 많지만 단백뇨에 의해 소변에 거품이 생기는 것을 보고 병원을 찾는 경우도 있다. 또 검진이나 감기로 의료기관에서 진료를 받을 때 단백뇨를 지적받고 발견하는 경우도 있다. 소아에게 가장 빈도가 높은 미세변화형 콩팥증후군은 급격하게 발병하고 단기간에 부종, 가슴막삼출액(pleural effusion fluid), 복수 등을 나타낸다. 반면, 성인에게 빈도가 높은 막성 콩팥병증(막성신장병, membranous nephropathy)은 단백뇨가 서서히 증가하는 경우가 많고 경과는 완만하게 진행된다.

표1 콩팥증후군의 진단기준(성인)

① 단백뇨 : 1일 요단백량 3.5g 이상이 지속된다.

② 저단백혈증 : 혈청 총단백량은 6.0g/dL 이하
(저알부민혈증인 경우는 혈청 알부민량이 3.0g/dL 이하)

③ 고지혈증 : 혈청 총콜레스테롤치 250mg/dL 이상

④ 부종

① 상기 단백뇨, 저단백증(저알부민혈증)은 본 질환의 진단을 위한 필수조건이다.

② 고지혈증, 부종은 본 증후군 진단을 위한 필수조건은 아니다.

③ 요침사(urine sediment) 중 다수의 난원형 지방체(oval fat body ; OFB), 중굴절성 지방체(anisotropic fat)의 검출은 본 증후군 진단에 참고가 된다.

어떠한 징후가 있는가?

가장 뚜렷한 증상은 부종으로 안면(안검에 뚜렷하다)과 다리(종아리 정강뼈 앞부분이나 발등)에 나타난다. 고도로 진행되면 가슴부분, 허리부분, 넙다리부분(대퇴부)에도 압흔이 형성되고 흉강, 복강, 음낭에도 수분이 저류한다. 전신권태감, 식욕부진, 설사, 핍뇨 등을 호소하고 저단백혈증이 심해져 순환혈장량이 감소하면 급성 콩팥기능상실(급성 신부전, acute renal failure)을 일으키는 경우도 있다. 또 혈액이 응고항진상태가 되기 때문에 콩팥정맥혈전증(renal vein thrombosis)이나 다리 깊은정맥혈전증(심부정맥혈전증, deep vein thrombosis) 등의 혈전증이 일어나는 경우가 있으며 폐혈전 · 색전증에 의해 중증화되는 경우도 있다.

표2 콩팥증후군의 원인질환

1차성 콩팥증후군	미세변화형, 국소조각토리굳음증*1, 막성 콩팥병증*2, 막증식토리콩팥염*3
2차성 콩팥증후군	• 대사질환 : 당뇨병성 콩팥증, 아밀로이드증(amyloidosis) • 결합조직질환 및 혈관염 : 루프스콩팥염, 자반병성 콩팥염 • 악성 종양 : 호지킨병(Hodgkin lymphoma), 다발성 골수종(multiple myeloma, MM) • 약물 : 금제제, 페니실라민(penicillamine), 부실라민(bucillamine) 등 • 감염증 : B형 간염, C형 간염, AIDS, 말라리아, 매독 • 임신중독증 • 기타

*1
국소조각토리굳음증
(국소분절사구체경화증, focal segmental glomeru-losclerosis)

*2
막성 콩팥병증
(막성 신장병, membra-nous nephropathy)

*3
막증식토리콩팥염
(막증식사구체신염, membranoproliferative glomerulonephritis)

검사의 포인트

1. 소변검사(시험지법, 요침사)

시험지법은 요단백의 성분 분석 외에 pH, 요비중, 잠혈, 요당, 요중백혈구, 케톤, 빌리루빈 등 10개 항목의 검사를 한 번에 할 수 있어 매우 유용하다. 콩팥증후군은 보통 3+~4+의 요단백을 나타낸다. 소변을 원심분리하여 현미경으로 관찰하는 요침사에서 지방체가 보이면 진단에 도움이 된다.

시험지법은 간편하고 저렴하며 소변에서 전신질환의 여러 정보를 얻을 수 있어 선별검사로서 뛰어나다. 하지만 정성 반응으로 시험지의 색깔변화를 보는 것으로*4, 요단백의 경우는 −~4+의 성분을 보이기 때문에 요단백량은 알 수가 없다. 요침사는 소변을 채취한 후 바로 실시해야 한다.

*4
미묘한 색의 판정에 혼동스러운 경우도 있어 익숙해질 필요가 있는데, 최근에는 색을 해독하여 판정하는 장치도 있다.

2. 요단백량 측정

축뇨(storage of urine)해서 소변량과 그 속에 함유된 요단백 농도를 측정하여 하루의 요단백량을 계산한다. 동시에 콩팥기능(GFR*5)도 측정할 수 있는데 요단백이 하루 3.5g 이상이면 콩팥증후군으로 진단한다. 하지만 정확한 24시간 축뇨는 어렵고 측정값도 일정하지 않다. 그래서 고안된 것이 소변 속의 단백농도와 크레아티닌(Cr) 농도를 측정하여 단백/Cr비율을 구해서(1gCr의 양) 평가하는 방법이다. 수시뇨로 검사할 수 있어 외래에서도 간단하게 실시할 수 있다.

*5
GRF(glomerular filtration rate, 토리여과치)

3. 혈액검사

콩팥증후군은 혈청 총단백 5g/dL 이하 또는 혈청 알부민 3g/dL 이하로 정의되기 때문에 진단에는 필수적이다. 혈액생화학검사로서 콩팥기능(Cr, BUN)이나 지질(콜레스테롤)도 함께 측정한다. 약간 특수한 검사인 요단백 선택성 검사는 요중과 혈중의 IgG와 트랜스페린(transferrin)을 각각 측정하여 클리어런스비율을 계산해서 원인질환의 감별과 스테로이드제에 대한 반응성을 추정하는 것이다.

4. 콩팥생검

콩팥증후군의 원인을 진단하기 위해서는 콩팥생검이 필요하다. 콩팥 조직을 광학현미경, 형광현미경, 전자현미경으로 자세히 조사한다.

성인의 콩팥증후군에는 다양한 원인질환이 있기 때문에 콩팥생검이 좋은 적응을 보이는데, 병형을 파악한 후에 적절한 치료를 해야 한다. 원인질환을 확정하고 콩팥조직의 평가로 예후를 추정할 수 있다. 하지만 콩팥생검은 침습적인 검사이기 때문에 충분히 적응을 고려한 후 실시해야 한다.

치료의 포인트

1. 일반요법

① 안정

특히 부종이 심한 경우에는 치료상 안정이 중요하다.

② 식사요법

부종에 대해서는 감염을 중심으로 한 식사요법을 실시한다. 과거에는 소변으로 빠져나간 단백질을 보충하기 위해 단백질 섭취를 늘리도록 지도했지만 단백질의 과잉 섭취로 단백뇨와 콩팥기능 악화가 일어날 수 있어 현재는 단백질 제한을 권장하고 있다.

2. 특수요법

일차성 콩팥증후군에서는 약물요법으로 스테로이드제가 이용되는 경우가 많지만 원인질환에 따라 반응성이 다르다. 전형적인 콩팥증후군인 미세변화형 콩팥증후군에서는 소아의 90% 이상, 성인의 60~90%에서 일단 단백뇨가 음성화되는 관해상태가 되지만 소아의 약 2/3, 성인의 1/3에서 재발이 나타난다. 국소조각토리굳음증(국소분절사구체경화증, focal segmental glomerulosclerosis ; FSGS)에서 스테로이드제 치료에 반응하지 않고 대량의 단백뇨가 지속되는 경우, 몇 년이 경과하면 콩팥기능상실이 될 가능성이 높아진다. 막성 콩팥병증의 치료저항성의 경우 대략 10%가 10~20년 경과하면 콩팥기능상실이 된다. 스테로이드제는 유용한 약제이지만 장기간 투여해야 하고 감염증, 내당능장애[*6], 소화성 궤양, 뼈엉성증(골다공증, osteoporosis), 고혈압, 정신증상 등의 부작용이 나타나기 때문에 주의해야 한다.

*6
내당능장애(impaired glucose tolerance) : 혈당이 정상치보다는 높지만 당뇨병으로 진단을 내릴 만큼 충분히 높지는 않은 상태로 포도당 섭취 2시간 뒤의 혈당치가 140~199mg/dL 사이이다.

난치성 콩팥증후군에서는 시클로스포린(cyclosporin), 시클로포스파마이드(cyclophosphamide) 등의 면역억제제를 병용하는 경우도 있지만, 골수억제(백혈구감소, 혈소판감소), 감염증, 생식샘(성선)장애, 종양 유발성(oncogenicity) 등의 중대한 부작용이 일어나는 경우도 있어 주의해야 한다. 또 단백뇨 감소효과가 있는 레닌-안지오텐신계저해제(ACEI[*7], ARB[*8])나 항혈소판제를 투여한다.

이차성의 콩팥증후군에서는 기저질환에 대한 치료(예를 들면 당뇨병성 콩팥증은 당뇨병의 조절)가 우선된다. 또 부종에는 이뇨제가 투여되고, 지질이상증(고지혈증)에는 스타틴(statin) 등이 이용된다. 고도의 부종, 가슴막삼출액(pleural effusion fluid) 및 복수, 말초순환부전상태에는 알부민 제제를 사용하는 경우가 있지만, 효과는 일시적이며 요단백량의 증가로 콩팥장애를 조장하기 때문에 순환허탈이나 신전성(prerenal) 급성 콩팥기능상실 등 심각한 경우에만 사용한다.

*7
안지오텐신 변환효소저해제(angiotensin converting enzyme inhibitor ; ACEI)

*8
안지오텐신수용체 차단제(angiotensin receptor blockers ; ARB)

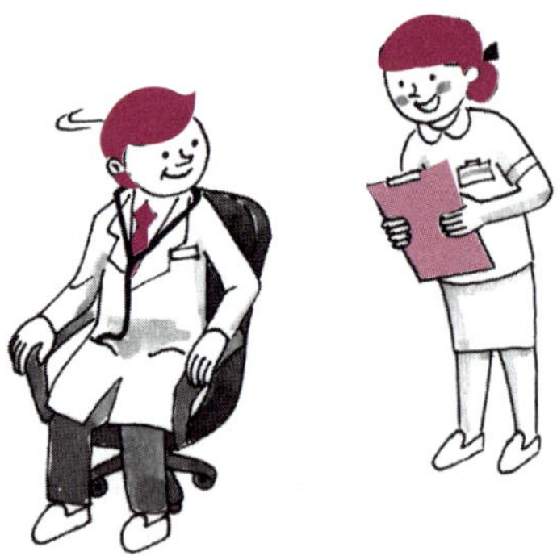

Doctor의 조언

간호의 요령

콩팥증후군 환자는 먼저 병태를 잘 파악한다. 또 식사지도, 안정지원, 부종이나 감염성 증가 상태에서의 간호, 약물요법, 특히 스테로이드제의 부작용에 주의해야 한다. 부종이 심할 때는 치료상 안정이 필요하며 식사나 배설을 도와야 한다. 식사요법에서 특히 염분제한의 중요성을 환자에게 이해시키는 것이 중요하다. 콩팥기능저하가 나타난 경우에는 저단백식에 대한 지도도 필요하다. 식사가 맛이 없어지기 때문에 환자의 이해가 무엇보다 중요하다. 고도의 콩팥증후군에서는 수 kg 이상이나 세포외액(부종)이 저류하는 경우가 있다[*9]. 가슴막삼출액(pleural effusion fluid)이 저류하면 호흡곤란, 기침이 발생하고 복수가 고이면 복부팽만이 되는 경우도 있으므로 복위를 측정하여 증감을 확인한다. 콩팥증후군에서는 저단백혈증, 부종, 저면역글로불린혈증, 스테로이드제와 면역억제제에 의한 감염증이 일어나기 쉽다. 항상 몸을 청결하게 유지하도록 도와주는 것이 중요하다.

*9
부종의 증감을 파악하기 위해 체중을 매일 측정한다.

이럴 때는 의사에게 상담 !

콩팥증후군이 고도로 진행된 경우 손발의 경미한 상처에도 감염이 발생하는 경우가 있다. 또 치료에 사용하는 스테로이드제나 면역억제제도 감염을 조장한다. 부어오른 피부에 발적, 열감 등의 감염 징후가 보일 때는 즉시 의사에게 보고한다. 또 부종의 증가나 소변량의 감소, 콩팥기능 저하가 일어나는 경우도 있으므로 체중, 소변량, 복위, 콩팥기능(Cr, BUN), 혈청단백질(TP, Alb)에 주의하면서 경과를 관찰하고, 변화가 있을 때는 의사에게 보고한다.

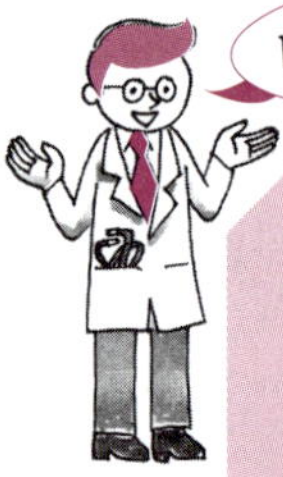

Doctor의 한마디

콩팥증후군은 치료에 상당한 시간이 걸리는 질환이다. 따라서 치료기간 동안 환자는 다양한 스트레스를 안고 살아가게 된다.

스테로이드에 반응성이 있는 콩팥증후군의 경우 완전한 관해도 기대할 수 있어 의사로부터 상세한 설명을 들을 수 있지만 복용법이나 부작용에 대해 환자가 충분히 이해하고 있는지, 확실히 복용하고 있는지는 간호사가 확인해야 한다.

간혹 부작용에 대한 공포심으로 복용을 중지하는 경우도 있고 또한 스테로이드 등의 부작용으로 정신적으로 불안정해지기 쉽다.

스테로이드를 사용 중인 환자를 잘 간호한다면 훌륭한 전문 간호사라고 할 수 있다.

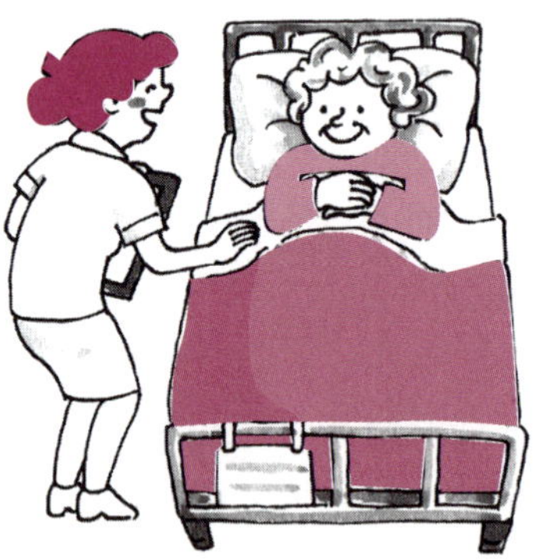

04. 방광염

cystitis

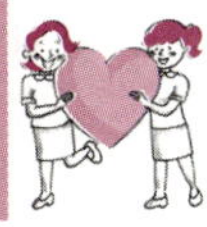

질환의 개요

✚ 어떠한 병인가?

성적 활동기인 20~30대의 여성에게 압도적으로 많고 폐경 후의 여성에게도 많이 발생한다. 방광결석(bladder calculus)이나 방광내 이물질, 신경인성 방광(neurogenic bladder) 등 기저질환의 유무에 따라 단순성 방광염과 복합성 방광염으로 분류한다. 발병의 경과에 따라 급성과 만성으로 분류된다.

발병의 원인은 성교, 피로, 장시간의 배뇨지연, 감기 등으로 저항력이 떨어진 상태를 들 수 있다. 여성에게 많은 이유는 해부학적 특징에 있는데, 남성과 비교해 요도가 짧고 외요도구(external urethral orifice)가 질이나 항문 가까운 곳에 있어 외음부의 오염균이나 항문에서의 균이 성행위 등으로 들어가서 감염을 일으키기 쉽기 때문이다. 배뇨를 장시간 참게 되면 세균이 번식하여 방광염이 되기 쉬운 조건 중 하나가 된다. 남성이나 고령자는 전립샘비대증(benign prostatic hyperplasia)으로 인한 배뇨장애나 방광 이물질(요도 카테터 유치 예도 동일), 소아는 요로기형 등의 기저질환이 있는지 고려한다.

✚ 어떠한 증상이 나타나는가?

급성 단순성 방광염의 3대 증상은 빈뇨, 배뇨통(특히 배뇨종말 시 통증), 요혼탁(농뇨)인데, 이와 함께 잔뇨감이나 하복부

불쾌감도 특징적인 증상이다. 악화되면 육안으로도 혈뇨를 확인할 수 있다. 방광염에서는 일반적으로 발열이 동반되지 않는다. 발열이 동반된 경우는 깔때기콩팥염(신우신염, nephropyelitis)의 합병을 의심해야 한다. 만성 방광염의 경우는 장기 감염으로 뚜렷한 증상이 없는 환자도 있다.

그림1 **방광염의 원인균**

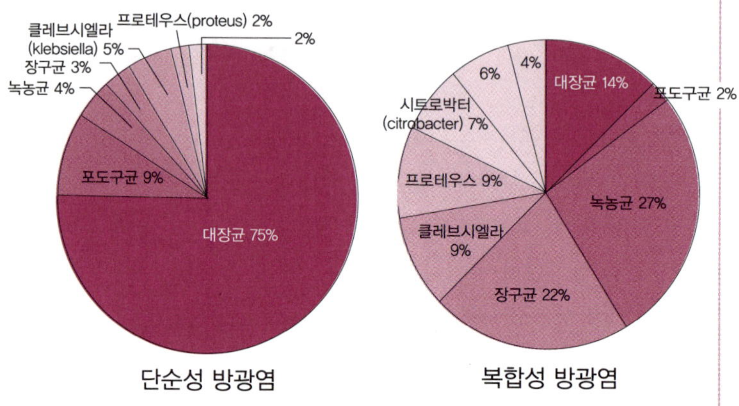

✚ 어떠한 징후가 있는가?

빈뇨, 배뇨통, 농뇨, 잔뇨감 중 어느 하나가 선행 증상으로 나타나는 경우가 있고, 그 후 점차 증상이 악화된다. 급성 방광염은 증상이 뚜렷하게 나타나기 때문에 발병한 후 빠른 시기에 진료를 받는 경우가 많아 대부분이 조기에 치료된다.

척수손상이나 뇌혈관장애, 치매 등으로 잔뇨가 많은 경우, 또 요도 카테터를 장기간 유치하여 생긴 만성 방광염의 경우는 증상에 대한 호소가 거의 없다.

검사의 포인트

증상과 소변검사로 진단한다. 소변검사의 소변채취법은 도뇨에 의한 카테터뇨가 검체로서의 신뢰성은 높지만 임상현장에서는 시행하기 어렵다. 테스트테이프로 실시하는 소변정성검사에서는 농뇨나 세균뇨는 판단할 수 없다. 요침사와 함께 소변세균배양과 항균제감수성 검사도 필요하다.

1. 소변검사(소변정성검사, 요침사)

도뇨에 의한 카테터뇨는 검체로서의 신뢰성은 높지만 임상현장에서는 첫 소변을 버린 중간 소변 채취로 실시한다. 여성의 경우 외음부를 잘 닦은 후 채취하는 것이 중요하다.

현미경으로 백혈구나 세균을 확인할 수 있다. 정상적인 소변에는 백혈구가 없다. 하지만 원심기로 돌린 침사뇨를 현미경으로 조사하는 검사법(현미경검사법)은 시간도 소요되고 번거로움이 있다. 여성의 경우는 대하나 월경 시 혈액이 섞여서 검사를 신뢰할 수 없는 경우도 있다.

2. 소변세균배양, 약제감수성 검사

원인균을 확인하면 감염경로를 추정할 수도 있다. 약제감수성 검사는 약제선택에서 중요하고 적절한 치료를 통해 조기치유를 목표로 할 수 있다.

단순성 방광염에서는 대장균이 원인균인 경우가 많고, 복합성 방광염의 경우는 다량의 원인균과 함께 두 가지 이상의 균들이 나타난다(그림 1). 약제에 대해 저감수성을 보이는 균이나 내성균(MRSA, 다제내성녹농균 등)의 검출 건수가 늘고 있어 적절한 약제를 선택하기 위해서는 약제감수성 검사가 매우 중요하다.

단순성 방광염의 경우 항균제 반응이 좋아서 이 검사를 하지 않고도 치유할 수 있다. 검사는 비용이 들고 결과가 나올 때까지 며칠이 소요되지만 특히 복합성 방광염에서는 원인균이 내성균인 경우, 효과가 없는 항균제를 계속 투여하는 것을 피하기 위해서도 필요한 검사이다.

3. 방사선, 초음파검사

방광염에서 꼭 필요한 검사는 아니다. 재발이 반복되거나 치료에 어려움이 있는 경우에는 복합성 방광염이 고려되기 때문에 기저질환을 조사한다.

요로결석이나 요로종양이 발견되는 경우가 있어 그 기저질환의 치료가 조기치유로 이어지지만 무모한 검사가 되기 쉽다.

치료의 포인트

1. 약물요법

급성 방광염은 항균제를 복용(3~7일)하면 거의 치료된다. 보통 뉴퀴놀론계, 세펨계, 페니실린계의 약을 권장하고 있다. 증상이 개선되고 농뇨가 소실되면 치료를 완료한다.

장점과 단점

급성 단순성 방광염은 단기간에 치료된다. 대부분의 항균제는 콩팥배설형이다.

단순성 방광염에서는 원인균의 75~80%는 대장균이지만 뉴퀴놀론계 약제의 내성 대장균도 증가하고 있다. 치료가 되지 않는 경우에는 세균약제감수성 검사 결과를 바탕으로 적절한 약제를 선택하거나 변경해야 한다.

복합성 방광염에서는 기저질환에 대한 치료도 필요하다. 다양한 종류의 세균이 원인균으로 분리되지만 그중에서도 대장균, 장구균, 녹농균이 많고 경구 항균제로는 치료가 어려운 증례도 많다.

2. 기저질환의 치료

방광결석이나 배뇨장애에 의한 요류장애가 있으면 항균제만으로는 치료가 어려운 경우가 많기 때문에 기저질환[*1]에 대한 치료가 필요해진다.

장점과 단점

기저질환을 진단하고 치료함으로써 요도감염의 재발이나 진행을 막을 수 있다.

요도폐쇄나 협착이 있는 경우에 패혈증으로 진행될 우려가 있다면 요도 카테터를 유치하고, 조속히 방광샛길(방광루, vesical fistula)을 조설한다(vesicostomy). 감염성 증가 상태, 즉 당뇨병이나 영양불량 등 환자 측의 요인에 대한 치료도 필요하다.

3. 수분섭취, 휴식

소변량을 많게 하여 방광 내 세균을 씻어내며, 배뇨는 참지 않도록 지도한다. 또 저항력이 떨어지면 치료가 잘 되지 않기 때문에 충분한 수면을 취하고 식사도 규칙적으로 하도록 지도한다. 급성 단순성 방광염은 자연적으로 치유된 사례도 보고되고 있으므로 조기 치료를 위해 항균제를 투여하고 동시에 생활을 개선시킨다.

*1
요로결석증, 방광요관 역류증(vesicoureteral reflux, VUR), 신경성방광, 방광 이물질, 방광곁주머니, 방광암, 전립샘비대증, 전립샘암, 요도 이물질, 요도협착 등.

Doctor의 조언

간호의 요령

방광염 환자는 가벼운 증례가 대부분이다. 젊은 여성이 걸리는 경우가 많고 방치하면 깔때기콩팥염(신우신염, nephropyelitis)으로 진행될 가능성이 있다. 치료 중에는 수분섭취와 영양섭취, 항균제 치료가 중요하다.

이럴 때는 의사에게 상담!

급성 단순성 방광염은 증상을 알기 쉬워 본인의 호소로 조기에 의사를 찾는다. 반면 복합성 방광염 환자는 기저질환과 함께 고령자에게 많이 나타난다. 누워 지내는 사람이나 치매 환자는 스스로 증상을 말하지 못하는 경우가 많으므로 충분히 관찰하고 이상이 있으면 주치의에게 보고한다. '치료의 포인트'에서 설명했지만 긴급하게 요도 카테터를 유치하거나 신루조성(nephrostomy)을 할 수도 있다.

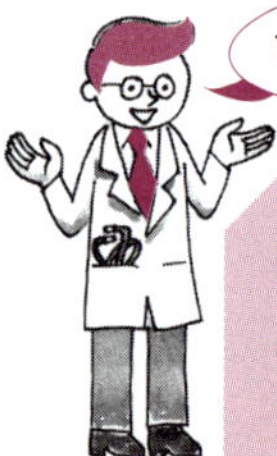

Doctor의 한마디

문제가 되는 것은 복합성 방광염이다. 요도 카테터를 장기간 유치하게 되면 감염은 반드시 발생한다.

하지만 항균제를 사용하면 약제내성균을 만들기 때문에 꼭 좋다고는 말할 수 없다.

누워 지내는 환자나 치매 환자가 검뇨를 해야 할 때는 도뇨가 필요한 경우가 많은데 조기진단과 치료를 위해서 필요하다.

간호사도 직업상 요의(micturition desire)를 참아야 하는 경우가 많다. 여성에게 많은 방광염은 특히 주의해야 한다.

05. 깔때기콩팥염

신우신염, nephropyelitis

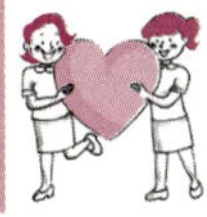

질환의 개요

✚ 어떠한 병인가?

콩팥 속에 있는 콩팥깔때기(신우)나 콩팥잔(신배), 또는 콩팥 실질의 세균에 의한 염증을 말한다. 콩팥돌(신장결석), 요관결석이나 방광요관역류증(VUR[*1]) 등의 기저질환의 유무에 따라 방광염과 마찬가지로 단순성과 복합성으로 분류한다. 또 발병 경과에 따라 급성과 만성으로 분류한다.

깔때기콩팥염(신우신염, nephropyelitis)은 실질장기의 감염이기 때문에 고열을 동반한 패혈증으로 진행할 가능성이 있다. 또 방광염보다 중증도가 높아 치료에 어려움을 겪는 경우가 있다. 감염경로는 방광에서의 역행성 세균감염이 많지만 혈행성이나 림프성의 감염도 있다. 성적 활동기인 20~30대의 여성에게 많고 남성은 전립샘비대증 등의 요류장애, 소아는 방광요관역류증이나 요로기형 등의 기저질환이 존재하는 경우가 있다.

*1
vesicoureteral reflux

✚ 어떠한 증상이 나타나는가?

① 단순성 깔때기콩팥염

일반적으로 급성의 병형을 띠며 증상은 극심하다. 고열을 동반하고 오한과 전율을 포함한 감염증상, 콩팥 부위와 일치한 요배부통, 구역질과 구토와 같은 소화기 증상이 나타나는 경우도 있다.

② 만성 깔때기콩팥염

특이적인 증상은 없고 식욕감퇴, 미열, 전신권태감 등의 부정수소를 보이거나 임상증상이 없는 경우가 있다.

③ 복합성 깔때기콩팥염

재발을 반복하고 급성 악화로 급성 단순성 깔때기콩팥염과 같은 증상이 나타난다.

✚ 어떠한 징후가 있는가?

급성 깔때기콩팥염(신우신염)의 초발증상으로 발열, 요배부통이 많고, 다음으로 빈뇨, 배뇨통의 순서로 나타난다. 방광염으로부터의 역행성 감염(방광의 세균뇨가 요관을 역류하여 신우로 올라가는 것)이 많은 데도 불구하고 방광염 증상인 빈뇨나 배뇨시통의 초발증상 없이 발병하는 경우도 적지 않다. 초발증상으로 나타나는 권태감이나 요통을 감기기운으로 생각하는 환자도 있다.

검사의 포인트

1. 소변검사, 소변세균배양, 채혈

요로감염의 진단을 목적으로 가장 먼저 농뇨와 세균뇨를 확인한다. 소변세균배양감수성검사에서는 원인균을 확인하고 적절한 치료항균제를 조사한다. 방광염과 마찬가지로 단순성 깔때기콩팥염(신우신염)의 원인균은 대장균이 많고 복합성 깔때기콩팥염의 원인균은 다양한 종류의 많은 증례에서 복잡균이 나타난다(그림 1). 약제에 대한 저감수성균이나 내성균[*2]의 검출건수는 늘고 있고, 적절한 약제를 선택하는 데 매우 중요하다. 백혈구의 증가, 혈침항진, CRP의 상승이 보이고 전신성 염증반응을 띤다.

급성기의 깔때기콩팥염에서는 검사결과가 양성으로 나오기 때문에 증상과 함께 쉽게 진단할 수 있다. 하지만 만성기에는 이들 검사소견이 부족하기 때문에 간과할 가능성이 있다[*3].

그림1 깔때기콩팥염의 원인균

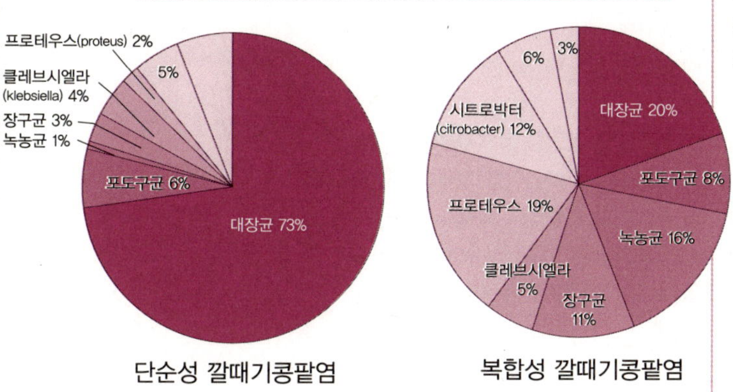

2. 초음파검사

콩팥 형태의 이상을 조사할 수 있다. 급성기에는 침습 없이 콩팥종대나 콩팥주위염의 소견이 보인다. 콩팥돌(신장결석), 요관돌(요관결석)이나 요관협착에 의한 수신증(물콩팥증, hydronephrosis) 등 기저질환을 확인할 수도 있다. 하지만 깔때기콩팥염에 특이적인 초음파소견은 없고 콩팥소견이 없어도 깔때기콩팥염이 아니라고는 할 수 없다.

3. CT

가능하면 조영까지 시행하는 것이 진단도 쉽고 많은 정보

*2
MRSA, 다제내성녹농균 등.

*3
예를 들면 결석성 깔때기콩팥염의 경우에 요관이 결석으로 막혀 있기 때문에 환측으로부터 소변이 흐르지 않고 소변검사에서는 농뇨와 세균뇨가 보이지 않는 증례가 있다.

를 얻을 수 있다. 기저질환도 발견이 가능하다.

콩팥종대나 콩팥내 다발감염소 소견, 신경색소견(그림 2)과 요로결석 등 기저질환도 쉽게 진단할 수 있다.

깔때기콩팥염의 급성기와 만성기에는 소견이 있지만 만성기에는 진단할 수 있는 CT의 특이적인 소견이 없는 증례가 많이 있다.

치료의 포인트

먼저 항균제를 점적한다. 하지만 복합성 깔때기콩팥염의 경우는 기저질환을 제거하지 않는 이상 치료가 어렵고 재발하기 때문에 기저질환에 대한 치료도 필요하다. 중증례나 치료가 지체된 경우는 생명과도 관련이 있다. 또 치유된 후 위축신(contracted kidney, 그림 2)이 되는 경우가 있어 조기의 적절한 치료가 중요하다.

1. 약물요법

중증화되기 쉽기 때문에 항균제를 점적하는 것이 좋다. 3~5일 투여로 해열과 증상이 완화된다. 경구제(약 2주일)의 투여로 변경한다.

장점과 단점

스펙트럼이 넓은(다양한 종류의 세균에 효과적이다) 것, 목표를 좁힌 것 등 항균제의 종류는 많기 때문에 그 선택은 요세관 배양감수성의 경과를 본 후 적절하게 시행한다. 장구균, 녹농균, MRSA 등 약제내성균이 원인균으로 검출되고 특히 복합성 깔때기콩팥염(신우신염, nephropyelitis)에서는 치료에 어려움을 겪는 증례가 있다. 동일한 약제의 장기투여로 균교대에 의해 다시 강한 내성균이 나타나는 경우도 있다.

2. 기저질환의 치료

요관결석이나 VUR의 기저질환에 의한 요류장애가 있을 때 그 기저질환에 대한 치료로 배액술을 실시하면 세균이 빨리 소실된다.

장점과 단점

단순성 깔때기콩팥염이나 요류장애가 개선된 복합성 깔때기콩팥염이라면 수분을 보충해 이뇨를 도우면 치료효과는 빨라진다. 요로폐쇄가 있는 경우 패혈증으로 진행될 우려가 있다면 요관 스텐트카테터를 유치하고 긴급하게 신루와 방광루를 조설해야 하는 증례가 있다. 예를 들면 당뇨병이나 영양불량 등 감염성 증가 상태에 있는 환자 측의 원인에 대한 치료도 필요하다.

그림2 **깔때기콩팥염 치료 후 콩팥의 반흔화(CT)**

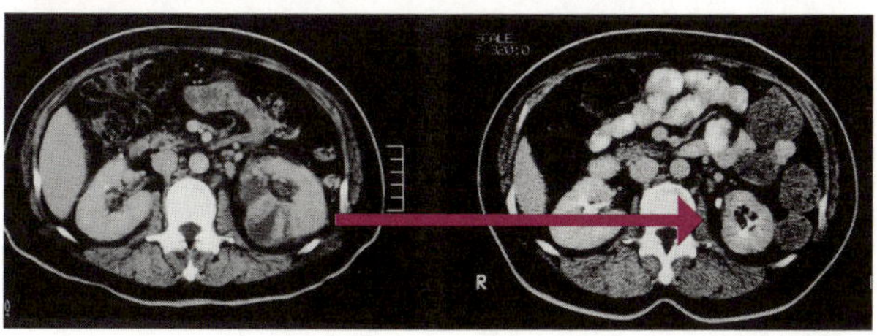

치료 전 치료 6개월 후

Doctor의 조언

간호의 요령

깔때기콩팥염(신우신염, nephropyelitis) 환자로 입원한 사람은 고열과 오한이 있는 중증례가 대부분이다. 전형적인 열형은 파도상이며 낮에는 해열이 되어도 야간에 다시 고열이 된다. 가장 높은 체온이 매일 조금씩 내려가면 치유되는 것으로 판단하고 채혈 결과도 참고해서 치료경과를 예측한다. 젊은 여성에게 많이 보이고, 컨디션이 좋으면 열이 내렸을 때 목욕이나 외출을 하여 그 후에 고열로 헛소리를 하는 경우가 있으므로 주의해야 한다. 치료 중에는 안정과 영양섭취, 항균제 치료가 중요하다는 것을 알게 되면 환자의 컨디션이 좋을 때도 주의 깊게 관찰할 수 있게 된다.

이럴 때는 의사에게 상담 !

복합성 깔때기콩팥염 환자는 기저질환을 가지고 있는 고령자가 많다. 패혈증으로 진행하면 생명에 영향을 줄 수 있으므로 소변량이 적은 경우에는 요류장애를 의심한다. 가령 발열이 파도모양의 상태를 보인다면 주치의가 없는 야간에 전신상태가 악화될 가능성이 있으므로 충분히 관찰하고 이상이 있으면 주치의에게 보고한다. 긴급하게 요관 스텐트 카테터를 유치하거나 신루 조성을 할 수도 있다.

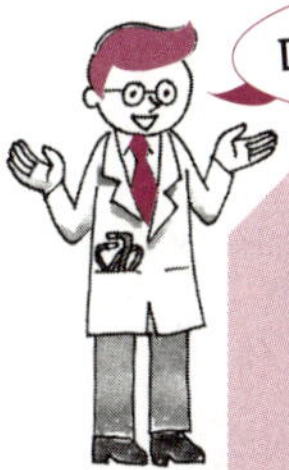

Doctor의 한마디

단순한 요통증이 아니라고 판단하여 다른 과에 입원 중인 환자에게 적절한 긴급처치를 하여 증상이 악화되는 것을 방지한 경험이 있다.

이것은 깔때기콩팥염(신우신염, nephropyelitis)의 병태를 주치의보다 더 잘 이해하고 있는 간호사가 보고한 덕분이었다.

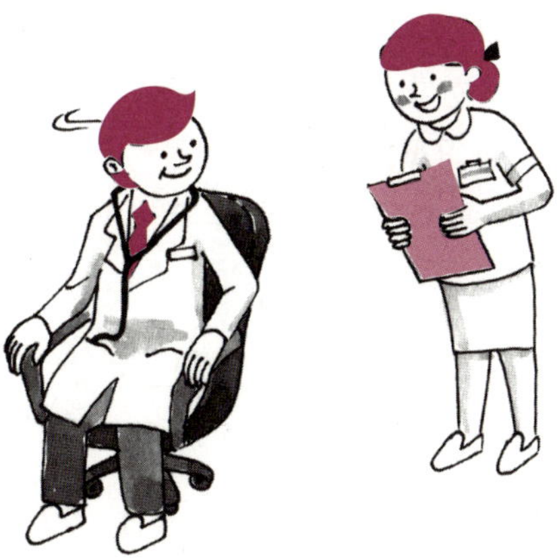

06. 요로돌증

요로결석증, urolithiasis

질환의 개요

어떠한 병인가?

콩팥에서 만들어진 소변이 요도까지 흐르는 길을 요로라고 하고, 거기에서 결정화에 의해 생긴 돌을 요로돌(요로결석, urinary stone)이라고 한다. 요로돌은 돌(결석)이 있는 부위에 따라 콩팥돌(신결석, kidney stone), 요관돌(요관결석, ureter stone), 방광돌(방광결석, bladder stone), 요도돌(요도결석, urethral stone)로 명칭이 달라지고, 콩팥깔때기 · 콩팥잔(신우신배)을 메우는 결석을 산호결석(coral calculus)이라고 한다. 콩팥돌과 요관돌을 상부 요로돌이라고 하고, 방광돌과 요도돌을 하부 요로돌이라고 한다. 대사증후군(metabolic syndrome) 질환의 하나로도 알려져 있다.

Memo
요로돌증은 남녀 모두 매년 이환율이 상승하고 점차 젊은 연령층으로 확산되고 있으며 호발연령은 20~60대로 다양하다.

어떠한 증상이 나타나는가?

증상은 돌(결석)의 크기나 위치에 따라 달라진다. 갑자기 나타나는 산통발작은 콩팥돌(신결석)에서는 요배부통*1, 요관돌(요관결석)에서는 상 · 중부 요관돌이라면 측복부통, 하강하면 하복부통, 방광부통이 된다. 산통발작이 심한 경우 구역질과 구토 등의 소화기증상을 동반하는 경우도 드물지 않다. 하부 요관돌의 증상으로 방광자극증상에 의한 빈뇨, 요의절박감, 외음부(정소부)통 등의 방산통을 호소하는 경우가 있다. 돌(결석)이 콩팥이나 요관에 머물러 있으면 둔통이 나타나거나 증

*1
좌우 어느 한 쪽이 아프다. 좌우 차이가 없는 요통은 대부분이 정형질환이다.

상이 없는 경우도 적지 않다. 혈뇨는 현미경적 혈뇨가 대부분이지만 요로돌에서는 육안으로 혈뇨가 보이는 경우도 있다.

✚ 어떠한 징후가 있는가?

요로돌증은 증상이 없고 둔통, 산통과 통증도 다양하며 또 돌의 위치에 따라 국소통증부위도 다르다. 증상에서 요로돌을 감별에 넣고 검사를 진행하여 진단한다.

검사의 포인트

1. 콩팥요관방광부 방사선(KUB*2)

칼슘을 함유한 돌(결석)은 간단하게 발견할 수 있다(그림 1). 돌의 크기, 위치, 모양, 수를 진단할 수 있다. 하지만 요산돌(결석)이나 시스틴돌은 방사선 투과성이기 때문에 진단할 수 없는 경우가 있다. 또 3mm 이하의 작은 돌, 갈비뼈(늑골)나 골반뼈에 중첩되어 있는 경우도 진단이 어렵다.

*2
kidney ureter bladder(KUB)
콩팥부분에서 요관, 방광까지의 범위를 조영하는 방사선검사. 복부단순촬영에서는 방광부는 촬영하지 않는다.

그림1 오른쪽 요관돌과 돌에 의한 물콩팥증(수신증, KUB)

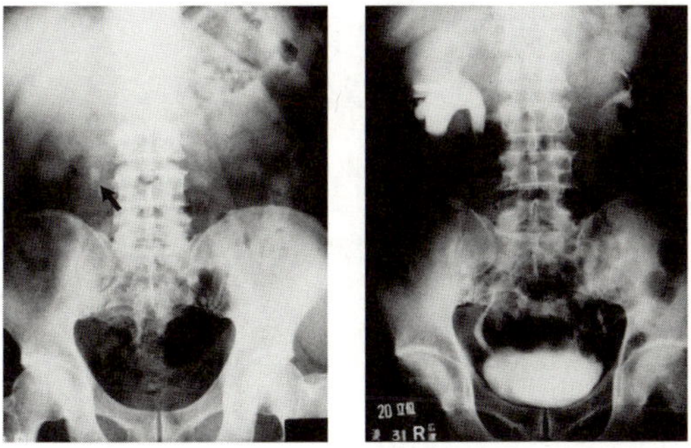

(IVP DIP)

2. 배설성 요로조영(IVP/DIP*3)(그림 1)

콩팥기능이나 돌(결석)에 의한 폐쇄 상태를 알 수 있다. 판단이 어려운 요로돌의 위치를 확인한다. 물콩팥증(수신증, hydronephrosis)의 정도도 판단할 수 있다. 조영제(요오드) 알레르기나 천식, 콩팥기능장애 환자에게는 금기이다.

3. CT

쉽게 촬영이 가능하고 요로돌을 진단하는 데 매우 유용하다. 방사선 투과성인 돌(결석)이나 단순 방사선사진으로는 판단할 수 없는 작은 돌, 물콩팥(수신)의 정도를 진단할 수 있다. 하지만 요로 외 석회화*4와는 감별이 어려운 경우가 있다.

4. 소변검사

혈뇨(육안적, 현미경적), 요중백혈구가 보이는 증례가 있다.

요침사에서는 간혹 현미경으로 결석의 결정(수산 칼슘이나 요산 등)이 보인다. 요관에 결석이 완전하게 감돈된 경우에는 소변이 흐르지 않고 소변검사에서는 드물지만 혈뇨가 보이지 않는 증례도 있다.

5. 초음파검사

침습이 없다. 요로폐쇄의 물콩팥(수신) 등의 판단, 콩팥돌(신장결석), 방광돌(방광결석)의 진단에는 유용하지만 요관결석의 경우 깊은 곳에 있기 때문에 진단하기 어렵다.

*3
intravenous pyelography ; IVP, drip infusion pyelography ; DIP

*4
동맥경화의 석회화와 자궁근종의 석회화 등.

치료의 포인트

돌(결석)의 크기, 존재 위치에 따라 치료방침도 달라진다(그림 2). 결석을 배출하고 용해하는 내과적 치료와 적극적으로 요로돌을 부수고 적출하는 외과적 치료가 있다. 개복수술도 있지만 특별한 증례에서만 시행한다.

그림2 요로돌증 진료의 흐름

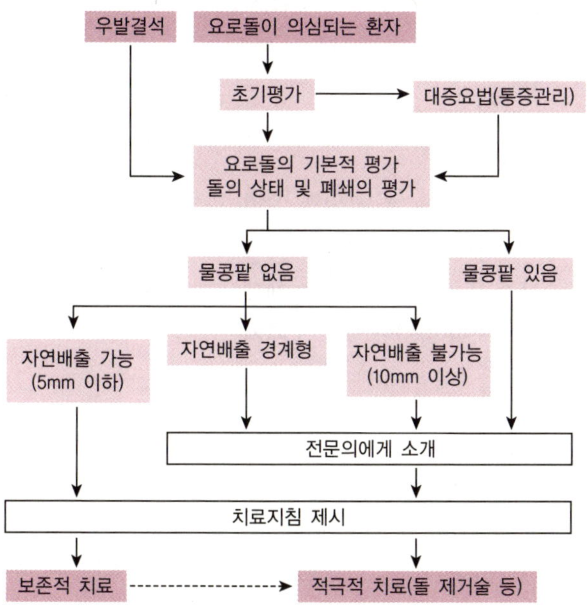

1. 내과적 치료

지름이 5mm 이하인 결석은 자연배출을 기대할 수 있기 때문에 치료 없이 경과를 관찰하거나 결석배출을 촉진하는 약을 투여한다. 요산결석이나 시스틴결석은 소변을 알카리화하는 용해를 목적으로 한 약제를 이용하기도 한다. 이것은 폐쇄를 동반하지 않는 요로돌에 대한 치료로, 작은 결석이라도 산통발작을 동반하는 경우와 요로감염을 합병하거나 한쪽 콩팥에서 앞으로 결석에 의한 요관폐쇄의 가능성이 있는 경우에는 적극적인 외과치료를 선택해야 한다.

장점과 단점

자연배출이나 용해로 신체에 침습 없이 편안하게 치료하는 것이 목적이다. 하지만 작은 돌(결석)이라도 자연 배출되는 시기를 예상할 수 없고 관찰이 길어지는 경우가 있다. 돌에 의한 산통발작이 경과 관찰 중에 일어나는 경우에는 진통제(점적, 주사, 좌제, 복용약)로 대처하며, 발작이 반복되는 경우에는 외과적 치료가 필요하다.

2. 체외충격파쇄석술(ESWL*5)

충격파 에너지(음파의 일종)를 체외에서 돌(결석)에 쏘여 부수고, 부서진 결석을 소변과 함께 배출시키는 치료법이다(그림 3). 신체의 세포성분은 물이 대부분이고 충격파는 체세포를 통과한다. 하지만 돌과 같은 딱딱한 물질에 닿으면 빠져나가지 못하기 때문에 그 충격으로 결석이 부서진다.

장점과 단점

침습이 적고 안전성이 높으며 외래치료가 가능하다. 산호결석(coral calculus)은 경피적 콩팥쇄석술(PNL*6)과 병용해서 치료하는 것을 권장하고 있다. 딱딱한 돌(결석), 크기가 큰 돌을 부수기 위해서는 여러 차례 에너지를 쏘여야 하고, 간혹 부서진 돌이 하강하여 통증발작을 나타내거나 요관에서 감돈하여 깔때기콩팥염이 발병하는 증례가 있다. 또 콩팥의 혈관이 파열되어 출혈하는 증례도 간혹 나타난다. 크기가 큰 돌(결석)을 치료하려면 소변이 통과할 수 있도록 미리 요관 스텐트 카테터를 유치한다. 임신부나 출혈경향이 있는 환자에게는 금기이다.

*5 extracorporeal shock wave lithotripsy ; ESWL

*6 percutaneous nephrolithotripsy ; PNL

3. 내시경수술

산호결석(coral calculus), 골반뼈에 중첩되어 있는 돌(결석) 등 ESWL로는 부술 수 없는 돌에 시행한다. PNL에서는 신루를 조설하고, 직접 피부에서 콩팥으로 내시경을 삽입하여 시행하는 경요도적 요관쇄석술(TUL[*7])에서는 요도에서 요관으로 내시경을 통과시킨다. 모두 직시 하에 레이저나 초음파, 충격파를 사용해서 돌을 파쇄한다.

장점과 단점

직시 하에 실시하기 때문에 치료효과는 확실하다. 하지만 PNL은 출혈, 감염 등 중증의 합병증을 일으키는 경우가 있다. TUL은 요관천자의 가능성이 있어 요관돌(요관결석)을 상방으로 밀어 올리는 경우도 있다.

*7 transurethral ureterolithotripsy ; TUL

그림3 **ESWL 치료장치**

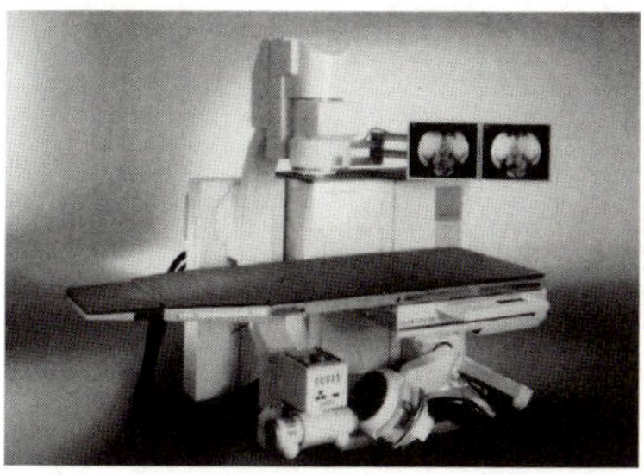

Doctor의 조언

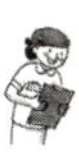

간호의 요령

결석으로 병원을 찾는 응급환자의 대부분은 갑작스런 심한 통증으로 원인을 모른 채 불안에 싸여 있다. 증상은 치료로 호전된다는 것을 설명하고 안심시키는 것이 중요하다.

이럴 때는 의사에게 상담!

요로돌의 통증은 통증이 있을 때와 없을 때의 상태 차이가 극심하여, 통증이 소실되어 귀가한 후 다시 통증 때문에 응급환자로 병원을 찾는 사람이 적지 않다. 응급외래에서 또는 통증조절을 위해 입원했을 때 통증이 악화된 경우 또는 재발했을 때의 관리 요령에 대해 의사와 충분히 상담해 두는 것이 좋다.

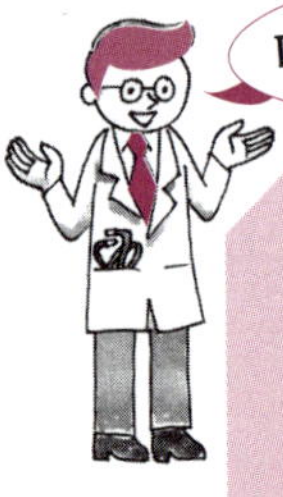

Doctor의 한마디

요로돌은 크기가 작은 결석이라도 통증이 극심한 경우가 많은 반면, 산호결석(coral calculus) 등은 증상이 없어 진단을 받기 전까지 알지 못하는 경우도 있다.

5mm 이하의 결석은 자연 배출될 가능성이 높고 오랫동안 경과를 관찰해야 하는 환자도 있다.

또 산호결석의 치료는 침습적이기 때문에 치료효과에 대한 불만이 간호사에게 쏟아지는 경우도 많다.

그런 환자의 목소리도 의사에게 전달해야 한다.

치료방침을 의사에게 듣고 함께 환자의 불안, 불만을 해소하면서 치료한다.

07. 전립샘비대증 · 전립샘암

prostatic hypertrophy · prostate cancer

질환의 개요

✚ 어떠한 병인가?

전립샘 질환에서 양성은 전립샘비대증, 악성은 전립샘암이다. 우리나라에서는 모두 증가하고 있고 전립샘비대증은 50대에서 50%, 60대에서 60%, 70대에서 70%의 환자가 있는 것으로 알려져 있지만, 좋은 약제가 개발되면서 세계적으로 수술증례는 적어지고 있다.

전립샘암은 고령의 남성에게 발병하는 비율이 높고, 다른 장기의 암에 비해서 경과가 긴 것이 특징이다. 치료는 수술, 내분비요법, 방사선요법, 화학요법 등 효과적인 선택지가 많이 있다.

그림1 전립샘의 위치

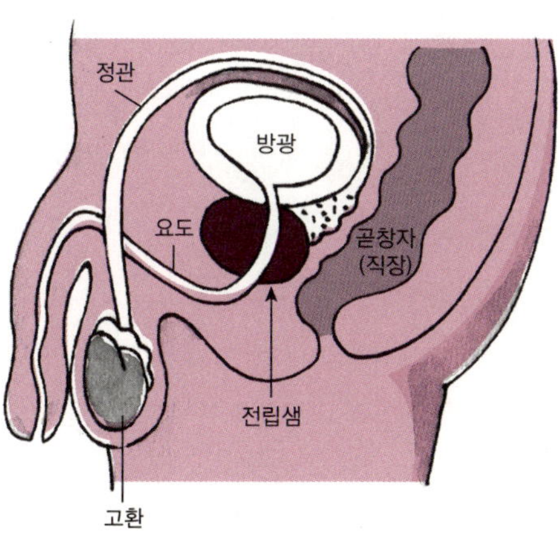

Memo
전립샘(prostate)은 남성 특유의 생식기관으로, 방광 아래에 있고 요도를 둘러싸듯이 존재한다(그림 1). 정상적인 크기는 호두 크기로 약 20g이다. 정액의 일부인 전립샘액을 만드는데, 전립샘액은 정자에 영양을 주고 활발하게 운동시키는 기능을 한다.

Memo
전립샘암(prostate cancer)은 미국에서는 남성암 중에서 이환 수가 1위, 사망자 수는 2위로 보고되고 있다. 우리나라에서는 이환율이 위, 허파, 큰창자(대장), 간, 곧창자(직장)에 이어 6위지만 2020년에는 남성의 폐암에 이어 2위가 될 것으로 예상되고 있다. 이것은 서양화된 식생활이 커다란 요인으로 꼽히고 있다.

어떠한 증상이 나타나는가?

전립샘이 비대해지면 요로가 압박을 받아 배뇨곤란, 배뇨지연, 야간빈뇨, 잔뇨감, 절박성 요실금 등의 증상이 나타난다. 악화되면 요폐가 된다. 반드시 증상과 전립샘의 크기가 관련이 있는 것은 아니다. 과활동성 방광(overactive bladder), 신경성방광(neurogenic bladder) 등 다른 질환과의 감별도 주요하다.

전립샘암의 경우, 초기에는 대부분 증상이 없다. 하지만 크기가 커지면 전립샘비대증과 같은 배뇨장애 증상이 나타난다. 전립샘암은 진행이 느리고 뼈전이가 많은 것도 특징이다. 뼈전이에 의해 뼈통증이나 병적 골절이 발생한다. 뼈전이는 골형성성(조골성, osteoblastic)으로 척추로 전이된 경우에는 척수압박에 의한 다리마비(하지마비, crural palsy) 등의 신경증상이 나타나기도 한다.

어떠한 징후가 있는가?

특히 50대 이상이고 배뇨곤란, 배뇨지연, 야간빈뇨, 잔뇨감 등의 증상이 있다면 비뇨기과에서 진료를 받는다. 전립샘비대증과 전립샘암은 초기증상으로는 구별할 수 없고, 전립샘암은 검사를 하지 않으면 진단할 수 없다. 조기발견을 위해서 50대 이상은 전립샘의 정기검진을 받아야 한다. 전립샘 종양표지자(전립샘 특이항원)*1의 채혈로 조기발견이 가능하다.

*1 PSA ; prostate specific antigen

검사의 포인트

1. 직장수지검사(digital rectal examination)

항문으로 손가락을 넣어 곧창자벽(직장벽)을 통해 전립샘의 표면 상태(크기, 모양, 딱딱함)를 조사한다. 전립샘암에서는 표면이 일정하지 않고 경결이 만져진다.

간단하게 조사할 수 있지만 전립샘의 한쪽 정보만 얻을 수 있다. 또 환자가 불쾌하게 느끼거나 간혹 통증을 느끼는 경우가 있다.

2. PSA(종양 표지자)

PSA는 전립샘의 상피세포에서 분비되는데 수치가 높을수록 암의 가능성이 높아진다. 혈청 속 4ng/ml 이상이면 전립샘암의 가능성이 있다.

채혈로 간단하게 검사할 수 있으며 조기발견에 유용한 검사이다. 하지만 전립샘 비대증이나 전립샘염, 사정 후나 직장수지검사 후에도 PSA는 상승한다.

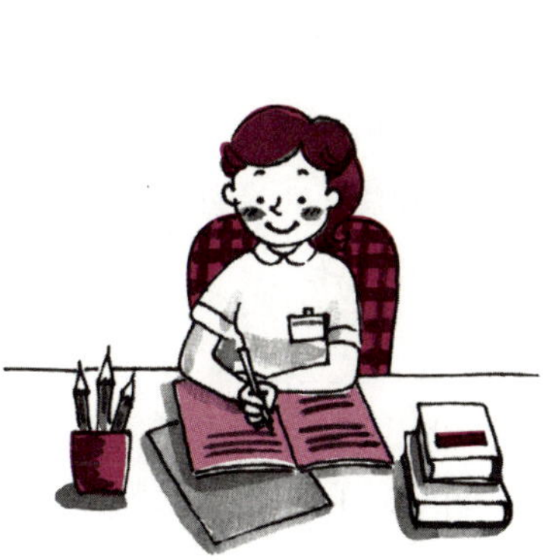

Memo
문진으로 50세 이상이고 배뇨이상증상이 있으며 전립샘비대가 의심되는 경우에는 전립샘암도 감별해야 한다.

3. 직장경유 초음파검사

전립샘의 모양이나 상태, 크기를 조사한다. 전립샘비대증에서는 균일하고 충실한 소견을 보인다. 전립샘암에서는 모양이 찌그러지고 내부가 균일하지 않고 밝기(휘도, brightness)가 낮은 부위가 존재한다. 진행되면 피막을 초월해 주위 조직으로의 침윤소견이 나타난다.

침습이 적고 간단하게 시행할 수 있다. 전립샘비대증 수술에서는 예상 중량의 측정에 유용하다. 하지만 작은 암에서는 검출이 어려워진다.

4. 요류측정*2 · 잔뇨측정

요류계(변기에 장치된 기기)로 소변의 강도나 소변량을 조사한다. 잔뇨측정은 배뇨 후 초음파로 조사한다.

간편하고 침습이 적으며 배뇨상태를 객관적으로 조사할 수 있지만 긴장하여 배뇨까지 시간이 걸리거나 배뇨를 못하는 환자도 있다.

*2
uroflowmetry ; UFM

5. 전립샘 생검

전립샘 조직을 바늘로 채취하여 병리조직학적으로 조사하고 전립샘암의 확정진단을 실시하는 검사이다. 경회음부 방식과 경직장부 방식이 있다. 외래 또는 하루 동안 입원해서 실시한다. 일반적으로 6~12여 곳의 생검을 실시한다.

확정진단으로, 악성도까지 알 수 있지만 합병증으로 출혈[곧창자(직장)출혈, 혈뇨], 감염 및 간혹 통증도 나타난다.

6. CT, MRI, 섬광조영술(bone scintigraphy)

전립샘암의 병기(stage)를 조사하기 위한 검사이다. 암의 주변조직(정낭, 방광, 곧창자)으로의 침윤이나 림프절 전이, 다른 장기로의 전이(폐, 간)를 조사한다. 전립샘암은 뼈전이가 많기 때문에 뼈섬광조영술을 실시한다. 치료법 선택에는 중요하지만 고가의 검사이다.

치료의 포인트

전립샘비대증은 약물의 개발로 양호한 효과를 볼 수 있게 되었다. 수술은 전 세계적으로 감소하고 있지만 새로운 수술법이 개발되고 있다.
전립샘암은 증가하는 경향을 보이지만 치료법의 선택지가 많아 데이터에 근거해서 적응을 결정하여 집합적인 치료를 실시한다. 치료법은 병기(stage)에 따라 달라진다. 보다 새로운 치료법이 보고되고 있다.

1. 약물요법

전립샘비대증은 α_1수용체차단제와 항남성호르몬제의 투여가 일반적이다. α_1수용체차단제는 전립샘 부분 요도의 긴장을 완화시켜 배뇨를 개선하고, 항남성호르몬제는 전립샘을 작게 만든다.

전립샘암의 세포는 남성호르몬(테스토스테론)으로 증식한다. 주요 내분비(호르몬)요법으로 LH-RH agonist는 남성호르몬 분비를 억제하는 작용이 있고, 항남성호르몬제는 남성호르몬의 작용을 차단한다. 또 남성호르몬을 감소시키기 위한 고환적출술도 호르몬요법 중 하나이다. 화학요법에는 재발암[*3]에 대한 항암제가 있다.

장점과 단점

일반적으로 매우 효과적이지만 부작용이 있다. α수용체차

*3 치료를 했지만 효과가 없고 악화된 암

단제는 드물게 혈압저하나 어지럼증을 유발한다. 또 LH-RH agonist나 항남성호르몬제는 여성화유방이나 발기불능(impotence)을 일으키는 경우가 있다.

2. 수술요법

전립샘비대증은 잔뇨가 많고 요도의 압박이 심한 경우에 수술 적응이 된다. 내시경으로 전기메스를 이용한 경요도적 전립샘절제술(TUR−P)이 일반적이다. 새로운 치료법으로는 경요도적 내시경과 홀뮴레이저(Holmium laser)를 이용한 홀렙 수술(HoLEP)*4이나 HoLAP*5이 있다.

전립샘암에서는 국한된 암에 전립샘전적출술을 시행한다. 개복수술(치골후식과 회음경유식), 복강경하 전립샘전적출술, 소절개(미니멈 창) 전립샘전적출술이 있다.

장점과 단점

TUR−P, HoLEP, HoLAP의 합병증으로 역행성 사정이나 요실금, 혈뇨 등이 있다. 전립샘전적출술은 수술 중 합병증으로 출혈, 수술 후 합병증으로 요실금이나 성기능장애가 있다.

3. 방사선 치료

주로 전립샘암의 근치 목적으로 실시한다. 외조사요법과 조직내조사요법(소선원요법)이 있다.

장점과 단점

외조사요법은 기술의 발달로 국소에 집중해서 조사할 수 있게 되어 합병증도 감소되었다. 조직내 조사요법은 방사선이 발생하는 선원(線源)을 전립샘조직 내에 삽입하는 치료법으로, 신체에 대한 부담이 감소되었다. 합병증으로는 배뇨장애나 혈변, 성기능장애가 드물게 나타난다.

*4
홀뮴레이저 전립샘핵출술(Holmium Laser Enucleation of the Prostate)

*5
홀뮴레이저 전립샘광응고술(Holmium Laser Ablation of the Prostate)

Doctor의 조언

간호의 요령

비뇨기과의 암 중에서 전립샘암은 환자 수도 사망률도 높은 암이다. 전립샘비대증이 진행되어 전립샘암으로 되는 것은 아니다. 또 전립샘비대증 환자가 전립샘암이 되기 쉬운 것도 아니다. 전립샘비대증은 내선이 비대해지는 질환이고, 전립샘암은 주로 외선에서 발병하는 질환이다. 전립샘암은 요도에서 떨어진 부위에 발생하는 경우가 많기 때문에 증상도 좀처럼 나타나지 않는다. 진행암으로 발견되는 경우도 많고, 그 후의 진행이 느려서 뼈전이로 뼈통증을 호소하거나 악액질(cachexia) 상태의 힘들고 괴로운 시기가 길어진다. 죽음에 대한 공포, 불안도 많아진다. 종말기에는 완화케어가 중요하고 환자를 정신적으로 지지해주는 것이 중요하다.

이럴 때는 의사에게 상담!

고령의 환자가 많기 때문에 전립샘 수술 후에는 약간의 출혈이나 당뇨병 등의 합병증이 원인으로 혈압저하, 사지냉감, 느린맥(서맥), 빠른맥(빈맥)이 일어나는 경우가 있다. 또 요도카테터 유치나 수술의 영향으로 방광요도에 강한 불쾌감을 느끼는 경우가 있다. 따라서 소변량을 측정하는 것이 중요하다. 요도카테터가 혈괴(hematoma)로 막혀 있으면 방광이 소변으로 가득차 고통스러워지기도 한다. 이상소견이 있으면 즉시 의사에게 보고한다. 또 고령의 환자는 수술 후 우울상태에 빠지는 경우가 있다. 조기에 약제를 투여하기 위해 필요하다면 사전에 의사의 지시를 받아두는 것이 좋다.

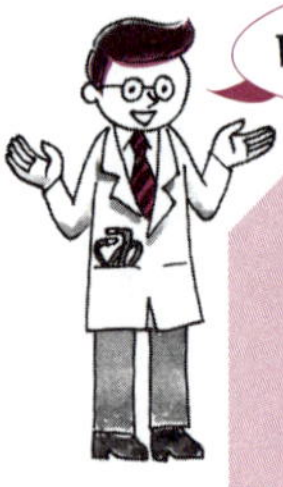

Doctor의 한마디

전립샘암 종말기는 경과가 길기 때문에 암성 통증이나 욕창, 저영양상태, 불면, 감염증 등 많은 문제가 발생한다.

치료법의 계획을 포함해 의사와 간호사, 가족과의 협력 체제를 갖춘 간호가 필요하다.

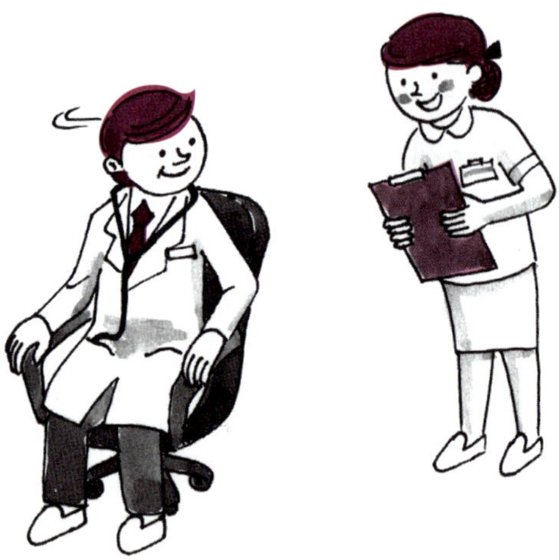

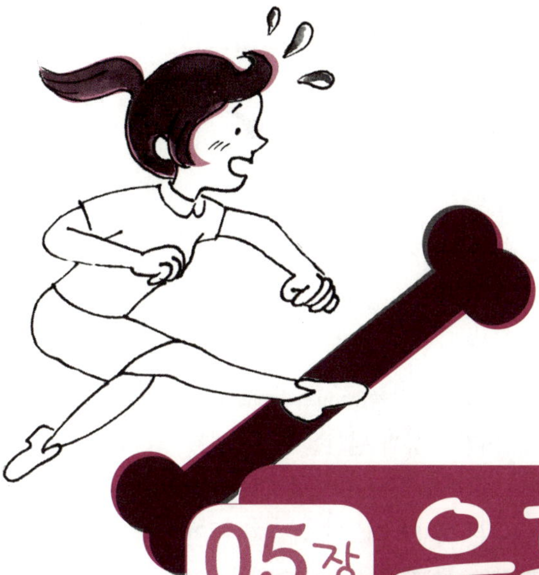

05장 운동기

01. 요통증(low back pain)
02. 넙다리뼈 목부분 골절(대퇴골 경부골절, fracture of the femoral neck)
03. 변형성 무릎관절증(변형성 슬관절증, gonarthrosis)
04. 류마티스관절염(rheumarthritis)
05. 뼈엉성증(골다공증, osteoporosis)
06. 추간판탈출증(herniated intervertebral disc)
07. 척수손상(spinal cord injury)

01. 요통증(급성 · 만성)

low back pain

질환의 개요

어떠한 병인가?

요통은 감염이나 종양, 외상, 추간판탈출(herniated intervertebral disc) 등 원인이 뚜렷한 특이적 요통과 원인을 알 수 없는 비특이적 요통으로 분류된다. 비특이적 요통의 대부분은 일상생활 속의 동작 중에 일어나는 기계적인 스트레스가 원인이 되어 추간판, 돌기사이관절(추간관절, zygapophysial jont), 엉치엉덩관절(천장관절, sacroiliitis) 근육 및 인대의 장애로 발생하는 것이라고 생각되고 있으며, 수 주일이 지나면 호전되는 경우가 많지만 가끔 장기간 지속되는 만성 요통도 볼 수 있다.

요통 전체의 80%가 비특이적 요통이라고 하는데, 다리증상(다리의 감각장애, 근력 저하 등)이 동반되지 않는 비특이적 요통은 타각적(다른 사람이 알 수 있는) 소견이 적으며, 통증은 극히 주관적이고 개인차도 크다. 같은 환자일지라도 상황에 따라 통증을 느끼는 형태가 다르기 때문에 그 병태를 객관적으로 이해하기 어려운 경우가 많다. 또한 흔히 만성화되는 요통에는 생리적 요인, 심리적 요인, 환경적 요인이 서로 작용하기 때문에 쉽게 이해하기 어려운 난치성 병태를 만든다.

요통의 원인을 파악하기 위해서는 증상의 경과를 살피는 것이 중요하고, 중증 또는 진행성 신경탈락증상에는 주의가 필요하다. 이것을 이해하기 위해서는 척수신경의 지배영역(표 1)을 알고 있어야 하며, 요통을 초래하는 질환(표 2)을 염두에 두는 것이 중요하다. 특이적 요통은 정확하게 진단하여 현재의 치료체계에 따라 필요한 치료를 해야 한다.

✚ 어떠한 증상이 나타나는가?

허리부위부터 엉덩이부위(둔부)에 걸쳐 통증이 나타난다. 엉거주춤한 자세나 무거운 것을 들어 올렸을 때 허리가 "삐끗"해져 급성 요통을 일으키게 되는데, 통증은 주로 동작을 할 때 척추의 움직임에 따라 발생한다. 다리가 저리는 경우는 흔하지 않다. 다리가 저린다면 추간판탈출 등의 특이적인 원인을 생각해야 한다.

✚ 어떠한 징후가 있는가?

진찰에서는 요통에 동반하여 요추의 굽힘(굴곡, flexion), 젖힘(과신전, hyperextension)이 제한된다. 요추의 가시돌기(극돌기, spinous process) 또는 척주옆근육(가시돌기 가쪽)에 압통이 나타나는 경우가 있으며, 엉치엉덩관절(천장관절, sacroiliac articulation)에서 유래하는 통증에서는 위뒤엉덩뼈가시(상후장골극, posterior superior iliac spine) 주위에 압통이 생긴다고 알려져 있다. 비특이적 요통에서는 다리증상을 객관적으로 설명하기가 어렵다.

표1 척수신경 지배

제4허리신경(요신경)	종아리 안쪽 감각, 넙다리네갈래근(대퇴사두근) 근력, 무릎힘줄반사(슬개건반사)
제5허리신경(요신경)	종아리 중앙에서부터 발등 중앙의 감각, 앞정강근(전경골근) · 긴엄지폄근(장모지신근) 근력, 힘줄반사(건반사) 이상 없음
제1엉치신경(천골신경)	다리부분 가쪽감각, 장딴지근(비복근) · 긴엄지굽힘근(장모지굴근) 근력, 아킬레스건 반사

표2 **요통을 초래하는 질환**

척추 · 척수질환	외상, 변성질환(추간판장애, 변형성척추증, 허리뼈분리증, 허리뼈미끄럼증, 허리부분 척추관협착증), 감염증(척추염, 추간판염, 척추 카리에스), 염증(강직성 척추염), 뼈엉성증(골다공증), 종양(원발성, 전이성)
엉덩관절 질환	변형성 엉덩관절(고관절, coxal articulation)증 등
복부질환	요로돌(요로결석), 대동맥류, 후복막 종양 등
부인과 질환	자궁근종, 자궁내막증 등

검사의 포인트

- 급성 요통의 진료에서는 골절, 종양, 감염 등 원인이 명확한 특이적 요통을 진단하는 것이 중요하다. 영상진단을 포함한 다양한 검사가 필요하지만, 일반적으로 외래에서 요통을 초기 진단하는 경우에는 우선 단순 X선 검사를 실시한다. 분명한 다리증상이 있으면 계속해서 MRI, 조영검사를 실시한다.

1. X선

단순 X선 검사로서 허리뼈(요추)의 정면, 측면, 비스듬히 선 자세에서 촬영한다. 정면상, 측면상에서는 허리뼈의 형태 및 정렬(alignment)에 대한 관찰을 한다. 또, 비스듬히 선 자세의 상에서는 돌기사이관절(추간관절), 척추뼈고리(추궁, arch of vertebra)의 상태를 본다. X선에서는 뼈의 변형형태를 보고 골절, 종양 · 감염에 의한 뼈의 용해, 허리뼈의 분리를 판단할 수 있다. 경우에 따라서는 굽힘(굴곡), 젖힘(과신전) 상태의 측면을 촬영함으로써 추체간의 불안정성을 판단할 수 있다.

2. MRI

MRI에서 신경, 척추원반(추간판), 추체의 상태를 관찰할 수 있다. 허리신경의 압박 정도와 협착 상태를 객관적으로 나타낼 수 있으며, 신체에 나쁜 영향을 미치는 검사는 아니지만 체내에 금속이 있으면 깨끗한 상을 찍을 수 없다.

3. 조영검사

추간판조영, 척수조영 등이 있으며, 신경이 압박받는 부위나 압박상태를 영상으로 볼 수 있으므로 병태 이해에 도움이 된다. 그러나 침습적이어서 조영제의 부작용으로 알레르기 반응이나 감염 등이 일어날 위험이 있기 때문에, 주로 수술을 전제로 한 검사에서 실시된다. 또 검사와 치료 목적으로는 신경근 조영 및 신경근 차단이 이용되고 있다.

영상검사로 특이한 요추 질환의 70~80%는 진단할 수 있지만 임상증상과 함께 판단해야 한다. 영상에 병변이 있다고 해도 그 병변이 현재의 증상을 나타내고 있는지를 종합적으로 판단한다. 또한 요추 질환에서 주의해야 하는 것은 감염증(화농성 척추염, 추간판염)이며, 이것이 의심되는 경우에는 혈액검사가 필요하다.

치료의 포인트

특이적 요통에서는 각 질환에 맞는 치료법이 필요하지만, 비특이적 요통에서는 요통의 원인 자체가 불명확한 경우가 많으므로 다양한 치료법을 생각해야 한다. 그러나 일반적으로 급성 요통이 완화되면 가능한 한 빨리 일이나 일상생활로 복귀하도록 권장하기 때문에 신속하게 통증을 진정시켜야 한다.

Memo
급성 요통은 80~90%가 3개월 이내에 호전된다고 알려져 있다. 요통 치료는 통증을 경감시켜 가능한 한 빨리 일이나 일상생활을 할 수 있도록 하는 것이 목표이다. 요통증은 원칙적으로 보존적 치료를 행하지만, 방광곧창자(직장)장애, 진행되는 신경마비, 감염증, 종양, 외상에서는 수술요법을 생각한다.

1. 통증 관리

통증을 진정시키기 위해서는 소염진통제, 근이완제, 또는 차단(block) 주사도 효과적이다. 차단 주사에는 요통을 일으킨다고 생각되는 부위에 대한 추간관절 차단, 추간판 차단, 엉치엉덩관절(천장관절, sacroiliac joint) 차단, 경막외차단(epidural block), 신경근차단(neuromuscular block) 등이 있다. 급성 요통에는 장비(허리부분 고정대, 코르셋)에 의한 보호와 유지도 효과가 있지만 장착은 단기간만 사용한다. 만성 요통에는 심리적 요인도 생각할 수 있기 때문에 항불안제, 항우울제 등을 사용하기도 한다.

2. 일상생활 지도

교육적 접근(요통 교실)에 의한 운동요법을 포함한 일상생활 지도가 효과적이다. 운동요법으로서는 폐용성 근위축*1(muscle disuse atrophy) 및 연부조직의 구축개선을 목적으로 하여 배근육 · 등근육 · 엉덩근육의 운동 등 몸통의 근력강화나 스트레칭이 행해지고 있으며 Williams 체조, McKenzie법이나 관절운동학적 접근(AKA법) 등의 요법도 시도되고 있다.

*1
사용하지 않음으로써 근육이 위축되는 것.

Doctor의 조언

간호의 요령

다리의 통증, 저림, 운동장애가 없는지 확인한다. 비특이적 요통은 일반적으로 다리의 신경증상을 동반하지 않는다. 따라서 경과 중에 다리증상을 나타내게 되면 특이적 요통을 생각할 필요가 있다.

이럴 때는 의사에게 상담 !

요통을 초래하는 질환은 반드시 척추질환 등의 정형외과적인 질환만이 아니다. 환자를 다양한 면에서 돌보면서 이전과 다른 증상을 호소하면 의사에게 보고하고, 진단이나 치료할 때 도와주면 된다. 또 발열, 방광직장장애, 다리의 운동마비 등이 있으면 적절한 치료가 시급히 필요하므로 곧 의사에게 알린다.

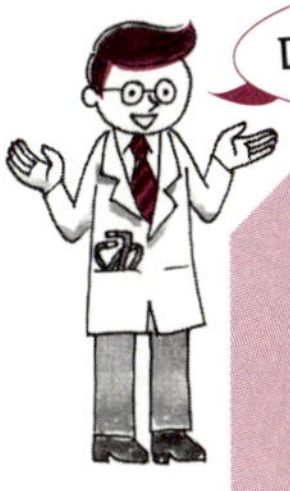

Doctor의 한마디

만성 요통인 경우에는 환자의 정신적인 면에 대한 관심과 배려도 필요하다. 매일매일의 간호 업무 속에서 바쁘더라도 환자의 상담에 친절하게 응해주는 것도 치료의 하나가 될 것이다.

02. 넙다리뼈 목부분 골절

대퇴골 경부골절,
fracture of the femoral neck

질환의 개요

✚ 어떠한 병인가?

넙다리뼈(대퇴골) 근위부는 엉덩관절(고관절, coxal articulation)부위에 걸리는 부하를 굽은 목부분에서 받게 되므로 외부의 힘이 크게 가해지면 골절을 일으킨다. 특히 뼈엉성증(골다공증)이 있는 고령자가 넘어졌을 때에는 쉽게 골절이 된다.

넙다리뼈(대퇴골) 근위부 골절은 엉덩관절주머니 내에 생기는 넙다리목부분 골절(대퇴골경부 안쪽골절)과 관절주머니 밖에 생기는 넙다리뼈 돌기부 · 전자아래골절(대퇴골경부 가쪽골절)로 분류된다. 넙다리뼈목부분 골절은 관절주머니 내에서 골절되기 때문에 골절부분에 골막이 없다. 또, 뼈머리(골두)로 가는 혈행이 나쁘고, 골절선의 방향도 가파르게 되는 등 뼈유합에 불리한 조건이 갖추어져 있기 때문에 가성관절(거짓관절)이 되기 쉬운 골절이다.

Memo
우리나라의 넙다리뼈 근위부 골절 발생 수는 해마다 증가하고 있고, 또 연령으로 보면, 발생률은 40세부터 증가하기 시작하여 70세가 지나면 급격하게 증가한다.

✚ 어떠한 증상이 나타나는가?

골절을 일으키면 엉덩관절통증(고관절통)을 호소하며 선 자세를 취하기 어려워진다. 엉덩관절(고관절)부분에 압통이 있고, 다리를 움직이는 것만으로도 통증을 느낀다. 한편, 넙다리뼈(대퇴골) 돌기부 골절에서는 관절주머니 밖에서 골절되기 때문에 돌기부에서부터 엉덩이에 종창이나 피하출혈이 나타나지만, 넙다리뼈목부분 골절에서는 관절주머니 내에서 골절되기 때문에 종창, 피하출혈이 가볍게 나타난다. 또, 골절된 쪽 다리가 단축되어 일반적으로 엉덩관절은 모음(내전, adduction), 가쪽돌림(외회전, lateral rotator) 위치가 된다.

그림1 **넙다리뼈목부분 골절 X선상**

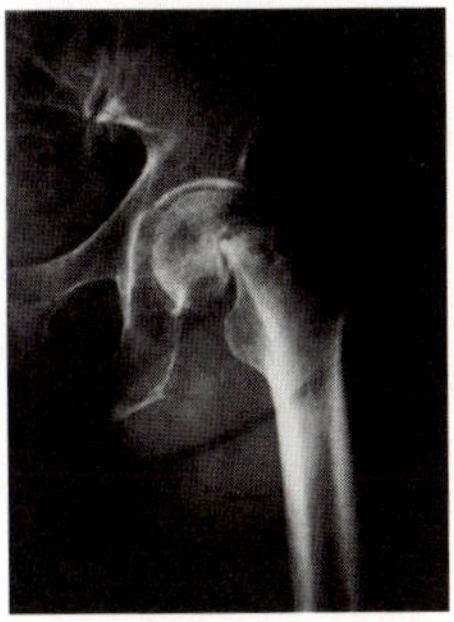

그림2 **넙다리뼈목부분 골절 Garden stage 분류**

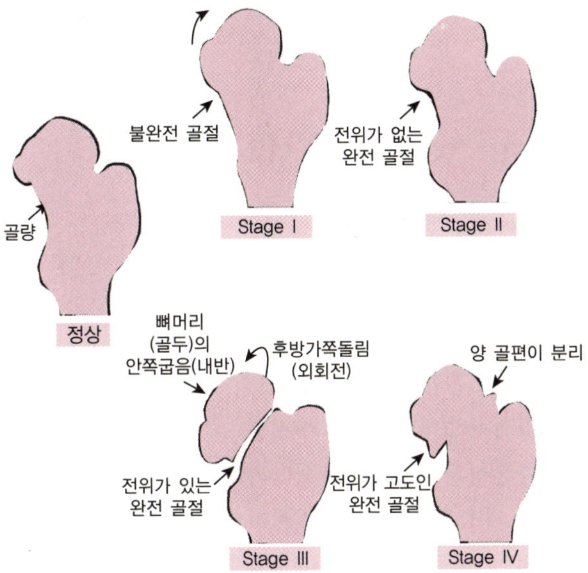

검사의 포인트

1. X선, CT, MRI, 뼈 섬광조영술(scintigraphy)

고령자가 넘어져 보행이 어렵게 되고 엉덩관절통증(고관절통)을 호소할 때는 넙다리뼈(대퇴골) 근위부 골절을 의심하여 X선 검사를 실시한다(그림 1). 양쪽 엉덩관절의 정면상과 환부측 엉덩관절 측면상을 촬영한다. X선 단순촬영으로 진단이 거의 가능하지만, 불현성 골절[*1]인 경우도 있어 진단이 어려운 증례도 4% 정도 있다고 알려져 있다. 골절선이 확실치 않은 데도 통증이 심한 경우에는 CT, MRI, 뼈 섬광조영술 등의 검사를 실시한다. CT에 의한 골량의 파괴, MRI에 의한 골절부 주변 골수 내의 신호변화, 뼈 섬광조영술에 의한 흡수 등이 골절의 소견으로서 관찰되는데, 특히 MRI가 유용하다. 두덩뼈(치골, pubis) 등의 골반쪽에서 골절이 생기는 경우도 있으므로 넙다리뼈 근위뿐만 아니라 주변 부위를 잘 검토해야 한다.

*1
골절선이 확실하지 않은 골절

2. X선 단순촬영에 의한 분류법

치료에는 골절 형태에 대한 올바른 판단이 필요한데 이를 위해 X선 단순촬영에 의한 다양한 분류 방법이 있다.

넙다리뼈목부분 골절의 분류로서 Garden stage 분류(그림 2)가 있는데, 골절상태 및 치료법의 판단에 널리 이용되고 있다. Stage I, II에서는 뼈가 유합되기 쉽지만 III, IV에서는 뼈가 유합되기 어려우며, 3분의 1 정도는 뼈가 유합하지 않는다는 보고가 있다. 또 III, IV에서는 넙다리뼈머리(대퇴골두)로 가는 혈관인 안쪽 넙다리회선동맥 분지를 손상시키기 때문에 넙다리뼈머리 괴사가 일어나 뼈가 유합한 지 1, 2년 후에 넙다리뼈머리가 눌려 부스러지는[*2] 빈도가 30% 정도나 된다. Stage I, II를 비전위형, Stage III, IV를 전위형으로 분류하는 방법도 있

*2
late segmental collapse

는데, 이 분류는 치료할 때 중요하다.

한편, 넙다리뼈 돌기부 골절의 분류로서는 Evans 분류(그림 3)가 이용되고 있다. Type 1의 group l, 2는 안정형, Type 1의 group 3, 4와 Type 2는 불안정형이라고 분류되고 있는데, 안정형은 수술 후의 조기 하중이 가능하다.

그림3 넙다리뼈 돌기부 골절 Evans 분류

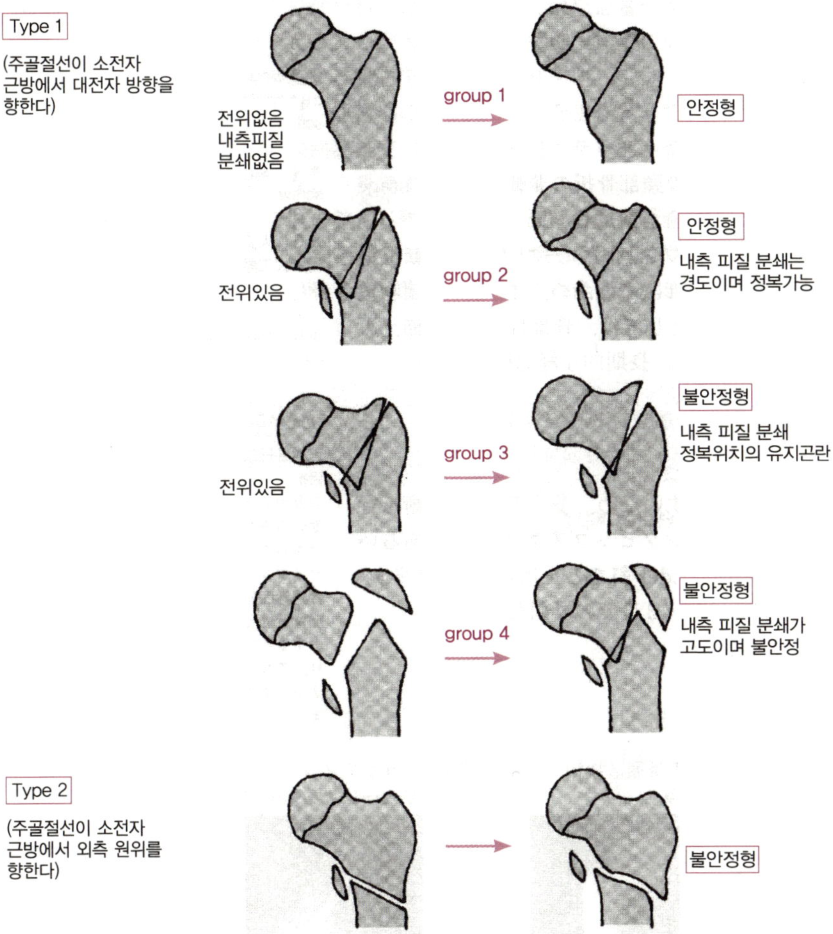

치료의 포인트

수술 적응을 결정할 때는 환자의 연령, 전신상태, 골절 전의 생활 상황을 고려해야 한다. 특히 고령자인 경우에는 가능한 한 빠른 시간 내에 수술요법을 시행하여 빨리 병상에서 일어나게 하는 것이 기능회복 및 폐렴, 치매 등의 합병증을 감소시킬 수 있다.

1. 넙다리뼈목부분 골절의 치료

넙다리뼈목부분(대퇴경부) 골절의 수술요법으로 넙다리뼈목부분 골절의 비전위형(Garden stage I, II)에서는 골접합술을 실시한다. 뼈 접합재료에는 힙 스크류(hip screw)*3(그림 4), 한슨 핀(Hansson pin), 슬라이딩 힙 스크류(sliding hip screw)가 있다. 전위형(Garden stage III, IV)에서는 뼈의 유합이 어렵기 때문에 대부분의 경우에 인공관절치환술*4(그림 5)이 적응된다. 합병증으로는 골접합술 후에 가성관절, 넙다리뼈머리(대퇴골두) 괴사, 만기 구역성 허탈(late segmental collapse)이 있으므로 장기적인 경과관찰이 필요하다.

2. 넙다리뼈 돌기부 골절의 치료

넙다리뼈 돌기부(전자부) 골절에서는 뼈가 쉽게 유합되므로 대부분의 경우에 골접합술을 실시한다. 고정재료로는 슬라이딩 힙 스크류(그림 6), 또는 골수 내 고정(IM nailing)*5이 이용된다. 때로는 Ender 정 등을 이용하기도 한다. 바른 접골위치에서 고정성이 좋으면 수술 후 1~2일 만에 조기 하중이 가능하다.

Memo
넙다리 근위부 골절의 치료와 함께 발생원인인 뼈엉성증(골다공증)의 치료도 고려해야 한다. 비스포스포네이트(bisphosphonate)는 뼈엉성증이 있는 여성의 넙다리뼈 근위부 골절을 감소시킨다고 하여 이 약물요법이 권장되고 있다.

*3 cannulated cancellous hip screw

*4 인공뼈머리 치환술, 인공 엉덩관절(고관절) 치환술

*5 short femoral nail

그림4 힙 스크류에 의한 목부분 골접합

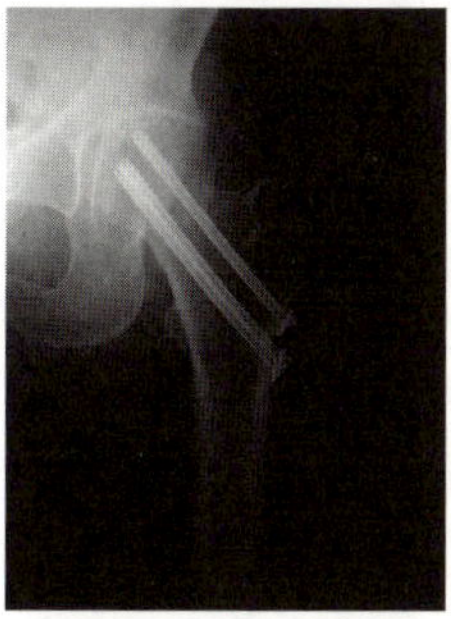

그림5 인공 뼈머리(골두) 치환술에 의한 치료

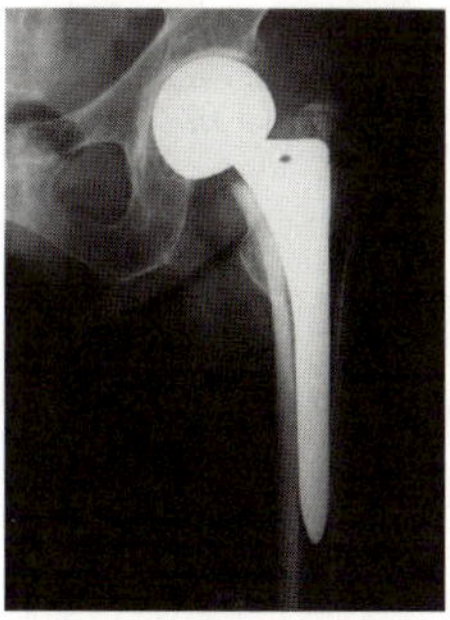

그림6 슬라이딩 힙 스크류에 의한 돌기부 골접합

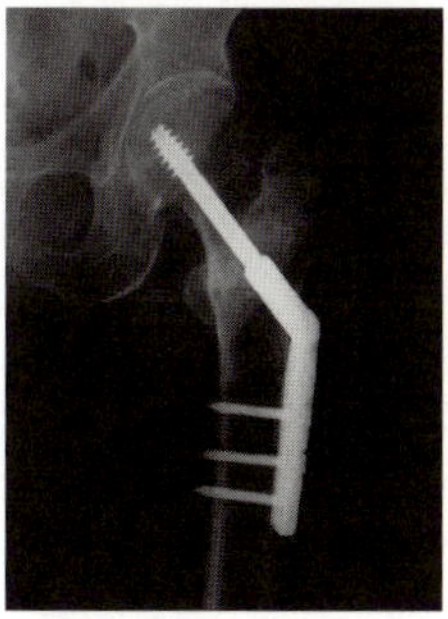

Doctor의 조언

간호의 요령

넙다리뼈 근위부 골절, 특히 돌기부(전자부) 골절에서는 출혈량이 많기 때문에 환자가 내원 때 활력징후(vital sign)를 확인하는 것이 중요하다. 또 이동할 때나 검사할 때, 가능한 한 환자에게 통증이 일어나지 않는 자세와 운반법을 생각해야 한다.

고령자에게는 수술 후의 관리가 중요하다. 합병증으로서 흡인성 폐렴, 욕창, 치매의 진행, 요로 감염증(장기간에 걸친 요로 카테터 유치)이 있으므로, 이러한 합병증을 고려하면서 간호해야 한다.

또 다리의 정형외과수술 때는 심부정맥혈전증 및 폐동맥색전이 문제가 된다. 수술 후 관리나 재활훈련으로 움직이기 시작할 무렵에 폐동맥색전증이 생기기 때문에, 이 시기에 환자가 가슴통증을 호소할 때는 특히 주의가 필요하다.

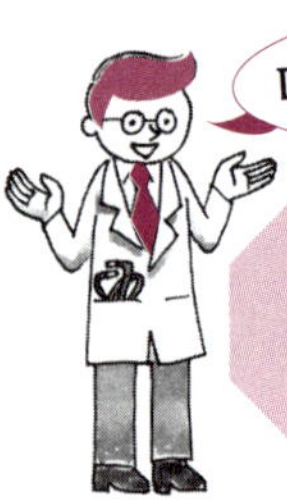

Doctor의 한마디

퇴원 시에 환자가 걸어서 돌아갈 수 있도록 간호시나 관리할 때에는 웃는 얼굴로 친절하게 대한다.

03. 변형성 무릎관절증

변형성 슬관절증, gonarthrosis

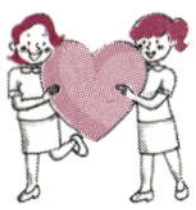

질환의 개요

✚ 어떠한 병인가?

변형성 무릎관절증은 무릎관절 구성체의 퇴행성 변화와 연골의 파괴 및 증식성 변화이다. 관절의 연골이 변성 · 마모되어 염증이나 변형이 생겨 통증과 기능장애를 가져온다. 그 원인에는 나이, 비만, 일상생활의 활동성 등에 의해 생기는 일차성 관절증과 다른 분명한 원인*1에 따라 생기는 이차성 관절증으로 나뉜다. 최근에는 일차성의 것이라도 유전적인 요인이 있다는 것이 밝혀져 연구가 진행되고 있다.

관절증은 그 무릎관절 내의 장애부위에 의해 내측형*2, 외측형*3, 무릎넙다리형(슬개대퇴형), 전형으로 나눌 수 있다.

✚ 어떠한 증상이 나타나는가?

무릎관절의 통증이나 경직감, 종창, 가동범위 제한*4이 나타난다. 초기에는 보행을 시작할 때나 일어설 때의 통증(starting pain)을 호소한다. 진행하면 보행 시 통증이 발생하며 특히 계단을 내려갈 때 통증이 일어나기 쉽다.

*1
외상, 관절의 불안정성, 선천이상, 대사성 질환 등.

*2
주로 내측 넙다리정강뼈 관절면에 변성이 생기는 것

*3
주로 외측 넙다리정강뼈 관절면에 변성이 생기는 것

*4
무릎을 구부리고 앉거나 펴기 힘들다.

✚ 어떠한 징후가 있는가?

진찰에서는 관절가동범위 제한이나 종창이 나타나며, 수종(hydrops)이 있으면 뜬 무릎뼈(floating patella)가 보이고 관절 틈(열극)에 압통이 나타난다. 내측형에서는 진행하면 무릎관절이 굽힐 때마다 구축(오그라듦)되어, 안굽이무릎(내반슬, genu varum)이 되는데(그림 1), 보행 때 무릎이 옆으로 벗어나게 미는 힘(추력, thrust)이 생긴다.

그림1 안굽이무릎(내반슬)

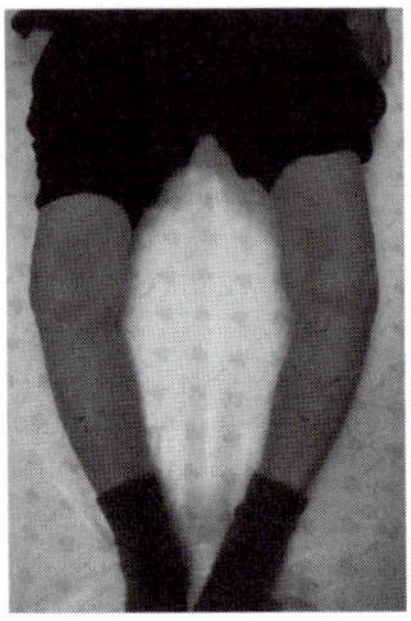

그림2 곧게선자세의 무릎 정면상

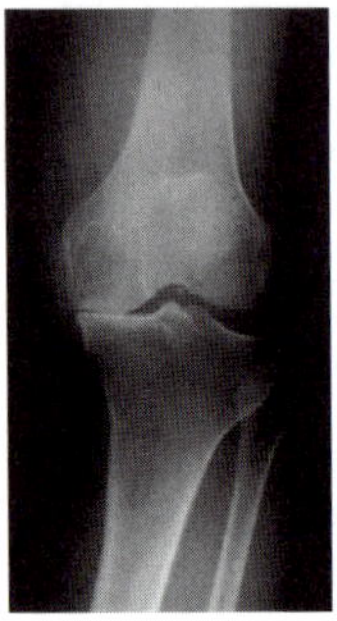

검사의 포인트

주로 단순 X선 검사로 진단이 가능하지만, 감별진단 및 치료법을 생각하는 경우에 MRI, CT검사가 도움이 된다. 혈액 생화학적 검사에서는 특별한 이상을 볼 수 없다.

1. X선

단순 X선 검사에서 무릎관절의 정면촬영상, 측면상, 무릎뼈축(슬개골축) 사진을 찍어 뼈의 형태 및 관절틈(열극)을 관찰한다. 무릎을 가볍게 구부린 자세의 선자세로 하는 전후촬영(Rosenberg 촬영)은 하중을 받은 상태에서의 넙다리정강뼈(대퇴경골)관절의 변화를 보는 데 유용하다(그림 2). 그 소견에서는 관절연골의 마모를 반영해 관절틈의 협소화와 치우친 부하에 동반되는 뼈의 증식[뼈돌기(골극 bony spur의 형성, 뼈의 경화)]이 보이며, 진행하면 관절틈의 소실이나 정강뼈 상관절(경골과부)의 마모와 결손이 보인다. X선상에 의한 병기분류(Kellgren-Lawrence의 분류, 요코하마시립대학 분류)로 진행정도를 판단한다.

2. 관절액 검사

이 검사에서 관절액은 담황색으로 투명하다. 관절연골의 표지자로서 연골기질인 아그리칸(aggrecan)의 분해산물 황산케라탄(keratan sulfate), 단백질 분해효소인 마트릭스 메타로프로테아제(Matrix Metalloproteinase : MMP)나 단백질분해효소 인피비타(Tissue Inhibitor of Metalloproteinase : TIMP) 등을 관절액 속에서 측정할 수 있어 관절질환의 진단 및 병태의 평가법으로서 기대되고 있다.

3. MRI, CT

MRI에서는 관절연골의 비박화나 소실, 연골밑뼈(연골하골)의 상태, 반달판의 상태를 관찰할 수 있다. 반달판은 변성단열을 나타낸다. 일차성 변형성 관절증에서는 골수 내의 변화를 보는 일은 적고, 골수에 광범위한 변화가 있는 경우는 뼈의 괴사나 대사성 질환을 생각할 수 있다. 또, CT검사에서 관절의 형태 및 비틀리는 정도(회선 정도)를 검토해 두면 인공관절 치환술에서 인공관절 설치 각도를 결정할 때에 유용하다. 인공관절 치환술 합병증에는 감염 위험이 있기 때문에 치료법으로 인공관절 치환술을 예정하고 있을 때는 무릎에 바늘을 찌르는 침습적인 검사는 피해야 하지만, 화농성 무릎관절염이 생각되는 경우에는 사전에 관절액 세균배양을 실시하여 가능성을 제외시킬 필요가 있다.

치료의 포인트

1. 보존적 치료

보존적 치료로는 일상생활에 대한 지도, 약물요법, 운동요법, 보장구요법이 있다. 초기에는 체중조절, 무릎에 부하가 걸리는 일의 회피, 지팡이 사용, 정좌를 피하는 일 등 일상생활에서 필요한 지도를 한다.

약물치료로서는 소염진통제에 의한 통증관리를 하고, 관절내 주입요법으로서 히알루론산(hyaluronic acid)나트륨, 부신겉질스테로이드(adrenocortical steroid)를 사용하는데 감염에 충분한 주의가 필요하다. 히알루론산에는 연골대사 개선효과, 통증억제 효과가 있다고 알려져 있다.

그 외에 핫팩 등의 온열요법과 운동요법으로서는 무릎관절 주위근의 등척성(같은 길이) 훈련, 스트레칭, 밸런스 보드(balance board)를 이용한 고유감각기능 훈련 등을 실시하여 무릎 주변의 근력강화, 관절가동범위의 회복을 목표로 한다. 특히 집안에서 하는 운동으로 넙다리네갈래근(대퇴사두근) 훈련을 매일 실시하는 것이 중요하다. 보장구요법으로는 안굽이무릎(내반슬, genu extrorsum)을 위한 외측 쐐기모양 발바닥삽판, 밖굽이무릎(외반슬, genu introrsum)을 위한 버팀대(brace) 등이 있어 보행 시 무릎의 안정화와 무릎의 하중부하 경감을 위해 이용되고 있다.

2. 수술요법

보존적 치료로 효과가 없는 경우에는 관혈적 치료를 실시한다. 수술에는 관절경하 데브리드만(제거술, debridement), 뼈절단술(고위 정강이뼈 절개 수술, 넙다리내반골 절개 수술), 관절형성술(인공관절치환술, 단과치환술)이 있지만 일반적으로 70세 미만에서는 뼈 절개 수술, 70세 이상에서는 관절형성술이 선택되고 있다.

고위 정강이뼈 절개 수술(그림 3)에서는 정강이뼈를 쐐기모양으로 절개하여 안굽이무릎(내반슬)을 밖굽이(외반)로 하여 변성이 미치지 않은 외측 관절면에 하중이 실리도록 해서 통증을 경감시킨다(그림 4). 정강이뼈를 일단 절개하여 각도를 바꾸어 접합하므로 다른 수술에 비해 골 유합이 필요하다. 또 드물게 가성관절이 생기는 경우도 있다.

인공관절 치환술(그림 5)은 진행된 관절증에 대해서 실시하며, 거의 모든 사람에게서 통증이 없어지고 보행이 쉬워진다. 그러나 합병증으로서 인공관절의 감염이나 마모, 느슨해짐이 거론되고 있으므로 극단적인 부하가 걸리는 운동은 삼가해야 한다. 또 수술 후에 폐색전증이 생길 위험성도 있다.

그림3 고위 정강이뼈 절개 수술

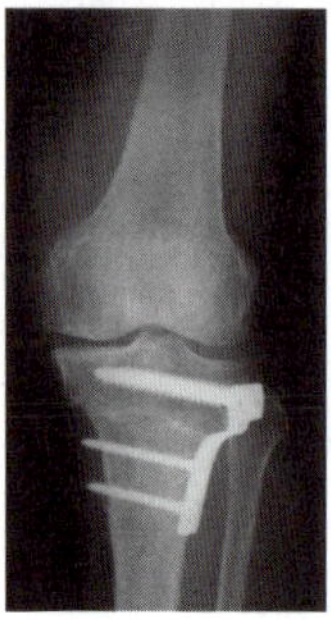

Doctor의 조언

간호의 요령

보존적 치료에서는 끈기 있는 근력증강훈련(넙다리네갈래근 훈련)이 중요하므로, 격려하며 지원하는 체제가 필요하다. 또, 관절주입(주사) 시에는 감염에 대한 주의가 중요하므로 시술할 때 청결에 유의해야 한다.

각각의 수술에 맞는 수술 후의 재활훈련 프로토콜이 있으므로 그에 따라 지원해 주어야 하며, 일반적인 수술 후 점검 포인트로는 다리의 운동, 감각, 그리고 혈행이다. 다리관절, 발가락의 자동운동(능동 ; 구부리고 펴는 운동)이 되는지, 발 부위의 저림현상이 없는지, 발등의 동맥은 촉지할 수 있는지 등을 주의해서 보아야 한다.

또, 다리의 정형외과 수술을 할 때는 심부정맥혈전증 및 폐색전증이 문제가 된다. 수술 후 재활훈련에서 움직이기 시작했을 무렵 또는 걷기 시작했을 무렵에 폐색전이 일어나는 경우가 있으므로, 이 시기에 환자가 흉부의 통증을 호소할 때는 특히 주의가 필요하다.

그림4 고위 정강뼈 절개(High Tibial Osteotomy : HTO)수술 전후의 하중

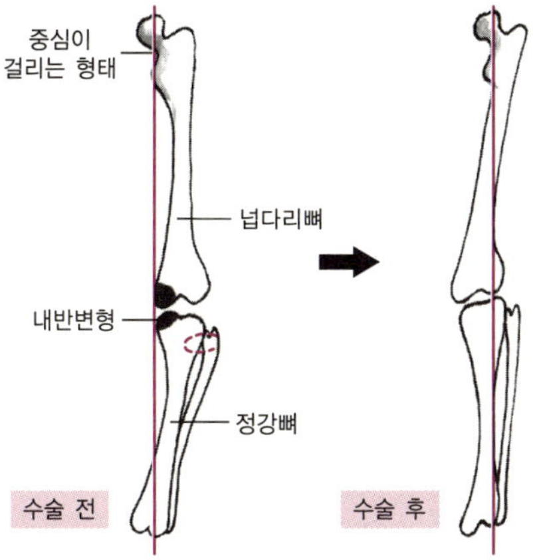

그림5 인공 무릎관절 치환술

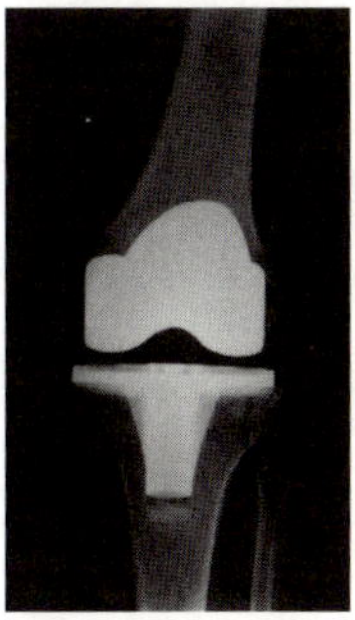

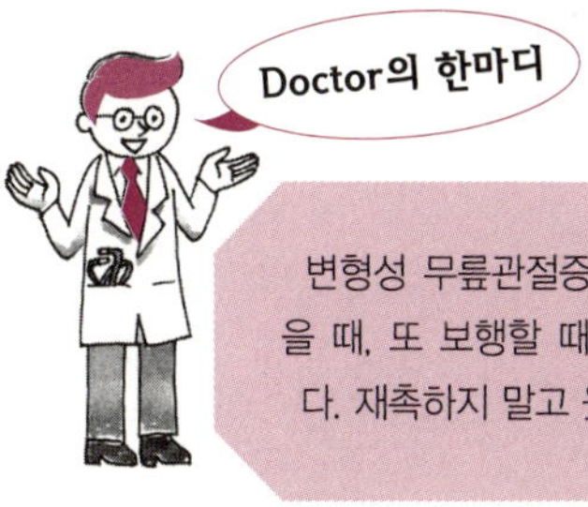

변형성 무릎관절증이 있는 사람은 일어서거나 앉을 때, 또 보행할 때에 통증을 느끼고 동작도 느려진다. 재촉하지 말고 웃는 얼굴로 대해주어야 한다.

04. 류마티스관절염

rheumarthritis

질환의 개요

어떠한 병인가?

류마티스관절염(RA)은 전신성 자가면역질환이며, 전신의 관절활막에서 염증이 시작된다. 병리조직학적으로는 뼈막(골막)의 염증성 세포침윤, 활막세포의 증식, 혈관신생이 일어나며 한층 더 진행되면 관절이 파괴되어 버린다.

연골 · 뼈 · 활막의 이행부로부터 염증성 육아조직이 진입하면 관절 가장자리에는 뼈의 미란이 생기며, 연골 파괴가 일어나면 관절틈(열극)은 협소화된다. 뼈 연골의 파괴가 진행되면 최종적으로는 섬유화, 반흔화되어 관절이 경직된다.

이러한 과정에는 HLA/DR 양성세포나 T림프구, B림프구, 대식세포가 관여하고 있는데, IL−1, IL−6, TNF α 등의 사이토카인이나 매트릭스 메타로프로테아제 등의 단백질 분해효소가 생산됨으로써 진행한다.

호발연령은 20~50대라고 하지만 근래에는 고령자의 발병도 나타나고 있다. 여성이 많고 남녀 비율은 1 : 5라고 알려져 있다. 또 가족내 발병이 보이며, 유전적 인자(HLA-DR4 등)를 기초로 하여 거기에 환경인자(세균, 바이러스 감염)가 더해져 발병한다.

✚ 어떠한 증상이 나타나는가?

① 관절증상

손가락의 근위 손가락뼈사이(지절간, PIP)관절, 중수지절(MCP) 관절, 손관절, 발가락, 무릎관절 등에서 대칭성으로 많이 발병한다. 아침의 강직[*1]이라는 것은 기상 시에 손가락관절이 굳어져 움직이기 어려운 증상이다. 또 관절에는 통증이나 종창을 일으키며, 손가락 PIP 관절에는 방추모양의 종창이 보인다. 손가락에 생기는 변형으로서 백조목 변형, 버튼홀(buttonhole) 변형, 그리고 MCP 관절에서의 자쪽굽힘 등이 있다. 발가락의 변형으로서는 망치발가락, 무지외반증(외반무지), 편평족 등을 볼 수 있다

② 류마티스관절염의 관절 외 병변

류마티스관절염은 국소관절에서의 증상뿐만 아니라 전신성으로 다양한 병변을 일으킨다. 전신증상으로는 발열, 빈혈, 전신피로감이 있으며, 피부증상으로는 류마티스결절(피하조직 결절) 또 호흡기에서는 사이질폐렴(류마티스 폐)이 생긴다. 또, 각 장기의 혈관염을 주체로 하며, 전신증상이 심한 악성 류마티스관절염도 있다.

검사의 포인트

류마티스관절염은 전신성 질환으로, 전신에 관절염이 생기기 때문에 일반적인 염증성 파라미터(지표, parameter)가 상승한다[*2]. 또 진단항목으로 거론되고 있는 X선에 의한 뼈 변화의 검토가 필요하게 된다.

*1 morning stiffness

*2 적혈구침강속도(ESR), C-반응성단백질(CRP) 등이 상승하고, 여기에 자가면역학적인 요소로 자가항체 등을 혈청학적으로 검토해야 한다.

1. 혈액 검사

류마티스 인자(rheumatoid factor : RF)는 류마티스관절염의 70~90%에서 양성인 IgM에 속하는 인자이다. 이 밖에, 진단에 도움이 되는 것으로는 항갈락토오스 결손 IgG 항체, 항CCP 항체*3 등이 있다. 항CCP 항체는 감도 및 특이도에서 류마티스 인자보다 높다고 한다. 단백질 분해효소인 매트릭스 메탈로프로테아제 3(Matrix metalloprotease : MMP-3)도 관절을 파괴하는 데 관여한다고 알려져 있다.

2. 영상진단

양손의 단순 X선에서는 뼈의 위축, 관절가장자리 뼈의 미란, 연골파괴에 동반되는 관절틈(열극)의 협소화, 관절의 파괴 · 변형을 볼 수 있다. 관절변화의 진행도에는 Steinbrocker 또는 Larsen grade 분류가 이용되고 있다. 다른 영상진단으로서는 CT, 뼈 섬광조영술, MRI가 있으나 최근에는 가돌리늄 조영제[gadolinium (Gd) based contrast agent : Gd-DTPA]를 이용한 dynamic MRI에 의해 활동성이 높은 활막염조직을 조기에 파악해 류마티스관절염의 조기진단에 이용하고 있다.

Memo
관절통증을 일으키는 질환은 많이 있으므로, 변형성 관절증 및 그 밖의 결합조직 질환을 감별해야 한다.

*3
anti-cyclic citrullinated peptide antibody

3. 진단기준

일반적으로 미국 류마티스학회의 진단기준(표 1)을 이용한다.

표1 **RA 진단기준(미국 류마티스학회 1987)**

아침 경직	1시간 이상 계속 / 6주일 이상 지속
3관절 이상의 관절염	6주일 이상 계속
손관절의 관절염	손관절, MCP, PIP가 적어도 1관절의 종창 / 6주일 이상 계속
대칭성 관절염	양측 동시 관절염 / 6주일 이상 계속
류마티스결절 (피하결절)	뼈돌기부, 폄근(신근) 표면, 관절주위의 피하결절 확인
혈청 류마티스인자 양성	
손의 X선 이상소견	손가락 및 손관절의 X선상에서 이환관절의 미란 또는 뼈의 탈석회화

※ 이상 7항목 중 4항목 이상이 해당되면 RA라고 진단한다.

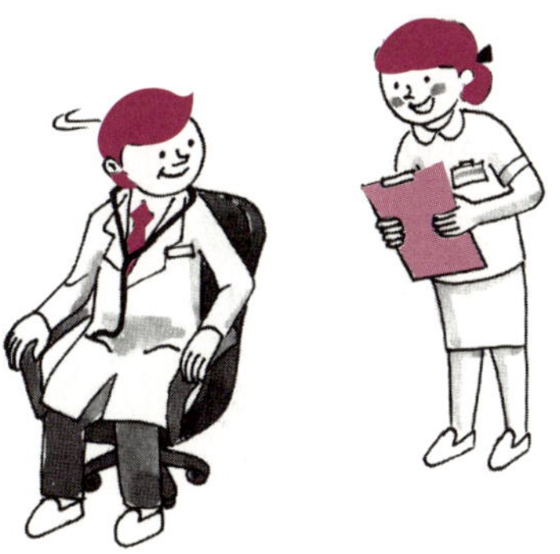

치료의 포인트

우선 약을 투여하여 병을 조절하면서 이환관절의 기능회복을 위한 재활운동을 하여 일상생활을 할 수 있도록 한다.

1. 약물요법

이전에는 염증을 막는 약물을 우선 사용하고 이어서 항류마티스약을 사용하는 경향이 있었지만, 최근에는 조기 류마티스 진단기준에 따라 조기에 항류마티스제를 사용하는 경향이 있다. 또 인플릭시맵(Infliximab), 에타너셉트(Etanercept) 등의 염증성 사이토카인을 억제하는 생물학적 약제를 이용할 수 있게 되어 병의 완화에 희망을 가질 수 있게 되었다.

① 비스테로이드계 소염진통제(NSAIDs)

NSAIDs는 초기 치료에 대해 이용되는데, 부작용으로는 위점막장애가 생기므로 주의가 필요하다. 최근 셀레콕시브(Celecoxib) 등 위장장애가 적은 선택적 COX-2 저해제가 류마티스관절염에 이용되고 있다.

② 항류마티스제(DMARDs*4)

항류마티스제로서 메토트렉세이트(Methotrexate), 살라조설파피리딘(salazosulfapyridine), 금타이오능금산나트륨(Gold sodium thiomalate), 오라노핀(Auranofin), D-페니실라민(D-Penicillamine), 부실라민(Bucillamine)이 있다. 이것들은 염증 자체를 억제하는 작용은 없지만, 류마티스관절염의 면역이상을 변화시킴으로써 그 활동성을 조절하는 약제이다.

*4
diseas modifying antirheumatic drugs : DMARDs

DMARDs에는 류마티스관절염을 완화시키는 효과와 관절파괴가 진행되는 것을 방지하는 효과가 있다고 알려져 있다. 그러나 그 효과에는 개체 차이가 있고 효과가 발현할 때까지는 2~3개월이 걸린다. 또, 일시적으로 조절이 잘 된다고 해도 약제 효과가 떨어지는 경우도 있다고 알려져 있다[이탈(escape)현상].

③ 생물학적 약제

생물학적 약제는 류마티스관절염의 염증진행에 관여하고 있는 염증성 사이토카인 중에서도 TNF-α를 억제하는 항 TNF-α항체 등이 임상에 응용되고 있다. 이러한 약제는 근본적인 면에서 염증을 억제하기 때문에 완화나 뼈관절 파괴 억제를 기대할 수 있다. 그러나 전신의 면역반응을 억제하기 때문에, 예를 들면 차분하게 가라앉아 있던 결핵병소가 활발해지는 경우도 있으므로 투여 전에 충분한 검사가 필요하다.

2. 활동성 평가와 재활

류마티스관절염의 활동성 평가로서 Lansbury 활동성 지수, ACR 코어세트, DAS28라는 평가법이 이용되고 있어 치료효과의 판정에 도움이 되고 있다. 류마티스관절염으로 인해 손가락 등이 변형된 관절에 대해서 재활치료를 하는데, 변형 관절은 전신의 관절에 생기기 때문에 그 기능회복 치료는 환자의 일상생활에 맞추어 실시한다.

3. 수술요법

치료는 류마티스관절염으로 인해 변형되어 기능이 저하된 관절에 대해서 통증의 제거와 기능개선을 목적으로 실시한다. 기능장애가 일어난 부위에 따라서 다양한 수술이 행해지고 있다(표 2).

표2 류마티스관절염의 수술요법

부위	수술요법
손	폄근힘줄(신근건)파열에 대한 재건술, 손가락 관절변형에 대한 관절형성술, 관절고정술
손관절	원위요척관절의 수술(Sauve-Kapandji, Darrach)
어깨관절 · 무릎관절	활막절제술, 인공관절치환술
엉덩관절	인공관절치환술
무릎관절	활막절제술, 인공관절치환술
다리부분	관절절제술, 관절고정술, 인공관절치환술
척추	목뼈불완전탈구(경추아탈구)에 대한 고정술

Doctor의 조언

간호의 요령

관절 변형에 의한 기능장애, 특히 손가락이나 손관절에 기능장애가 발생하면 커다란 고통을 동반하게 된다. 따라서 일상생활 및 장비 등을 이용한 동작에 대한 조언이 중요하다.

항류마티스약에 의한 약물요법에는 다양한 부작용이 따른다. 메토트렉세이트를 사용한 경우에는 위장장애, 구내염, 간기능장애, 사이질폐렴(간질성 폐렴), 골수억제 등의 부작용이 있다. 이러한 부작용을 유념하고 환자를 돌본다.

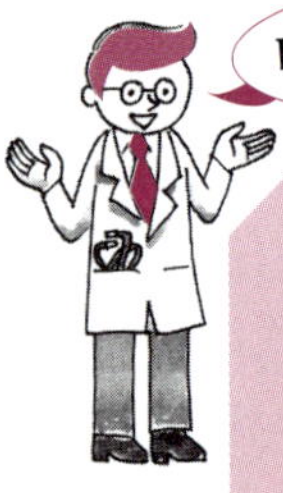

Doctor의 한마디

류마티스관절염 환자는 전신의 여러 관절에 기능장애가 일어난다. 언뜻 보기에는 보통 같아도 하루종일 보면 통증이 심할 때와 호전되는 때가 있다. 이러한 것을 충분히 이해한 후에 간호에 임해야 한다.

외래로 방문했을 때는 상태가 약간 좋다는 것을 생각할 수 있다. 환자의 소리에 귀를 기울여야 한다.

05. 뼈엉성증

골다공증, steoporosis

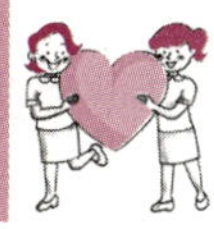

질환의 개요

어떠한 병인가?

뼈엉성증(골다공증, osteoporosis)이란 골량이 감소하고 뼈의 미세구조가 약화되었기 때문에 뼈가 골절되기 쉬운 상태를 말한다. 골량이란 뼈속의 칼슘 등 미네랄이나 기질이 되는 콜라겐 등의 총량을 말하는데, 이것은 성장과 함께 증가해 40세 정도에서 최고에 이르지만 그 이후부터 서서히 감소한다. 특히 여성은 폐경 후 여성 호르몬의 저하로 골량의 감소가 진행된다. 뼈엉성증에서는 경미한 외력에 의해서도 골절을 일으키는 경우가 많고, 또 골절이 원인이 되어 ADL[*1]이 저하해 병상에 누워서만 지내는 상태로 이어질 가능성이 있다는 점이 문제이다.

*1 Activities of Daily Living(일상생활동작)

어떠한 증상이 나타나는가?

무증상으로 진행되는 경우가 많지만 경미한 외상[*2]으로 골절을 일으키기 쉬우며 그에 동반되는 통증이나 변형이 주된 증상으로 나타난다. 골절이 일어나기 쉬운 부위는 넙다리뼈목부분, 척추, 위팔뼈(상완골) 근위부, 노뼈(요골) 원위부, 갈비뼈(늑골)이며, 특히 넙다리뼈목부분에 골절이 일어나면 보행을 할 수 없기 때문에 누워 지내는 생활로 이어지기 쉬워, 조기수술 및 재활훈련이 필요하다.

*2 전도, 앞굽힘 운동, 때로는 웅크리기만 해도 일어난다.

어떠한 징후가 있는가?

키가 작아지거나 등이 둥글게 되는 것 등 척추골절에 의한 자세이상이 중심이 되지만 그에 동반해서 허리 · 등 부분의 피로, 나른함, 위로 보고 똑바로 누울 수 없거나 앞쪽으로 굽는 자세가 심해짐으로써 균형이 잡히지 않고, 복부팽만에 의한 식욕저하, 역류성 식도염에 의한 명치부분의 통증이 발생한다. 또, 골절된 직후부터 강한 통증이 있다고는 할 수 없다. 등뼈, 허리뼈의 압박(그림 1)에서는 오랜만에 손자와 노는 등 무리한 운동를 한 다음 날부터 일어날 수 없게 되어 "돌발성 요통"이라고 오인당하거나 넙다리뼈(대퇴골, femur)목부분 골절에서는 아프면서도 보행을 할 수 있기 때문에 X선 검사에서도 골절을 찾아내지 못하고, 어느 날 갑자기 통증이 심해져 보행을 할 수 없게 되어서야 골절로 판명되는 경우가 드물지 않다. 고령자의 통증 호소에는 골절을 의심하는 것이 중요하다.

그림1 가슴허리뼈(흉요추) 이행부 골절

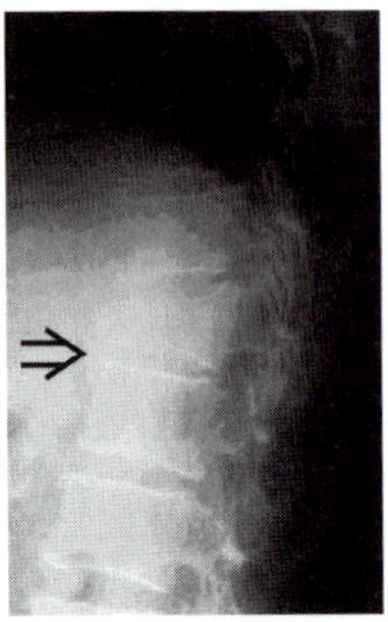

주로 추체의 전방이 압축 변형되어 있는 것을 알 수 있다.

검사의 포인트

단순 X선 사진으로 골절의 유무를 진단함과 동시에 척추의 뼈엉성증(골다공증) 정도를 평가한다. 골절의 종류 · 정도로 치료방침을 결정하며 필요한 경우 CT, MRI를 실시한다.

Memo
전이성 종양과의 감별이 필요한 경우에는 뼈 섬광 조영술이나 종양표지자 등의 채혈도 필요하다.

1. X선

골절의 유무나 정도의 진단 외, 뼈엉성증에 대해서도 대략적으로 파악할 수 있다.

간편하며 객관적으로 평가할 수 있고, 직접 경과를 보는 것도 가능하다. 골절의 형태를 대략적으로 파악함으로써 치료방침 결정에 도움이 된다. 그러나 뼈엉성증이 심한 경우 또는 여러 추체에 오래된 골절이 있거나 전혀 어긋남(전위)이 없는 골절인 경우는 새롭게 외상을 입은 부위가 어디인지 판단할 수 없는 경우가 있다. 또 뼈엉성증 정도를 정량적으로는 표시할 수 없다.

2. 골밀도 측정

골기질을 측정하는 것이 어려우므로 골량 대용으로서 뼈속의 미네랄(골염) 양을 측정하여 단위면적당 또는 단위체적당으로 표시한다. DXA[*3], SXA[*4], QCT[*5], QUS[*6] 등이 있다.

DXA는 신속하고 높은 정밀도로 측정할 수 있으며 동시에 시간의 경과에 따라 변화를 추적할 수 있는데, 변형성 척추증 · 대동맥 석회화나 뼈 크기의 영향을 받는다. SXA는 척추나 넙다리(대퇴골)의 계측이 곤란한 경우에 노뼈(요골)나 발꿈치뼈(종골)에서 측정할 수 있다. QCT는 변형성 척추증 증례에서도 측정이 가능하다. QUS는 X선을 이용하지 않기 때문에 방사선 관리구역 밖에서도 사용이 가능하지만 감도가 낮아 모니터링에는 적합하지 않다고 알려져 있다. QUS 외에 특히 QCT는 X선의 노출이 비교적 많다.

*3 이중 X선 흡수법

*4 단선 X선 흡수법

*5 정량적 CT 측정법

*6 정량적 초음파 측정법

3. MRI, CT

MRI는 골절이 의심되는 어긋남(전위)이 없어서 확정진단을 할 수 없을 때, 골절의 유무 판정에 도움이 된다. 전위나 으깸손상(압궤손상, crush injury)이 발생하기 전에 진단해서 치료함으로써 조기회복이나 치료효과를 기대할 수 있으며, 척수의 압박 유무도 평가할 수 있다. 그러나 시행할 수 있는 시설이 한정되어 있어서 섬세한 뼛조각의 상태 평가에는 적합하지 않다.

CT는 골절상태를 자세하게 볼 수 있으므로 치료방침 결정에 도움이 된다. 간편하며 세밀한 부분까지 평가할 수 있지만, 다른 검사에 비해 방사능 노출이 많다.

치료의 포인트

- 치료 목적은 합병증인 골절에 의한 신체기능의 저하 방지이다. 일반적인 치료를 한 후에, 뼈엉성증 현상이 심하거나 또는 골절을 일으킨 사람에게는 적극적인 약물치료를 실시한다. 골절의 종류에 따라서는 조기에 병상에서 일어나도록 수술을 하기도 한다.

1. 일반적 치료

식사요법[*7]이나 운동요법에 의해 골량 감소를 막고 넘어지는 것을 방지하는 것이 중요한 예방적 치료이다.

장점과 단점

통원할 필요도 없이 생활에 밀착된 부분이므로 습관을 들이면 효과를 기대할 수 있다. 그러나 이미 골절이 되었으면 운동을 할 수 없고, 다른 합병증 때문에 식사에 제한[*8]이 있는 경우도 할 수 없을 때가 있다.

*7
식이요법으로서의 목표량은 1일당 칼슘 800mg 이상, 비타민D 10~20 μg, 비타민K 250~300 μg이지만, 적절한 단백질을 섭취하는 것도 필요하다. 운동에 대한 지도로는 산책이나 등근육 훈련이 효과적이다.

*8
항응고요법 중에는 비타민 K를 섭취하지 않는 등.

2. 약물요법

골밀도를 증가시키면 골절 예방에 효과가 있다. 알렌드로네이트(Alendronate), 리세드로네이트(Risedronate) 등의 비스포스포네이트(bisphosphonate) 제제나 선택적 에스트로겐 수용체 조절제인 염산라록시펜(Raloxifene HCl) 등이 권장되고 있다.

장점과 단점

주 1회 복용하는 비스포스포네이트(bisphosphonate)제제도 나와 있으므로 쉽게 사용할 수 있지만, 조식 전 공복 시에 복용해야 하고, 복용 후에 바로 누워서는 안 된다는 등의 제약이 있다. 염산라록시펜(Raloxifene HCl)은 1일 1회, 식사나 시간에 관계없이 복용할 수 있지만 정맥혈전색전증 등의 합병증이 일어날 가능성이 있다.

3. 수술요법

골절의 부위, 종류, 정도에 따라 수술이 행해지는데, 기본적인 목적은 조기에 병상에서 일어나는 것과 조기에 재활훈련을 시작하여 긴 병상생활을 막는 것이다.

① 넙다리뼈목부분(대퇴부 경부) **골절**

예전에 내측형이라고 불리던 것으로, 뼈의 유합이 어렵고 뼈머리(골두) 괴사의 가능성이 있으므로 대부분의 경우 고령자에서는 인공뼈머리치환술(그림 2)이 선택되고 있다. 한편, 예전에 외측형이라고 불리던 것은 현재 넙다리뼈 돌기부 골절(그림 3)로 분류되며, 대부분의 경우에 골접합술(그림 4)이 선택된다.

장점과 단점

인공뼈머리(골두)치환술에서는 뼈의 유합을 기다리지 않아도 되며, 또 골접합술도 조기 부하가 가능한 수술법이므로 빠른 시일 내에 침상에서 일어나 재활훈련이 가능해진다. 그러나 탈구나 느슨해지는 경우가 있으며, 감염을 일으키면 치료가 곤란하다. 골접합술에서는 뼛조각의 이탈(전위)이나 가성관절이 생기기도 한다.

② 척추 압박 골절

보통 1~2주의 안정과 그 후의 코르셋 착용, 재활훈련으로 회복되며, 추체 안에 뼈시멘트나 인산칼슘 뼈시멘트를 채워 넣는 것이므로, 수술 후 며칠이면 침상에서 일어날 수 있다. 또, 골절부위를 치유하지 않는 '가성관절' 이기 때문에 지속되는 강한 통증이나 지연성 마비에 대해서는 기구를 이용한 척추 고정술이 실시된다.

장점과 단점

조기의 통증 제거와 조기에 자리에서 일어나게 되므로 장기적인 병상생활에 동반되는 불안, 의욕이나 체력의 저하, 호흡기나 요로의 합병증을 줄일 수 있다. 몸의 자세를 생각할 때, 추체변형에 의한 뒤굽음(후만) 변형 방지는 목뼈(경추)나 허리뼈(요추)의 과도한 앞굽음(전만)을 막아 국소의 통증뿐만이 아니라 척추관협착증의 발병을 억제하는 의미에서도 중요하다. 척추고정 방법으로 기구를 사용함으로써 조기에 침상에서 일어나는 것도 가능하다.

한편, 주입한 시멘트가 척추관 안으로 새어나오면 신경마비를 일으킬 위험이 있다.

기구에 의한 고정방법은 튼튼하지만 고정시킨 스크류(나사)가 빠져나와 뼈 유합이 되지 않거나 뼈가 유합되어도 고정된 척추 끝에 골절이 발생하기 쉬워지는 등 장기적으로 보면 결코 만족할 만한 성적이 아니다.

③ 노뼈(요골)원위부 골절

전위가 없으면 석고에 의한 바깥고정으로 양호한 성적을 얻을 수 있지만 전위가 있는 경우는 핀고정술(경피적 피닝, pinning)을 실시한다. 특히 뼈 파괴가 심한 경우나 전위가 큰 경우에는 판(plate)이나 인산칼슘 뼈시멘트를 사용하여 보강함므로써 조기 재활훈련이 가능하다.

장점과 단점

수술에 의한 안쪽고정으로 조기에서부터 관절운동을 시작할 수 있어 관절기능의 회복에 유리하다. 그러나 골절의 형태에 따라서는 고정성이 충분하지 못하여 전위되거나 손관절이나 손가락관절이 오그라드는 경우도 있다.

그림2 넙다리뼈목부분 골절 인공뼈머리 치환

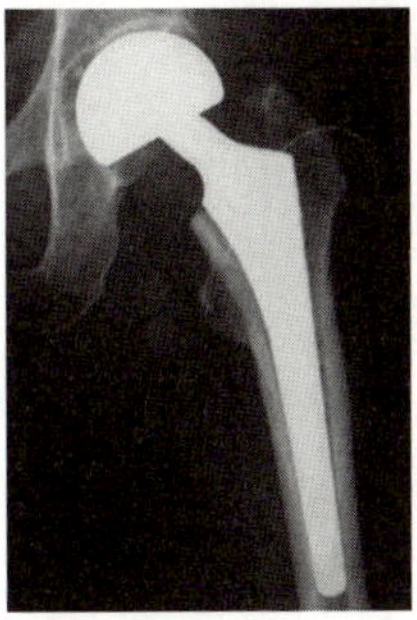

그림3 넙다리뼈 돌기부 골절

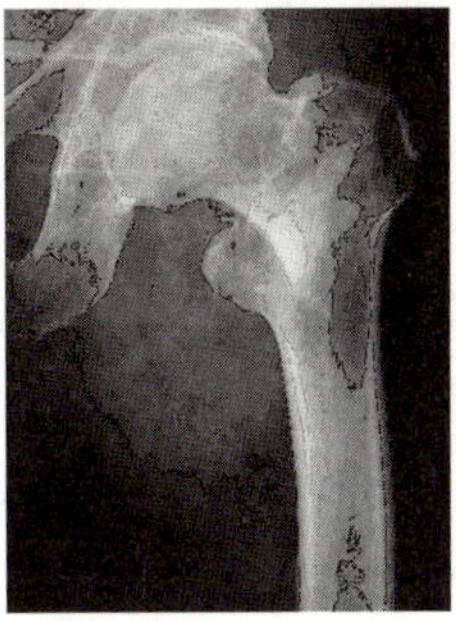

그림4 넙다리뼈 돌기부 골절(뼈접합술)

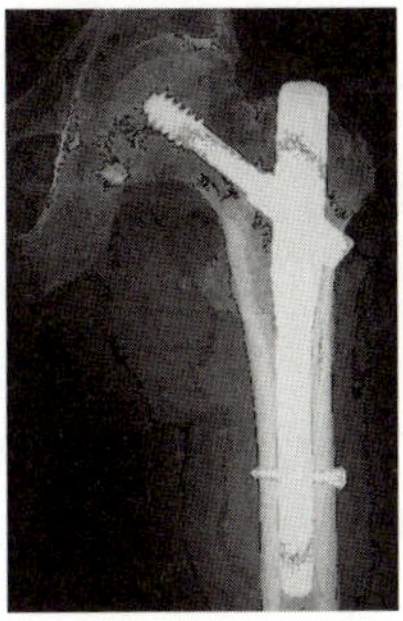

Doctor의 조언

간호의 요령

넙다리뼈목부분 골절 · 돌기부 골절에서는 수술 전과 수술 후, 환자의 팔다리의 위치에 조심해야 한다. 보통 가쪽돌림(외회전)이 되기 쉬우며 이때에는 종아리뼈(비골, fibula) 신경마비가 일어나기 쉽다. 또 척추골절로 인해 입원했을 때나 수술 후에는 예민해질 수 있어 가능한 범위 내에서 침대의 등받이나 다리부분을 들어올리고(Gatch up), 식사나 배설, 수면 시에 도와주도록 한다. 노뼈(요골) 골절이나 위팔뼈(상완골) 골절에 대한 깁스(cast) 내지 삼각건을 하고 있는 경우에는 손가락의 움직임이 나빠지므로, 골절 치유 후에 손가락관절의 구축이 남지 않도록 적극적으로 자동운동을 하도록 격려한다. 통증이 심하거나 손가락이 부어오른 경우는 깁스(cast)나 붕대가 너무 꽉 낀 경우가 있다. 혈행장애나 욕창이 발생하지 않도록 붕대를 바꿔 감아주거나 의사에게 보고하도록 한다.

이럴 때는 의사에게 상담 !

통증이 심해지거나 다리에 마비증상이 보이는 경우에는 자세하게 조사해야 한다. 수술 전 · 후 모두 다리가 부어오른 것은 시간 경과에 따른 관찰이 필요하다. 위험성이 높은 경우에는 동맥혈 산소포화도(SpO_2)도 적극적으로 검사해 혈전증이 의심되면 빨리 의사에게 보고한다.

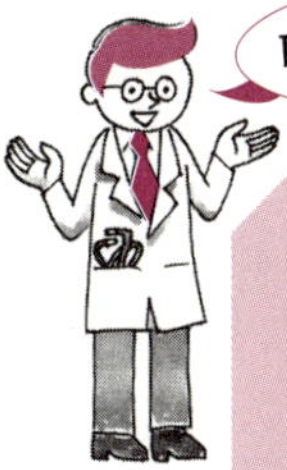

Doctor의 한마디

넙다리(대퇴골)나 척추 골절에서는 몸을 움직이기 어려워, 특히 배뇨·배변을 스스로 처리할 수 없다는 점에 고통을 느껴 음식이나 수분 섭취를 억제하는 환자들이 많은데, 이런 경우 탈수나 요로감염이 일어나기 쉽다. 또 스스로 무엇인가를 해보려고 무리하게 일어나려고 하다가 넘어지는 경우도 있다.

다른 사람을 번거롭게 하지 않으려는 환자의 마음이나 프라이드는 중요하지만 안정이 최우선이며, 안전을 위해서라도 간호사에게 맡기라는 뜻을 환자에게 이해시킨다.

음식이나 수분 섭취는 물론이고 배뇨나 배변을 도와주는 것도 사양하지 않도록 미리 이해시켜둔다.

다리의 위치에 따라 발생하는 마비나 침상에서 안정할 때의 심부정맥혈전증에 대한 주의도 중요하다.

다리의 움직임이나 부종 등에 주의하고 동시에 환자가 가능한 범위 내에서 자동(능동)운동을 하도록 유도한다.

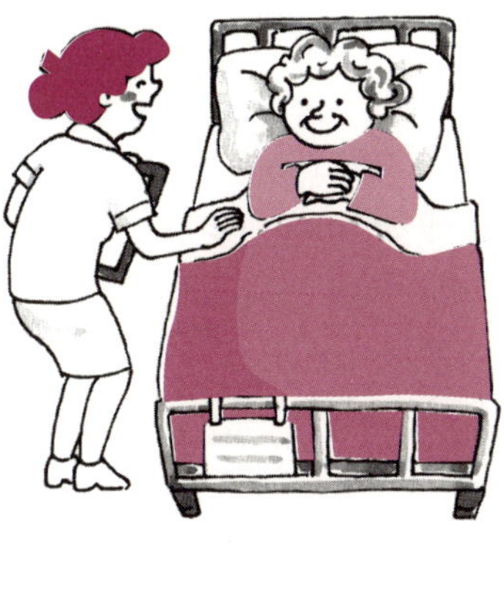

06. 추간판탈출증
herniated intervertebral disc

질환의 개요

어떠한 병인가?

추간판(intervertebral disc)은 추체와 추체를 잇는 원판모양의 조직으로, 주위의 섬유고리와 그것에 둘러싸여 있는 수핵이 주성분이다. 연령증가에 따른 변성에 의해 이 섬유고리에 균열이 발생하는데, 특히 후방의 균열에 의해 내부의 수핵이 돌출되는 것을 추간판탈출(herniated intervertebral disc)이라고 한다.

허리뼈(요추, lumbar vertebra)에서 많이 발생하지만 목뼈(경추, cervical vertebra)나 때로는 등뼈(흉추, thoracic vertebra)에도 발생한다. 후방에 돌출하면, 허리뼈에서는 뒤세로인대(후종인대, posterior longitudinal ligament)나 신경근, 때로는 말총(마미, cauda equina)신경을 들어올리거나 압박해 요통(backache)이나 다리통증을 유발한다.

20~40대의 활동적인 남성에 많으며, 호발부위는 제4 · 제5 허리뼈사이(요추간) (L4/L5), 그 다음에 제5 허리뼈(요추) · 천골사이(L5/S1)이다. 목뼈(경추) · 등뼈(흉추)에는 척수가 있기 때문에 사지 또는 다리의 마비증상이 중심이 된다.

어떠한 증상이 나타나는가?

허리뼈의 경우 요통(backache)과 한쪽 다리의 통증을 주로 호소한다. 서서히 발병하기도 하지만 대부분은 급성으로 발병한다. 전형 예로서는 먼저 "돌발성 요통"과 같이 급격한 통증이 발생하고 며칠 후에는 요통(backache)이 호전되면서 다리의 통증이 심해진다. 통증은 몸을 움직일 때 심하고 안정하고 있으면 줄어들지만, 때로는 안정 시에도 통증이 심해서 잠을 잘 수 없을 정도인 경우도 있다. 기침이나 재채기로도 통증이 증가하는(디제린-로시 증후군, Dejerine-Roussy syndrome) 경우가 많다. 또 앉은 자세에서보다 선 자세에서 통증이 가벼우므로 선 채로 식사하는 것이 편한 경우도 있다.

마비가 일어나는 경우는 적지만 발끝이 올라가지 않는 발처짐(하수족, foot drop)[*1]이나 배뇨장애가 발생하기도 하여, 긴급 수술이 필요하지만 통증은 오히려 경감되는 경우가 있으므로 주의한다.

등뼈(흉추)에서 발병하면 양 다리의 경련성 마비에 의한 보행장애[*2], 방광직장 기능장애가 나타나고, 목뼈(경추)에서 발병하면 그 외에도 팔의 교치운동(ability exercise)장애[*3]가 특징적으로 나타난다.

✚ 어떠한 징후가 있는가?

허리뼈에서 발병하면 다리의 통증 때문에 감싸듯이 허리에 손을 대고 걷거나(통증성 절뚝거림), 통증을 피하려고 몸을 기울이거나(측만), 자리에서 일어날 수 없는 사람은 아픈 쪽을 위로 하여 옆으로 누워 몸을 둥글게 하고 있는 경우(측와위)가 많다. 신경근의 긴장 징후로 다리 들어올리기 시험(하지거상, straight leg raising test, SLRT), 라세그 징후(Lasegue's syndrome)나 넙다리(대퇴)신경 펴는 테스트(신전테스트, FNST)에서 양성이 된다.

주행에 따라 궁둥신경(좌골신경)에 압통이 있고, 장애 신경근에 일치해서 감각 및 운동신경의 장애에 따라 감각둔마, 근력저하가 발생하는 경우도 많다. 등뼈에서 발병했을 때는 양

*1
drop foot

*2
뻣뻣걸음(경성보행)
초기에는 계단을 내려갈 때 무릎이 접힐 것 같아 위험한 상태가 되었다가 점차 평지에서도 쉽게 넘어지게 된다.

*3
젓가락 사용하기나 버튼 채우기, 글씨 쓰는 것이 뜻대로 안 되어 안타까운 증상.

다리의 힘줄반사(건반사, tendon reflex) 항진, 다리근력의 저하, 목뼈에서는 이 외에도 팔의 힘줄반사 항진, 양 손가락의 10초 테스트*4, 손가락 내재근의 위축*5을 나타내기도 한다.

*4
손가락을 쥐었다가 폈다가를 재빠르게 반복한다. 10초에 20회 이하가 되는 경우가 많고, 특히 펼 때 느려진다.

*5
이것이 눈에 띌 때는, 오히려 근위축성 측삭경화증(amyotrophic lateral sclerosis) 등 운동신경세포(motor neuron) 질환일 가능성을 의심할 필요가 있다.

검사의 포인트

- 보통 단순 X선 사진을 찍어 큰 이상이 없는지 확인한다. 다음에 MRI에 따라 치료방침을 세우고, 수술 시에는 필요에 따라 척수조영이나 CT를 실시한다.

1. MRI(그림 1)

다른 방법으로는 묘사할 수 없는 추간판이나 척수를 볼 수 있다. 탈출(hernia)의 위치, 크기, 신경과의 관계를 평가한다. 탈출(hernia)은 자연 소실되는 경우도 많으며, 영상으로 어느 정도 예측할 수 있는 경우가 있다. 종양이나 낭종이 원인인 병변의 제거에도 도움이 된다.

조영제나 주사 등과 같이 침습적이 아니고, 시력적으로 병소를 파악할 수 있다. 척수조영 등 통상적인 방법으로는 진단하기 어려운 척수원뿔(척수원추, conus medullaris)부분이나 두개경 이행부의 종양을 진단할 수 있다.

2. 척수 조영(myelography)

척수 주위의 거미막밑(지주막하)공간에 조영제를 주입해, 거미막밑공간 또는 경막 밖의 병변에 의한 척수나 말총(마미) 신경의 압박 유무를 묘사한다.

섬세한 신경근의 묘사나 척추의 전굴, 후굴에 따른 신경압박의 변화를 파악할 수 있고, 1회의 검사로 허리뼈(요추)에서

Memo
확정진단을 위해서 각종 영상진단을 이용하지만, 대부분의 경우 문진만으로 대체적인 진단이 가능하고, 진찰소견에서 신경장애 수준을 진단한다. 궁둥신경통(좌골신경통)과 비슷해도 엉덩관절(고관절)질환이나 후복막의 종양이 원인인 경우도 있으며, 또 경추추간판탈출과 같은 증상이라도 판코스트 종양(pancoast tumor)에 의한 경우도 있다. 드물게 중대 질환을 제외하기 위해서도 문진이 중요하다.

부터 목뼈(경추)까지 차례차례 조사할 수 있다. 그러나 천자에 동반되는 두통이 발생하는 경우가 있다. 또, 조영제의 알레르기에 대해서 충분한 문진이 필요하다. 극히 드물게 경질막바깥혈종(경막외혈종, epidural hematoma)에 의한 마비가 일어나기도 한다.

3. CT

척수조영 후에 시행하는 것으로 신경압박을 일으키고 있는 원인이나 위치관계를 상세하게 묘사한다.

단시간에 상세한 영상을 얻을 수 있어 3차원 영상, 시상(sagittal plane)단상, 관상(coronal plane)단상 등 다양한 영상을 얻을 수 있으나 비교적 방사능 노출이 많은 것이 단점이다. 또, 연부음영에 대한 탈출(hernia)과 연부종양 등의 구별은 어렵다.

그림1 허리뼈(요추) 추간판탈출증

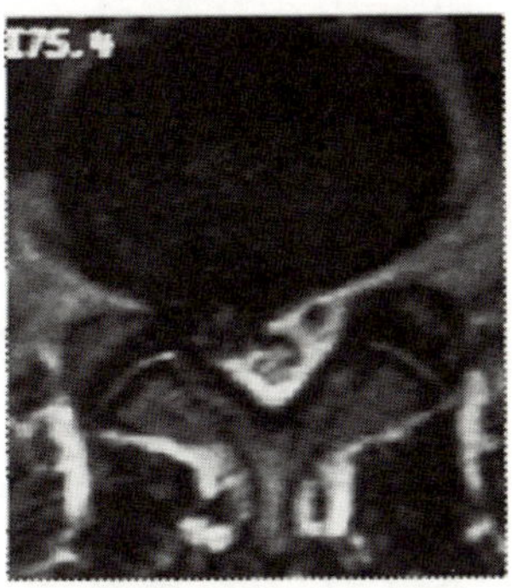

우측에서는 지방(흰 부분)에 둘러싸인 신경근(검은 부분)이 보이지만 좌측에서는 이탈 종양 때문에 신경근이 보이지 않는다.

치료의 포인트

기본적으로는 보존적 치료를 실시하며, 대부분은 이것으로 치유된다. 그러나 증상이 너무 심해서 보존적 치료로는 호전되지 않거나 효과가 일시적인 경우에는 다른 치료를 실시한다.

1. 보존적 치료

안정, 소염진통제 내복제 · 좌제의 사용, 골반 견인, 코르셋 장착 외에 증상이 심한 경우에는 경막외차단(epidural block), 엉치뼈틈새(천골열공, sacral hiatus)차단, 신경근차단 등을 실시한다.

먼저 통증 경감을 목적으로 보다 고통, 침습, 위험이 적은 치료로부터 시작하지만, 대부분의 환자들이 직업으로 복귀하는 것이 목표이므로 충분한 효과를 얻지 못하면 다음 치료를 생각하는 것이 바람직하다. 대부분의 경우는 보존적 치료로 치유되며 자연 소실되기도 한다.

장점과 단점

마취 · 수술을 할 위험성이 없고, 또 입원할 필요도 없이 치료할 수 있지만 심한 증상에는 효과가 없는 경우도 많고, 시간도 비교적 오래 걸리기 쉽다. 마비가 있는 경우에는 즉시 수술을 고려해야 한다.

2. 경피적 레이저추간판감압술(PLDD*6)

레이저를 조사해 추간판의 중심수핵을 증가시켜 탈출(hernia)에 의한 압박을 경감시킨다.

*6 Percutaneus Laser Disc Decompression

장점과 단점

위험성이 적고 단기간에 치유할 가능성이 있지만, 제대로 효과를 기대할 수 있는 탈출(hernia)과 그렇지 않은 것이 있어 적응에는 충분한 검토가 필요하다. 또, 보험적용이 되지 않아 자비로 치료해야 한다.

3. 추간판탈출(hernia) 적출술

폭넓게 행해지고 있는 방법으로 돌출한 디스크를 적출해 신경을 압박으로부터 개방한다. 종래의 수술법 외에 현미경이나 내시경하에서 시행하는 방법도 있다.

장점과 단점

장애를 받는 신경을 직시하거나 또는 현미경, 내시경을 통해 관찰하므로 확실하게 압박을 해제할 수 있다. 그러나 일반적인 수술과 마찬가지로 전신마취, 피부절개의 위험성, 출혈, 감염에 대한 우려가 있으며, 그 외에 드물게는 신경조작에 동반되는 신경마비의 발생이나 악화 위험성이 있다.

Doctor의 조언

간호의 요령

심한 통증이 고통의 중심이지만 일이나 가사를 할 수 없는 것에 대한 스트레스나 압력을 받고 있는 환자도 많다. 환자의 가정이나 직장환경에도 관심을 가져야 한다. 또, 마비가 있으면 치료방침을 수술로 바꾸어야 하며 상황이 긴급해진다. 다리의 움직임이나 배뇨상태에 대해서도 배려를 한다.

이럴 때는 의사에게 상담!

다리의 마비나 배뇨장애가 있으면 빨리 보고한다. 특히 수술 후는 혈종에 의한 마비가 생길 수가 있다. 많은 경우 수술 당일에 발생하며 긴급수술 대상이므로 신속하게 보고한다.

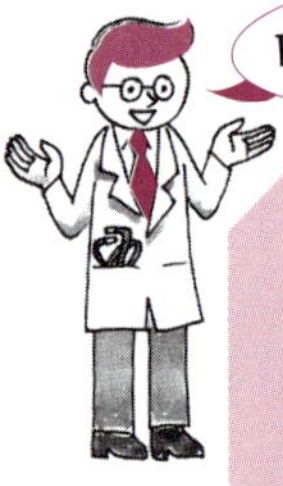

Doctor의 한마디

이 질환은 직장이나 가정, 사회적으로도 중요한 역할을 하고 있는 나이의 환자들이 많다. 그것도 바쁜 시기나 직장 또는 가정에서 어떤 이벤트를 앞두고 있을 때 꼭 걸린다. 환자 본인은 "누워있을 때가 아니다", "입원할 때가 아니다" 하고 말은 계속 하면서도 아파서 움직일 수가 없는 상태에서 어찌할 도리가 없는 상황이 된다. 또 골절과는 다르게 언뜻 보기에는 건강한 듯 보이는 점도 치료를 어렵게 만든다.

골절이라면 어쩔 수 없다고 포기도 하지만, 이것은 무리하면 움직일 수 있는 것이어서 점점 심해져 움직일 수 없을 정도가 되어서야 병원에 오는 환자들도 많다. 그러나 통증의 정도는 때로는 골절을 능가할 정도로 심하다.

직장이나 가정일에도 신경을 쓰며 하루라도 빠른 회복과 일상생활로의 복귀를 위해 치료해야 한다는 것을 이해시켜야 한다. 도저히 손을 놓을 수 없는 일이 있다면 일시적이긴 하지만 차단하는 방법도 있다. 사회적인 상황도 고려하면서 치료를 생각해야 하기 때문에 간호사가 아니면 알 수 없는 정보도 의사에게 전달하여 함께 공유하면서 환자 개개인에 맞는 치료를 해야 한다.

07. 척수손상
spinal cord injury

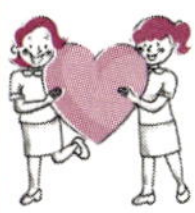

질환의 개요

어떠한 병인가?

주로 외상에 의해 척추에 강한 외력이 가해진 결과 척수가 장애를 받은 것으로, 장애받은 부위 아래의 감각신경과 운동신경에 마비가 일어난다. 마비의 정도에 따라 완전마비(complete paralysis)와 불완전마비(incomplete paralysis, paresis), 마비의 단계에 따라 사지마비와 양측마비(대마비, diplegia)로 나뉜다. 교통사고나 높은 곳에서 떨어지는 것이 주된 요인이지만 고령자에서는 불명확한 외상에서도 척수손상에 의한 마비가 발생하기도 한다. 이것은 척추관이 원래 좁은 경우에 많이 일어나는데, 연령증가로 한층 더 좁아진 척추관이 외상을 입었을 때 목뼈(경추)의 신전으로 급격하게 압박을 받아 발생하는 것으로 완전마비가 되기도 한다.

어떠한 증상이 나타나는가?

외상을 당한 직후는 척수성 쇼크로 인해 손상부위 이하가 이완성 마비가 된다. 감각 · 운동신경 기능이 모두 없어지고 척수반사도 소실한다. 그 후 대개 24시간 이내에 척수성 쇼크로부터 이탈해 서서히 반사기능이 돌아온다. 이 시점에서도 완전마비의 경우는 회복 전망은 상당히 적다고 판단할 수 있다. 또 경흉부척수 손상에서는 갈비사이근(늑간근, intercostal muscle)의 마비로 인해 모순호흡*1, 가로막(횡격막, diaphragm)

*1
모순호흡(기이호흡, 역설호흡, paradoxical breathing) : 호흡의 횟수, 깊이, 리듬에 이상이 있는 상태.

호흡이 되며, 제4목뼈(경추) 이상의 손상에서는 가로막의 기능도 장애를 받기*2 때문에 인공호흡이 필요하다. 또한 자율신경기능도 장애를 받아 순환기증상*3, 소화기증상*4, 체온조절 장애*5, 배뇨장애가 발생한다.

*2 호흡 · 사지마비

*3 느린맥, 혈압저하, 부종, 폐부종

*4 마비성 창자막힘증, 위확장, 궤양

*5 지나친 고열 또는 저체온

✚ 어떠한 징후가 있는가?

먼저 의식상태, 호흡 · 순환기능의 관찰이 중요하다. 의식장애가 있는 경우는 머리(두부) 등의 합병 손상의 검색이 필요하다. 제7흉부척수절 이하의 손상이라면 호흡은 정상이지만, 제5경부척수절 이하의 손상이면 갈비사이근(늑간근) 마비이기 때문에 가로막에 의한 호흡만 가능하며, 제4경부척수절 이상의 손상에서는 가로막도 마비되기 때문에 즉시 인공호흡이 필요하다. 또 교감신경 · 혈관운동신경 차단에 의해 느린맥과 저혈압이 발생한다. 전신상태가 안정되어 있으면 신경학적 소견을 조사한다. 사지의 감각 · 근력을 조사함으로써 손상 정도를 알 수 있다. 특히 항문주위의 감각이 남아 있는 경우에는 마비 회복의 가능성을 기대할 수 있다.

검사의 포인트

합병 손상 유무를 검색하면서 동시에 척수손상을 초래한 원인을 정밀조사한다. 손상부위는 불안정하게 되어 있을 가능성이 높고, 움직임으로 인해 한층 악화될 위험도 있다. 각종 영상진단을 하기 위해 침대로 이동할 때는 최저 3명 이상이 함께하는 등 운반에 주의하기 바란다. 기본적으로는 우선 단순 X선으로 의심스러운 부위를 모두 조사한다. 다음에 신경학적 소견과 X선 소견으로 장애부위를 특정해 MRI나 CT로 상세한 정보를 얻는다.

1. X선(그림 1)

먼저 척추의 손상부위를 특정한다. 동시에 합병 손상에 대해서도 조사한다.

전신검사를 신속하게 실시하여 손상부위를 대략적으로 파악하면 체위를 변경할 때의 주의점도 명확해진다. 그러나 촬영할 때 체위변경을 할 필요가 있으므로 하위 경추에서는 촬영이 곤란하다.

2. MRI(그림 2)

척수 · 척추의 손상부위를 묘사해 확정진단을 할 수 있다. 손상부분의 척추와 척수 상태를 명료하게 묘사할 수 있음과 동시에 추간판이나 인대 손상의 유무를 볼 수도 있다. 그러나 촬영부위가 한정되어 있어, 경부척수 손상에 흉부척수 손상이 합병되어 있는 경우에는 따로따로 촬영해야 한다.

그림1 제5경추 탈구 골절 : 단순 X선

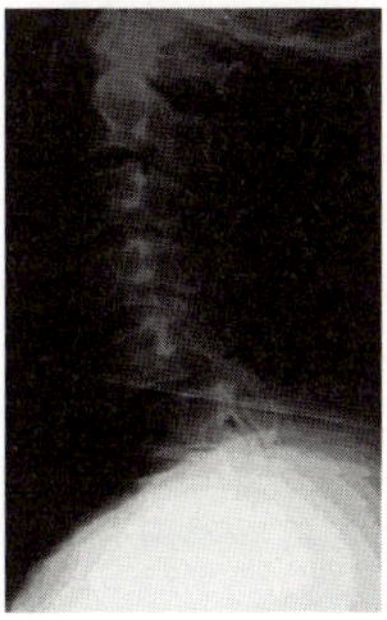

제5경추가 전방으로 벗어나 있다.

그림2 제5경추 탈구 골절(MRI)

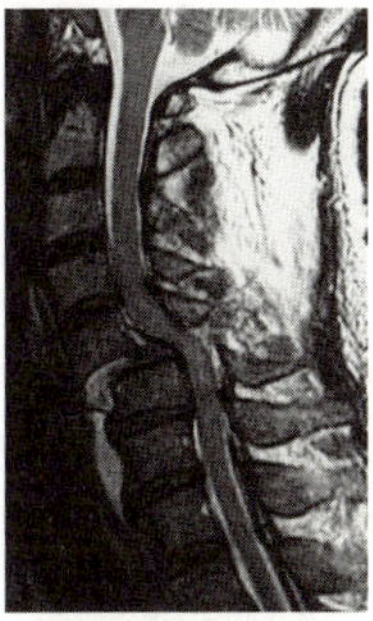

어긋난 제5 · 제6경추 사이에서는 척수가 압박을 받고 있다.

3. CT(그림 3)

척추의 손상 정도를 파악한다. 또 가슴, 배부분의 합병 손상에 대해서 정밀조사를 한다. 재구성 영상이나 3DCT에 의해 골절이나 탈구 · 아탈구 상태를 명료하게 묘사할 수 있다. 가슴, 배부분(흉복부)의 합병 손상이 있어도 마비 때문에 통증을 느끼지 못하는 경우도 있어, 단시간에 거의 전신을 점검하는 데 적합하다. 단점은 비교적 방사능 노출량이 많고, 척수나 추간판의 상태를 알 수 없다는 점이다.

그림3 제5경추 탈구 골절(CT)

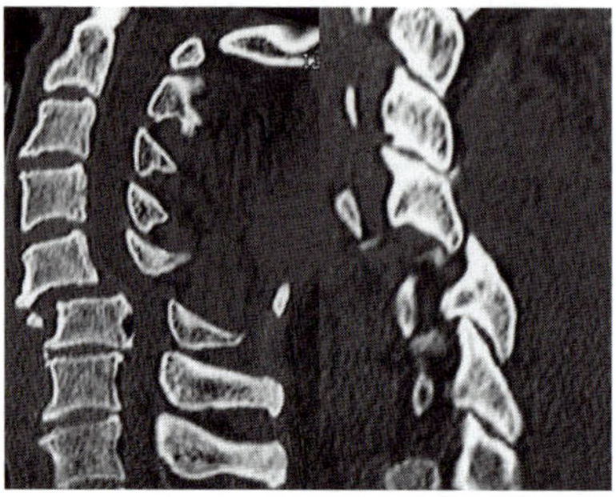

오른쪽 그림에서 추간관절이 탈구되어 있다.

치료의 포인트

손상된 척수를 직접 회복시키는 치료법은 현시점에서는 없다. 척수손상의 치료는 척추에 새로운 손상을 가하지 않고 척추를 안정시키며, 상실된 기능의 회복 또는 남겨진 기능을 강화하는 것을 목표로 한다. 그 때문에 조기에 침상에서 일어나고, 조기에 재활 개시가 가능한 치료법을 선택한다. 탈구골절이나 파열골절 등 뼛조각에 의해 척수나 말총(마미, cauda equina) · 신경근이 압박받고 있는 상태에 대해서는 그 압박을 개방함과 동시에 척추를 안정시키는 수술을 실시한다.

Memo

고령자에게 많은 뼈 손상이 없는 목뼈(경추) 손상에서는 기본적으로 보존적 치료를 실시한다. 또 전신의 합병증 발생에도 유의하고 예방에 힘쓰는 것이 중요하다. 구체적으로는 체위 배액(drainage) 및 가래배출을 도와주고, 타진(tapping)에 의한 무기폐, 폐렴 등 호흡기 합병증을 예방한다. 또 체위변경, 씻기에 의한 욕창예방, 조기부터 관절수동운동에 의한 관절구축의 예방을 실시하고, 무균적 간헐도뇨 등 배뇨관리도 조기부터 실시하는 것이 중요하다. 소화기 합병증으로는 소화성 궤양이 발생하기 쉽다고 알려져 있지만, 마비로 인해 통증 등의 자각증상이나 복벽긴장 등의 타각적(다른 사람이 알 수 있는) 소견이 부족하여 진단이 어렵다는 점에 주의해야 한다.

1. 보존 요법

뼈손상이 없는 경부척수 손상이나 완전마비인 증례에서 척추의 불안정성이 적은 경우에는 견인이나 장비 등의 외고정으로 치료한다. 수술에 따른 위험은 없지만 장비나 견인이 조기에 병상에서 일어나는 것에 방해가 되기도 한다.

2. 수술요법

탈구 · 골절되어 지지성을 잃은 척추가 새로운 척수손상을 입지 않도록 재안정화시키고 조기에 병상에서 일어나 빠른 시일 내에 재활훈련을 할 수 있도록 한다. 또 불완전마비인 경우에는 압박을 해제함으로써 마비의 회복도 기대할 수 있다. 수술법에는 압박을 해제하는 감압술과 척추의 재안정화를 도모하는 고정수술법이 있는데, 대부분의 경우 양쪽 모두를 동시에 실시한다. 접근방법의 차이에 따라 후방제압 · 후방고정, 전방제압 · 후방고정, 전방제압 · 전방고정 등이 있다. 파열골절과 같이 뼛조각이 척추관으로 돌출되어 있는 경우에는 그 뼛조각을 절제하기 위해 전방제압이 행해지는데, 탈구골절에서는 후방에서 탈구를 접골하는 것이 제압으로 연결된다. 고정술에서는 대부분의 경우, 기구(금속) 사용이 조기에 병상에서 일어나는 것이나 뼈 유합에 도움이 된다.

장점과 단점

조기에 체위변경이 쉽게 되어 조기에 병상에서 일어나고, 또 그것이 조기 재활훈련으로 이어져 호흡기 합병증이나 욕창 발생을 줄일 수 있다. 그러나 급성기에 수술을 하는 것이므로 전신이 안정되지 않은 상태에 대한 위험성이나 신경손상을 오히려 악화시킬 가능성을 단점으로 들 수 있다.

Doctor의 조언

간호의 요령

기도분비물이 증가하고 가래를 뱉기 어려워져 무기폐나 폐렴, 기도폐쇄가 되면 위험하다. 호흡음에 신경을 써서 조기부터 적극적으로 가래배출을 하도록 한다. 욕창은 단시일에 발생하므로 2~3시간마다 체위변경 시 주의해서 관찰한다. 또, 신체적인 면과 동시에 심리적인 면에 대한 배려도 중요하다. 환자는 갑작스런 일에 당황하여 불안감이 클 것이다. 특히 회복이 어려울 것이라고 생각되는 환자의 정확한 예후에 대해서 가족에게는 이야기해도 본인에게는 이야기하지 않는 경우가 많다. 우선은 눈앞의 수술이나 조기 재활훈련을 하는 데 힘을 쓰면서 재활훈련을 계속하는 동안에 예후가 보이고 방향성이 결정될 때까지 도와주어야 한다.

이럴 때는 의사에게 상담!

가래배출이 곤란한 경우에는 기관절개를 고려한다. 또, 심부정맥혈전증이 생길 가능성도 있다. 상태가 갑자기 악화되어 생명이 위험해질 합병증으로 이어지는 경우도 있으므로, 호흡음의 악화나 다리부종 등을 발견하면 빨리 의사에게 보고한다. 다양한 신체증상이 생길 가능성이 있는 한편, 마비로 인해 증상이 나타나기 어려운 경우가 있다는 것에도 주의한다.

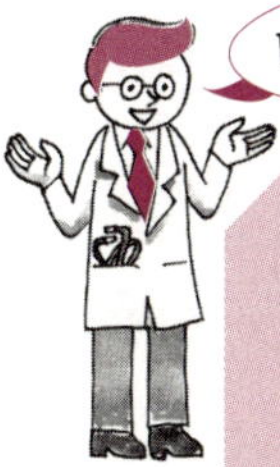

Doctor의 한마디

갑작스러운 사고로 양측마비(대마비)나 사지마비가 발생하면 환자는 무슨 일이 일어났는지 알지 못한 채 불안과 초조에 휩싸이게 된다.

병태에 따라서는 회복될 전망이 없는 경우도 많으며, 수술이나 재활훈련을 한다고 해도 신경마비에 대해 의학적으로 할 수 있는 일은 한계가 있다.

그러나 병이나 부상으로 잃은 능력에 대해 의학적으로 치료하기는 어려워도 장래의 생활을 재구축하는 데 도움을 줄 수 있으며, 그런 경우야말로 간호의 힘이 중요한 역할을 한다.

환자나 그 가족을 지원하며 의사나 물리치료사, 작업요법사, 사회복지사 등에 정보를 주어야 한다.

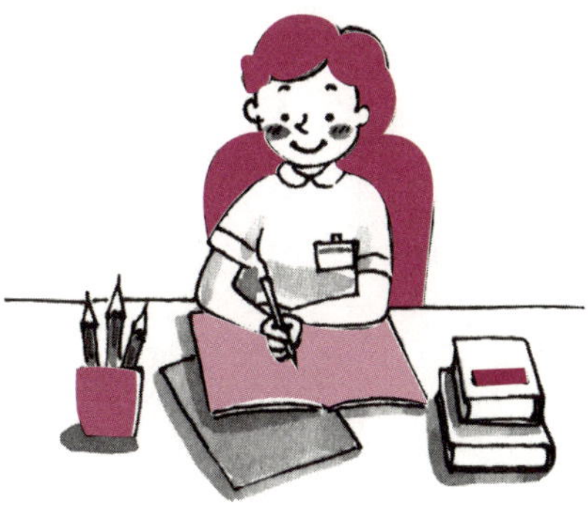

100가지 질병에 관한
Doctor's Advice

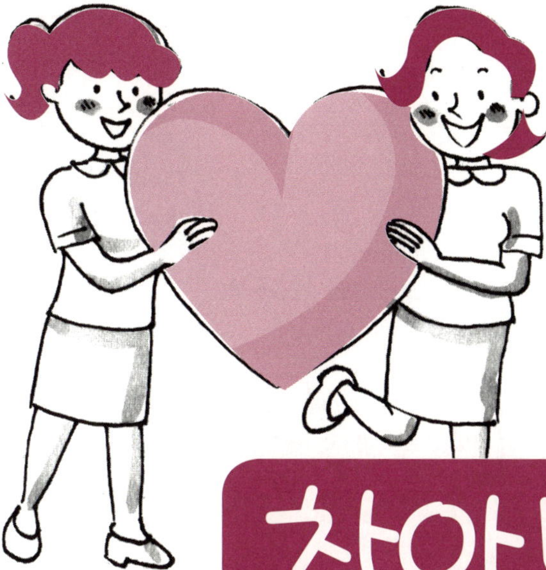

찾아보기

- 영어
- 한글

영어

U

V

한글

ㅈ

ㅊ

편역 및 감수

• 저자 : YOSUKE ADACHI

• 편역 : 도서출판 의학교육 편집부

• 감수

김예진 교수	삼육보건대학교 간호학과
강세원 교수	동의대학교 간호학과
권수혜 교수	고신대학교 간호학과
김명희 교수	대구과학대학교 간호학과
김미숙 교수	춘해보건대학교 응급구조학과
도은수 교수	경북과학대학교 간호학과
민혜숙 교수	동아대학교 간호학과
이윤복 교수	경남대학교 간호학과
이희정 교수	가톨릭상지대학교 간호학과
최순옥 교수	부산가톨릭대학교 간호학과
최효진 교수	선린대학교 간호학과
홍성경 교수	동남보건대학교 간호학과

100 가지 질병에 관한

DOCTOR'S ADVICE 1

2014년 3월 15일 초판 인쇄
2014년 3월 20일 초판 발행

저　　자 YOSUKE ADACHI
편　　역 도서출판 의학교육 편집부
감　　수 김예진 외
발 행 인 최경희 · 이정은
발 행 처 도서출판 의학교육
등록번호 제 2013-114 호
주　　소 서울시 영등포구 양산로 128(당산동 1가 306) 백양빌딩 501호
Tel. 02) 2637-4806, 4863　Fax. 02) 2637-4807
홈페이지 www.medipub.co.kr
E - mail okpress1208@naver.com
정　　가 25,000 원
I S B N 979-11-85682-01-3 94510
979-11-85682-00-6 94510 (세트)

불법복사는 지적재산을 훔치는 범죄행위입니다.

저작권법에 의하여 무단전재와 무단복제를 금합니다.
이를 위반할 시에는 처벌을 받게 됩니다.